crise
suicida

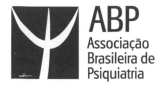
ABP
Associação
Brasileira de
Psiquiatria

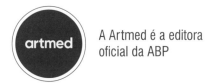
A Artmed é a editora
oficial da ABP

NOTA

A medicina é uma ciência em constante evolução. À medida que novas pesquisas e a própria experiência clínica ampliam o nosso conhecimento, são necessárias modificações na terapêutica, onde também se insere o uso de medicamentos. O autor desta obra consultou as fontes consideradas confiáveis, num esforço para oferecer informações completas e, geralmente, de acordo com os padrões aceitos à época da publicação. Entretanto, tendo em vista a possibilidade de falha humana ou de alterações nas ciências médicas, os leitores devem confirmar estas informações com outras fontes. Por exemplo, e em particular, os leitores são aconselhados a conferir a bula completa de qualquer medicamento que pretendam administrar, para se certificar de que a informação contida neste livro está correta e de que não houve alteração na dose recomendada nem nas precauções e contraindicações para o seu uso. Essa recomendação é particularmente importante em relação a medicamentos introduzidos recentemente no mercado farmacêutico ou raramente utilizados.

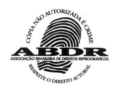 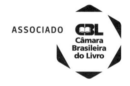

B748c   Botega, Neury José.
           Crise suicida : avaliação e manejo / Neury José Botega.
    – 2. ed. – Porto Alegre : Artmed, 2023.
           x, 334 p. : il. ; 23 cm.

           ISBN 978-65-5882-081-9

           1. Psiquiatria. 2. Suicídio - Avaliação. 3. Suicídio – Manejo. I. Título.

                                                       CDU 616.89

Catalogação na publicação: Karin Lorien Menoncin – CRB 10/2147

NEURY JOSÉ **BOTEGA**

crise suicida

2ª ed.

avaliação e manejo

Porto Alegre
2023

© Grupo A Educação S.A., 2023.

Gerente editorial: *Letícia Bispo de Lima*

Colaboraram nesta edição:

Coordenadora editorial: *Cláudia Bittencourt*

Editor: *Lucas Reis Gonçalves*

Capa: *Paola Manica | Brand&Book*

Leitura final: *Luísa Branchi Araújo*

Editoração e projeto gráfico: *TIPOS – design editorial e fotografia*

Reservados todos os direitos de publicação ao
GRUPO A EDUCAÇÃO S.A.
(Artmed é um selo editorial do GRUPO A EDUCAÇÃO S.A.)
Rua Ernesto Alves, 150 – Bairro Floresta
90220-190 – Porto Alegre – RS
Fone: (51) 3027-7000

SAC 0800 703 3444 – www.grupoa.com.br

É proibida a duplicação ou reprodução deste volume, no todo ou em parte, sob quaisquer formas ou por quaisquer meios (eletrônico, mecânico, gravação, fotocópia, distribuição na Web e outros), sem permissão expressa da Editora.

IMPRESSO NO BRASIL
PRINTED IN BRAZIL

Autor

Neury José Botega

Psiquiatra, professor titular pela Faculdade de Ciências Médicas da Universidade Estadual de Campinas e membro-fundador da Associação Brasileira de Estudos e Prevenção do Suicídio.

A três mestres:

Maurício Knobel.
Cedo, vislumbrou em mim o psiquiatra.
Confiou sempre, incentivou meus sonhos.
Generoso, me ajudou a crescer.

Roosevelt Cassorla.
Com amizade e atenção,
inspirou desde o início
minha postura clínica.

Anthony Mann.
Pela acolhida e pelo exemplo,
mostrou-me como sensibilidade
pode combinar
com pragmatismo.

Aos meus pacientes e a seus familiares,
pela confiança e pelos ensinamentos.

A todos, meu muito obrigado.

Sumário

Introdução | 1

1 **Atitudes** | 5
   Apêndice 1.1 – Suicídio em diferentes religiões e culturas | 24
   Apêndice 1.2 – Comportamento suicida: atitudes da enfermagem | 28

2 **Magnitude** | 31
   Apêndice 2.1 – Um olhar crítico sobre as estatísticas de suicídio | 46
   Apêndice 2.2 – Suicídio em povos indígenas | 50
   Apêndice 2.3 – O mapa do suicídio em São Paulo | 52

3 **Entendimentos** | 55

4 **Riscos** | 81
   Apêndice 4.1 – Paradoxo do gênero | 101
   Apêndice 4.2 – Tentativas de suicídio no HC Unicamp | 104

5 **Transtornos mentais** | 109
   Anexo 5.1 – Escala Hospitalar de Ansiedade e Depressão (HADS) | 138
   Anexo 5.2 – Miniexame do Estado Mental (Mini-Mental) | 141

6 **Avaliação** | 143
   Apêndice 6.1 – Risco de suicídio entre adolescentes | 166
   Anexo 6.1 – Roteiro para avaliação do risco de suicídio | 171

7 ▎**Primeiras providências** | 173

8 ▎**Psicoterapia de crise** | 189

9 ▎**O cuidar** | 211

10 ▎**Mantendo o paciente estável** | 227

11 ▎**Após um suicídio** | 247

12 ▎**Aspectos legais** | 257

13 ▎**Prevenção** | 271

Referências | 297

Índice | 329

Introdução

QUEM ESCREVE E COM QUE FINALIDADE

Minha formação é em psiquiatria clínica. Apesar de bastante influenciado pela perspectiva psicanalítica, a experiência me acrescentou algo do pragmatismo cognitivo-comportamental, e os tempos atuais me colocaram nos caminhos da psicologia humanista. Como comungo fortemente da identidade médica, também diagnostico transtornos mentais e prescrevo psicofármacos.

Neste livro, escrevo sobre uma prática que veio fazendo parte de meu dia a dia, tanto no hospital universitário quanto no consultório: atender pacientes em crise suicida. Com isso, espero que a sistematização dessa experiência, em formato de livro, contribua para o aprimoramento da clínica.

A temática do suicídio está aberta a diferentes perspectivas e a várias ciências. Em razão de sua natureza dilemática, complexa e multidimensional, não há uma maneira única de olhar ou abordar o problema. O referencial teórico aqui apresentado é um recorte pessoal que pretende incentivar o leitor a refletir e eleger o que mais se adéqua a sua prática e à condição única de seu paciente.

DEFINIÇÕES

A palavra *crise* deriva do grego *krisis* – separação. O verbo *krinein* significa separar, escolher, julgar. *Krisis* é a ação ou a faculdade de distinguir e tomar. É o momento decisivo, difícil de separar, decidir, julgar. Assim entendemos os derivados *kriterion* (critério – faculdade de julgar) e *kritikos* (crítico – capaz de julgar).

Há as crises vitais do desenvolvimento e as crises circunstanciais. As primeiras ocorrem à medida que envelhecemos, quando surgem dificuldades na passagem de uma fase da vida para outra. São inerentes ao desenvolvimento humano. Já as crises circunstanciais originam-se de acontecimentos raros e extraordinários, situações que o indivíduo não tem como controlar. A crise pode ser tão dolorosa quanto útil, variando conforme a gravidade daquilo que ela afeta ou a ocasiona. O significado de um acontecimento, de uma situação inesperada, precisa ser encontrado e integrado à história do sujeito, incorporando-se a uma nova perspectiva de vida. Pode levar ao colapso existencial, acarretando vivências de angústia e desamparo, incapacidade e esgotamento, falta de perspectiva de solução. Se a crise ultrapassar a capacidade pessoal de reação e adaptação, pode aumentar a vulnerabilidade para o suicídio, que passa a ser visto como solução única para uma situação insuportável.

A palavra *suicídio* é conhecida desde o século XVII. Suas várias definições costumam conter uma ideia central, mais evidente, relacionada ao *ato de terminar com a própria vida*, e ideias periféricas, menos evidentes, relacionadas à motivação, à intencionalidade e à letalidade. Na *crise suicida*, há a exacerbação de uma doença mental existente, ou uma turbulência emocional que, sucedendo um acontecimento doloroso, é vivenciada como um colapso existencial. Ambas as situações provocam dor psíquica intolerável e, como consequência, pode surgir o desejo de interrompê-la por meio da cessação do viver. A capacidade do paciente em manter o controle sobre sua vida torna-se nula ou muito reduzida. É assim que ele vai, ou é levado, ao psiquiatra. Esse profissional deve assumir, temporariamente, o controle da crise, valendo-se de vários recursos: acolhe o paciente e o mantém em segurança, convoca e orienta a família, indica uma internação hospitalar ou domiciliar, prescreve psicofármacos, encaminha ou já inicia uma psicoterapia de crise e ativa outras fontes de apoio.

UM CAMPO INTERSUBJETIVO

A avaliação do risco de suicídio só pode ser concretizada se, antes de qualquer coisa, percebermos que a pessoa diante de nós poderá se matar. Na prática clínica, tal percepção só é possível se estivermos permeáveis à possibilidade de ocorrência de um suicídio, ao qual, de alguma forma, estaremos dolorosamente vinculados. Isso é perturbador para todos os profissionais de saúde. Para alguns, beira o aterrorizante.

Em geral, lutamos pela vida e pensamos na morte de forma genérica e abstrata, como algo distante. O paciente suicida é ameaçador, fere devoções e expectativas. Ao trazer a morte para mais perto, ele desafia subterfúgios existenciais de quem o atende. Por isso, vários mecanismos de defesa psicológica são ativados e se combinam com a finalidade de evitar a percepção desse drama humano e proteger-nos. Aí entram os preconceitos, as crenças, a repulsa automática e a noção que construímos a respeito do que deve permanecer fora de nossa responsabilidade profissional. Tudo isso pode enrijecer nossa conduta frente aos pacientes, com o abandono de uma postura acolhedora e com o embaçamento da percepção e do raciocínio clínico. Um dos melhores sinalizadores da presença do risco de suicídio é a consciência do avaliador a respeito da própria ansiedade acerca do paciente potencialmente suicida. A incapacidade de experimentar essa ansiedade, decorrente de um contato empático pobre, apressado, ou de defesas psíquicas excessivamente fortes, impede a boa avaliação clínica e o trabalho terapêutico.

As investigações que realizamos junto a profissionais de saúde mostram como concepções errôneas e sentimentos negativos em relação ao suicídio condicionam nossas ações. Perdura, por exemplo, o receio de perguntar sobre ideação suicida e, assim, desencadear um suicídio que até então se encontrava latente. Outro receio: e se, feita a pergunta, o paciente responder que sim, que pensa em se matar? Certamente muitos profissionais serão tomados por angústia ao sentirem que, a partir daquele momento, tornam-se responsáveis por uma vida e que terão de fazer alguma coisa para salvá-la. Mas fazer o quê, se sentem que lhes falta tal habilidade?

Além da percepção da limitação na capacidade profissional, a falta de serviços de saúde disponíveis e preparados para o atendimento de pessoas em crise pode inibir a disposição para abordar a temática do suicídio. Diante destas duas situações dilemáticas – a pergunta potencialmente letal e a impotência angustiante diante de uma resposta afirmativa –, sequer se cogita a possibilidade de o paciente estar se debatendo com ideias suicidas.

Contudo, independente e antes de quaisquer perguntas e respostas sobre ideação suicida, há algo que se opera na relação estabelecida entre profissional e paciente: quão à vontade e confiante um se sente diante do outro. De alguma forma, o paciente percebe se há espaço para se abrir, se o profissional lhe garante esse espaço. Trata-se, na realidade, não de um espaço que um proporciona ao outro, mas de um campo relacional intersubjetivo que envolve e condiciona os encontros humanos, de trocas emocionais que se estabelecem entre os dois. É a qualidade desse espaço que permite uma boa avaliação clínica e, posteriormente, o estabelecimento de uma aliança terapêutica, que é um importante fator de proteção contra o suicídio.

Capítulo 1

Atitudes

Em certas culturas primitivas, o suicídio era um evento constituinte dos costumes tribais. Na Antiguidade greco-romana, o exercício racional de um direito pessoal. Pecado mortal na Idade Média, fruto de instigação demoníaca, o suicídio transformou-se em dilema humano no século XVII. A partir da segunda metade do século XX, a frequente associação entre suicídio e transtornos mentais embasou sua prevenção no âmbito da saúde pública.

Essas concepções e atitudes não se encerram em períodos da história: elas permanecem no âmago de cada um de nós. Antes de atender pessoas em crise suicida, é preciso responder a algumas indagações: quais são as minhas atitudes em relação ao comportamento suicida? Como costumo reagir diante de pessoas que tentam o suicídio? Estou mais próximo do senador romano, do pregador medieval ou do existencialista da modernidade? A consciência das próprias atitudes em relação ao comportamento suicida permite modificá-las, levando a uma aproximação mais empática do paciente.

Este capítulo faz uma abordagem panorâmica das concepções históricas do suicídio no Ocidente. Em apêndice, há menção ao suicídio em culturas orientais.

POVOS PRIMITIVOS

Sempre existiu o medo de os mortos retornarem para causar mal aos vivos, principalmente no caso de mortes por suicídio. Como forma de proteção contra o retorno de espíritos inquietos, elaborou-se, entre os povos primitivos, um intricado complexo de tabus e rituais.

Há registros de várias motivações para o suicídio, como evitação da desonra, fuga da escravidão, reação a perdas afetivas, idade avançada, ou mesmo vingança. Acreditava-se, em certas culturas, que o ato suicida, magicamente, pudesse dar conta de uma tarefa que culminaria na destruição de um inimigo. Acreditava-se que o espírito do suicida voltaria para destruir seu ofensor, ou os parentes do falecido eram compungidos a realizar tal tarefa. Havia, também, a possibilidade de os rígidos costumes tribais forçarem o inimigo a matar-se da mesma forma que o suicida.[1]

Em algumas sociedades guerreiras, a glorificação da morte violenta constituía, na verdade, uma estratégia para fomentar na população um espírito combativo. Entre os *vikings*, por exemplo, a morte em batalha representava a primeira das honras e a qualificação para entrar no paraíso; a segunda, era o suicídio. Odin, o supremo deus das guerras, também era conhecido como o Senhor das Forcas. Em sua honra, homens e animais eram enforcados nas árvores sagradas de um bosque em Upsala, na Suécia.[2] Em certas sociedades nômades primitivas, o suicídio de idosos ocorria de forma ritualística e com certo grau de coerção social, ainda que velada. A pessoa idosa se matava em um ato de suprema honra e altruísmo, a fim de não se transformar em um ônus para seu povo. Fazia-o, também, para poupar os membros mais jovens da tribo do trabalho e da culpa de matá-los.[1,3]

As taxas de suicídio tendem a aumentar quando uma cultura tida como primitiva encontra-se com a chamada civilização. Sob condições extremas, como na escravidão, o mecanismo psíquico de autopreservação inverte-se para pôr fim ao suplício de uma nação inteira. Foi o que se observou entre os aborígenes da América:[2]

> A história da conquista espanhola do novo mundo é a história de um genocídio deliberado que teve a colaboração dos próprios habitantes nativos. O tratamento que recebiam nas mãos dos espanhóis era de tal forma cruel que os índios se matavam aos milhares para não ter de passar por aquilo. [...] No final, os espanhóis, confrontados com uma constrangedora escassez de mão de obra, deram fim à epidemia de suicídios convencendo os índios de que eles próprios [os espanhóis] também iriam se matar só para persegui-los no outro mundo com crueldades ainda piores.

Na história da escravidão no Brasil, o suicídio é quase sempre citado de passagem. Em certos casos, a forma de morrer era passiva, relacionada ao banzo, à recusa de alimentos e à crença de retorno espiritual à África; em outros, a morte era buscada ativamente (enforcamento, envenenamento). Estima-se que, de forma proporcional, o suicídio era mais frequente entre escravos do que entre colonizadores. O suicídio cativo pode ser visto também, mas jamais unicamente, como forma de protesto ou de fuga da situação de cativeiro, considerando-se a complexidade da experiência da escravidão e a capacidade humana em descobrir formas de viver em condições adversas.[4]

Sob um ponto de vista psicológico, por meio do suicídio o homem primitivo alcançava uma imortalidade fantasiosamente gloriosa.[5] O caráter deliberado e ritualístico dos suicídios registrados em sociedades de tempos tão remotos não se apagou na mente do homem civilizado; tampouco se apagou a idealização a respeito do efeito que a morte tem nas pessoas próximas ou na comunidade em que se vive. Nos dias atuais, esse fenômeno é observado em suicídios que respondem a uma forte motivação amorosa, política ou religiosa.

ANTIGUIDADE GRECO-ROMANA

De modo geral, os antigos gregos foram tolerantes em relação ao suicídio, em uma atitude de moderação e nobreza de espírito. A discussão filosófica sobre o suicídio foi equilibrada e desapaixonada, esvaziada dos terrores primitivos. No entanto, o ato não seria tolerado se parecesse desrespeito gratuito aos deuses. Nesse caso, as honras da sepultura regular eram vedadas, e a mão do cadáver era decepada e enterrada à parte.[1]

Na Antiguidade clássica, o indivíduo não tinha uma existência tão apagada como no caso dos povos primitivos. Já se reconhecia, na singularidade de uma pessoa, um valor social, ainda que esse valor pertencesse integralmente ao Estado. Para ser legitimado, o suicídio precisava ser consentido previamente pelas autoridades. Em Atenas, segundo Libânio, os magistrados mantinham um estoque de cicuta* – um veneno mortal – disponível para as pessoas que desejassem morrer:[6]

> Aquele que não quer viver mais tempo exponha suas razões ao Senado e deixe a vida, se tiver autorização para partir. Se a existência te é odiosa, morre; se o destino te é opressivo, bebe a cicuta. Se o peso da dor te faz andar curvado, abandona a vida. Que o infeliz relate seus infortúnios, que o magistrado lhe forneça o remédio e a miséria cessará.

---

* O veneno tem o mesmo nome da planta de que deriva – cicuta. Provoca convulsões, náuseas, vômitos, dores abdominais, tremores e confusão mental. A morte, em geral, é causada por insuficiência respiratória, em virtude de atonia muscular, ou por arritmia cardíaca.

Os suicídios são relatados de forma natural, revestidos de um caráter heroico, como no caso de Jocasta, mãe de Édipo. Em vários mitos, o ato suicida aparece sem ser motivo de condenação. A julgar pelos registros que deixaram, os antigos gregos matavam-se apenas por razões justificadas, como motivos patrióticos ou a fim de evitar a desonra.[2] No livro *Fédon*, escrito por Platão, Sócrates, nos minutos que antecedem sua morte, transmite a seus discípulos o que, a seu ver, impediria o ato de se matar. Os dois símiles que idealizou seriam utilizados mais tarde, tanto pela Igreja católica quanto pelo Estado, como razões de proibição do ato suicida:[7]

- Da mesma forma que um soldado de sentinela não pode abandonar seu posto, também o homem, que é propriedade dos deuses, não pode fazê-lo.
- Os deuses ficam tão zangados com o suicídio de um homem quanto ficaríamos nós se nossos escravos começassem a se matar.

Sócrates, ao mesmo tempo em que repudiou o suicídio, fez a morte parecer algo desejável e tomou a cicuta com entusiasmo. Platão defendia o suicídio quando as circunstâncias externas tornam-se intoleráveis. Já Aristóteles o classificou como uma ofensa contra o Estado, um ato de irresponsabilidade social. Para ele, ao se matar, um cidadão útil enfraquecia o Estado.[2]

Os indícios fazem crer que, para os antigos romanos, o suicídio não era uma ofensa moral, tampouco objeto de ações legais. Viver de forma nobre também significava morrer de forma nobre e no momento certo. O suicídio poderia ser validado a partir de uma escolha cuidadosa, com base nos princípios pelos quais se tinha vivido. A maior preocupação, no entanto, era de como o Estado seria afetado pelos suicídios, principalmente o Tesouro. Por isso, o ato não era permitido a escravos, soldados ou criminosos.[8]

Cerca de cem anos após a morte de Sócrates, os estoicos romanos transformaram o suicídio na mais razoável e desejável de todas as saídas. Seu ideal era a *apatheia*, isto é, a indiferença frente ao inevitável. Portanto, eles aceitavam com calma o pensamento da morte.[9] Sêneca (4-65 d. C.), o mais famoso dos estoicos, acabou pondo em prática seus preceitos. Suicidou-se a fim de evitar a perseguição vingativa do imperador Nero, de quem fora professor e conselheiro. Ele exortou o suicídio quando as circunstâncias não mais permitissem uma vida natural:[8]

> Não renunciarei à velhice se ela deixar o melhor de mim intacto. Mas se ela começar a agitar minha mente, se destruir minhas faculdades, uma a uma, se ela me deixa não a vida, mas tão somente a respiração, eu deixarei o edifício que está podre ou cambaleante... vou partir não pelo medo da dor em si, mas porque ela impede tudo

> pelo qual eu viveria. [...] Faz uma grande diferença se alguém está alongando sua vida ou sua morte. Se o corpo é inútil para o serviço, por que não libertar a alma que sofre? Talvez isso deva ser feito um pouco antes de chegar a conta, uma vez que, quando ela chegar, o indivíduo já não poderá ser capaz de realizar o ato.

Para Alvarez,[2] o estoicismo pode ser considerado uma filosofia do desespero, a última tentativa de defesa da dignidade humana diante da sordidez assassina de Roma. Para a diversão do povo, calcula-se que milhares de gladiadores escravos e de cristãos tenham sido dizimados nas arenas romanas: "Os romanos podem ter lançado cristãos aos leões por puro passatempo, mas não estavam preparados para o fato de os cristãos encararem esses animais como instrumento de glória e salvação".[2] É o que veremos na seção seguinte, referente à Idade Média.

A partir do século V, com Constantino, o Estado romano totalitário retirou do indivíduo comum o direito de dispor da própria vida. Havia fome, epidemias, guerras. Havia baixa natalidade, e faltavam alimentos e mão de obra. A vida dos colonos e dos escravos pertencia ao seu senhor. O suicida passou a ser culpabilizado, e seus familiares tinham os bens confiscados.

EUROPA, IDADE MÉDIA

Durante a Idade Média, dependendo dos costumes locais, o cadáver do suicida não poderia ser retirado de casa por uma porta, mas deveria ser passado por uma janela ou por um buraco aberto na parede. Era, então, posto em um barril e lançado ao rio. Em algumas localidades, o cadáver era arrastado por um cavalo até uma forca, onde era pendurado com a cabeça para baixo. As mãos eram decepadas e enterradas separadamente. Os enterros deveriam ser feitos em uma estrada ou encruzilhada, nunca no cemitério do povoado.[10,11] O Quadro 1.1 apresenta algumas das motivações para tais atos.

Podemos nos perguntar, aqui, como se justificavam esses atos em uma Europa predominantemente cristã. Comecemos pelo fato de que, na doutrina cristã, o suicídio não é claramente condenado pela Bíblia (Quadro 1.2). Ele só foi penalizado no contexto de uma crise econômica e demográfica do Estado romano, em que os doutores da Igreja inquietaram-se e se interrogaram sobre o martírio suicida durante três séculos.

Santo Agostinho (354-430), importante teólogo do período medieval, em *Confissões* e em *A cidade de Deus*, retomou e transformou as ideias que haviam sido, anteriormente, defendidas por Platão. Afirmou que, como a vida é um presente de Deus, desfazer-se dela é o mesmo que contrariar Sua vontade e, como

QUADRO 1.1 | **Exorcismo, castigo e dissuasão**

O peito do cadáver era transfixado por uma estaca, e uma pedra era colocada sobre seu rosto. A estaca e a pedra serviam para garantir que o morto não voltaria para assustar os vivos. A punição na forca, de cabeça para baixo, indicava que o suicida cometera um crime capital. A cruz formada pela interseção de ruas ou estradas era um símbolo capaz de dispersar a energia maléfica concentrada no cadáver. A exposição do cadáver, muitas vezes nu, também era uma forma de coibir a onda de suicídios sob a forma de martírio cristão. Nessas práticas, havia, portanto, uma combinação de exorcismo, castigo e dissuasão.

QUADRO 1.2 | **O suicídio na Bíblia**

No Antigo Testamento, registram-se quatro suicídios – Sansão, Saul, Abimeleque e Aquitofel –, e nenhum deles é motivo de reprovação. Abimeleque pediu para o matarem por uma questão de honra. Saul pediu a morte para seu escudeiro para não ser morto pelos incircuncisos. Aquitofel, na figura de traidor arrependido, matou-se. No mais célebre dos suicídios bíblicos, o de Sansão, não se denota a intenção suicida, mas sim o objetivo de causar a morte de milhares de filisteus que se encontravam no templo que fora destroçado. Agiu assim para cumprir um mandado de Deus.

No Novo Testamento, pelo qual os cristãos vão se diferenciar dos judeus, não se aborda diretamente o suicídio. Em várias passagens dos evangelhos, transmite-se a ideia de que a vida na terra é desprezível, um exílio que deveria ser o mais curto possível. Mesmo o suicídio de Judas Iscariotes é relatado com concisão, sem ser claramente somado, como pecado, a seu crime de traição. Apenas mais tarde é que seu suicídio foi considerado, pelos teólogos católicos, um pecado maior do que a traição.

A morte de Jesus Cristo – que, de forma voluntária, abre mão de continuar vivo – foi considerada por alguns como suicídio. Considere-se a expressão "Dou a minha vida pelas minhas ovelhas". Ele sabia o que o esperava quando se dirigiu a Jerusalém. Todavia, sob a perspectiva de ser o enviado de Deus e da redenção, a morte de Jesus adquire significado e dimensão que a diferenciam do suicídio comum.

As primeiras gerações cristãs assim o entenderam, e houve um forte incentivo ao martírio suicida, como se denota, por exemplo, no Evangelho de São Mateus: "Quem quiser a sua vida, perdê-la-á, mas quem perder a sua vida por minha causa encontrá-la-á". Os mártires eram anualmente celebrados pelo calendário da Igreja; suas relíquias, adoradas. Alguns chegaram a ser canonizados. Tolerava-se, também, o suicídio como forma de evitar a apostasia (abandono do estado religioso ou sacerdotal) ou a perda da virgindade.

Fonte: Baseado em Alvarez,[2] Minois[10] e Vale.[12]

consequência, rejeitá-Lo. *Ninguém tem o direito de espontaneamente se entregar à morte sob o pretexto de escapar aos tormentos passageiros, pois a pena será mergulhar nos tormentos eternos.* Matar-se passou a ser um pecado mortal.[8,10]

A cada concílio, o arsenal repressivo e dissuasivo contra o suicídio foi se endurecendo. Em 452, o Concílio de Arles proclamou que o suicídio era um crime consequente da fúria demoníaca. No século seguinte, em 562, o Concílio de Braga decidiu que os suicidas não seriam honrados com missa e que o cântico dos salmos não acompanharia a descida do corpo à sepultura. Em 693, o Concílio de Toledo determinou que até mesmo os sobreviventes de uma tentativa de suicídio fossem excomungados.*,[6,10]

No século XIII, outro importante teólogo, São Tomás de Aquino, acrescentou, em sua *Summa theologica*, que o suicídio não deixava chance de arrependimento. Era, por isso, o pior dos pecados. Os suicidas passaram, então, a ser considerados os *mártires de Satã*. O suicídio por *desperatio* (estado inspirado pela ação do demônio) era considerado o pior de todos, em uma época em que a Igreja passou a exigir a prática de confissão individual dos pecados. Pecava-se contra Deus, por duvidar de sua misericórdia; pecava-se também contra a Igreja, por duvidar de seu poder intercessor.

A legislação civil inspirou-se no direito canônico e acrescentou às penas religiosas as penas materiais. O suicida era considerado responsável por seu ato (*felo de se*), seus bens sendo confiscados pela Coroa, e seus familiares, privados da herança. Para as autoridades, um veredito de *felo de se* passou a ser um negócio lucrativo, empregado em qualquer caso de morte suspeita.[10,11]

Provavelmente pela forte influência do catolicismo sobre as elites durante a Idade Média, por mais de mil anos não se registraram suicídios célebres. Talvez a quota de morte voluntária, de parte das elites, viesse em forma de *suicídios indiretos*, do tipo guerreiro e altruísta, ocorridos em torneios, duelos e guerras sangrentas – como as Cruzadas. Matando-se desse modo, havia o enaltecimento da forma cavalheiresca de morrer e da fé inabalável do mártir cristão, opondo-se ao suicídio do homem vulgar.[10]

---

* O Concílio Vaticano II, convocado pelo papa João XXIII em 1961, manteve a condenação ao suicídio, exceto na vigência de transtorno mental. Também exortou a compreensão e a caridade na avaliação dos casos de suicídio. Nos dias atuais, a orientação doutrinal do catolicismo mantém a oposição ao suicídio. No entanto, as razões que levaram alguém ao desespero e ao suicídio são atenuantes e colaboram para a sua salvação. Assim prega o Catecismo da Igreja Católica, de 1992: "Distúrbios psíquicos graves, a angústia ou o medo grave da provação, do sofrimento ou da tortura podem diminuir a responsabilidade do suicida [...] Deus pode, por caminhos que só ele conhece, dar-lhe ocasião de um arrependimento salutar".[12]

Em alguns tribunais, a partir do século XIII, passou-se a fazer a distinção entre o *desperatio* e o efeito da melancolia ou do frenesi. No fim do século XV, sinais de comportamento estranho ou inabitual podiam ser tomados como prova de alienação mental e, muitas vezes, os inquiridores aceitavam-nos como tal. Nesse caso, não havia o suplício do cadáver, e o confisco de bens era evitado.

Minois,[10] autor do clássico *História do suicídio*, sintetiza esse período da história ocidental ao afirmar que "a Idade Média desculpa por vezes o suicídio, mas é mais para o condenar, atribuindo-o ao diabo ou a um desarranjo mental. Não existe, pois, nenhum suicídio sadio".

SÉCULO XVII: SER OU NÃO SER

Na abertura do novo século, no ano 1600, ressoa nos palcos europeus a voz de *Hamlet, príncipe da Dinamarca*, criação de William Shakespeare. Nessa e em outras peças desse autor, o suicídio aparecia nos palcos, diante do homem comum, a proclamar um dilema humano:[13]

> Ser ou não ser, eis a questão.
> Será mais nobre sofrer na alma
> Pedradas e flechadas do destino feroz
> Ou pegar em armas contra o mar de angústias –
> E, combatendo-o, dar-lhe fim? Morrer; dormir;
> Só isso. E com o sono – dizem – extinguir
> Dores do coração e as mil mazelas naturais
> A que a carne é sujeita; eis uma consumação
> Ardentemente desejável. Morrer – dormir –
> Dormir! Talvez sonhar. Aí está o obstáculo!
> Os sonhos que hão de vir no sono da morte
> Quando tivermos escapado ao tumulto vital
> Nos obrigam a hesitar: e é essa reflexão
> Que dá à desventura uma vida tão longa.

O século XVII marcou uma inflexão na forma como se concebia o suicídio. As interdições tradicionais em torno da morte voluntária eram desafiadas, e o *suicídio* passou a ser concebido, em obras científicas e literárias da época, como um dilema humano.[10] Também na pintura há várias obras retratando o suicídio de mulheres, como Lucrécia, Cleópatra, Ofélia. A aliança do corpo feminino com o gesto mortal era uma das ambiguidades da nova era. Mais do que um interesse pelos suicídios da Antiguidade greco-romana, parecia ocorrer, igualmente, uma tentativa de resolução da iconofobia medieval ao corpo humano.[14]

Foi também no século XVII que o termo *suicídio*, derivado do latim (*sui* = de si próprio; *caedere* = matar) apareceu pela primeira vez em textos ingleses, em substituição a *homicídio de si próprio*.[10,11] No campo das ciências, o ângulo divino foi sendo substituído pela perspectiva humana: do *desperatio* para a *melancholia*; da condenação (*felo de se*) para o reconhecimento da alienação mental (*non compos menti*).

Por volta de 1610, foi escrita a obra que é considerada a primeira defesa formal, em língua inglesa, do suicídio: *Biathanatos*. Seu autor, John Donne, um teólogo anglicano e capelão da corte, intuía o terreno em que estaria pisando. Sabia que infringia um tabu. Por isso, determinou que a publicação do livro ocorresse postumamente, o que se deu em 1647, 16 anos após o falecimento de seu autor e 40 anos após ter sido escrito.[10]

Outro cuidado de Donne foi reservar para sua obra o mais cauteloso dos subtítulos. Literalmente: *o homicídio de si mesmo não é tão naturalmente um pecado que não possa nunca ser entendido de outro modo*. Em outras palavras, alguns suicídios poderiam ser justificáveis. Poderiam, por exemplo, decorrer de um *humor tão abarcante e insidioso como a chuva*. Encontram-se em *Biathanatos* os primeiros indícios do que Freud concebeu, 300 anos depois, como instinto de morte.[10] Mas não devemos tomar o livro como uma defesa do suicídio. Como se fosse um existencialista moderno, Donne afirma que a autonomia humana é grande o suficiente para deixar livre nossa escolha entre a vida e a morte. Seu livro permanece como um testemunho marcante de um tempo que abalou os valores tradicionais à procura de novas referências. Consonante ao espírito da época, Donne se ampara na nova astronomia de Copérnico, Giordano Bruno e Galileu.[10]

Em *Anatomia da Melancolia*, escrito por Robert Burton em 1621, o suicida, de assassino, passa a ser vítima da própria melancolia. Alguns homens estavam predestinados à melancolia, o que poderia ser agravado pelo envolvimento social e pelo comportamento individual.[15] O mal decorreria do excesso de bílis negra (*melana cole; daí vem o termo melancolia*), associado ao mais sombrio dos elementos, a Terra, e ao mais sombrio dos planetas, Saturno.*,[15] A melancolia atingiria particularmente pessoas cultas, cuja reflexão pode facilmente inclinar-se para a ruminação mórbida (*tedium vitae*). Para Burton,[15] as pessoas se matavam porque suas vidas haviam se tornado intoleráveis. Uma frase desse extenso livro dá mostra do rompimento de paradigma que ali se fazia: "se há inferno neste mundo, ele se encontra no coração do homem melancólico".[15] A

---

* Para o tratamento, Burton recomendava a erva-de-são-joão, também denominada de *fuga daemonum*. Contudo, para si próprio, o medicamento não foi suficiente; ele acabou se matando.[15]

ruptura com as antigas concepções medievais estava clara: no Renascimento, o homem passava a ser a medida de todas as coisas. Para sofrer, era dispensável o inferno abstrato descrito pelos teólogos.

O *ser ou não ser* do século XVII tornou-se um debate público ao longo dos anos seguintes. Houve a secularização do suicídio, com o reconhecimento da liberdade individual, incluindo-se o direito ao suicídio. A obra de Goethe, um dos maiores expoentes da literatura do século XVIII, trouxe dois suicídios famosos: o de Werther, um suicídio romântico, e o de Fausto, um suicídio filosófico.[16,17] Acreditou-se, à época, que *Os sofrimentos do jovem Werther*, escrito em 1774, tivesse inspirado vários jovens ao suicídio romântico. Esse fato, na suicidologia e na área da comunicação, ficou conhecido como *efeito Werther*. Passou-se a temer o efeito potencial que a veiculação de casos de suicídio possa ocasionar, levando a novos suicídios, por imitação ou *contágio*.[18,19] Essa temática é retomada no Capítulo 13, "Prevenção".

TEMPOS MODERNOS

No século XIX, a Revolução Industrial ocasionou profundas mudanças na sociedade, o que estimulou o estudo dos processos de transformação social. Em 1897, surgiu uma obra fundamental: *O suicídio*, de Émile Durkheim. Com esse livro, deslocou-se o foco associado ao suicídio: do indivíduo para a sociedade; da moral para os problemas sociais.[6]

Examinando o padrão das taxas de suicídio em diversos países, Durkheim[6] considerou o suicídio como fato social e relacionou-o ao grau de coesão social em diversas culturas e agrupamentos populacionais. Para esse autor, após a Revolução Industrial, a Família, o Estado e a Igreja deixaram de funcionar como fatores de integração social, e nada foi encontrado para substituí-los.[6] As ideias de Durkheim são retomadas no Capítulo 3, "Entendimentos".

No século XIX e no início do século XX, dá-se a progressiva descriminalização do suicídio, respaldada na ideia de que a organização racional da sociedade deve acolher, compreensivamente, pessoas em risco de suicídio, bem como tolerar o direito a tal prática.

Atualmente, poucos países punem legalmente o suicídio. Países que adotam rigidamente a *charia* (conjunto de leis religiosas islâmicas) mantêm punições, que vão desde pequenas multas ou curtos períodos de encarceramento até prisão perpétua. Na prática, entretanto, a maioria dos países onde essas leis ainda estão vigentes acaba não punindo quem tenta o suicídio. Em alguns poucos países, a pessoa pode ser presa apenas depois de uma segunda tentativa.[20]

Nos tempos atuais, sob o olhar das ciências, o julgamento moral e as penalidades legais e religiosas em torno do ato suicida deram lugar à constatação de um *problema científico*. O número de estudos científicos sobre o suicídio nas ciências humanas, na estatística, na bioética e na neurociência cresceu de modo considerável. Não significa que, agora, podemos dar conta da complexidade do *fenômeno* do suicídio. Pelo contrário, é um bom exercício dialético pensar no que está faltando e no que pode ter sido esquecido quando se perde o sentido moral e dramático de um ato, encarando-o tão somente como "problema científico". Nas palavras de Alvarez[2] em seu instigante livro, *O deus selvagem*:

> O ato [suicida] foi retirado da área da danação à custa de ser transformado em um problema interessante, mas puramente intelectual, acima de repreensões, mas acima também de tragédias e reflexões morais. A mim, parece existir uma distância muito curta entre a ideia da morte como um acontecimento fascinante e ligeiramente erótico em uma tela de televisão e a ideia do suicídio como um problema sociológico abstrato. [...] O suicídio moderno foi retirado do mundo vulnerável e volátil dos seres humanos e trancafiado em segurança nos pavilhões de isolamento da ciência.

Na pós-modernidade, respaldada pelos aportes científicos, a responsabilidade pelo suicídio diluiu-se em um conjunto complexo de influências que consolidaram, desde o século XVII, o novo olhar sobre o indivíduo – antes pecador, agora vítima. Vítima de sua fisiologia cerebral, da decepção amorosa, das misérias humanas, das calamidades sociais. Vítima de uma organização política e econômica que conduz à perda de sentido e ao desespero. Em uma vida desprovida de sentido, mortes aparentemente sem razão.

Nas grandes cidades e nos meios de comunicação, o suicídio também perdeu seu significado dramático e pessoal. Passou a ser algo tão abstrato quanto desconfortante – "morreu na contramão, atrapalhando o tráfego", diz a canção de Chico Buarque.[21] Em muitas ocasiões, pode haver a infeliz espetacularização midiática de mortes violentas, incluindo-se casos de suicídio.

As novas tecnologias, representadas pela internet e pelas redes sociais virtuais, ao reverberarem o suicídio, reativam e alimentam várias fantasias e tradições arcaicas armazenadas em nossa mente, ligadas, por exemplo, à imortalidade, à morte gloriosa ou à vingança. Em contrapartida, na volatilidade da internet, a realidade dramática de um suicídio, e de uma pessoa em particular, muitas vezes se esvai em uma rede de *personae* virtuais não vinculadas afetivamente.

NA ÁREA DA SAÚDE PÚBLICA

Antes de ser encampada pelos órgãos responsáveis pela saúde pública, a prevenção do suicídio foi iniciada e gerida por organizações não governamentais inspiradas em princípios religiosos e filantrópicos. Em 1906, o Exército da Salvação, em Londres, e a liga nacional Salve uma Vida (Save-A-Life, em inglês), em Nova York, iniciaram ações de prevenção do suicídio. Em 1936, no Reino Unido, surgiu a organização filantrópica Samaritans, que inspiraria, no Brasil, a partir de 1962, o Centro de Valorização da Vida (CVV). O CVV foi idealizado por um oficial da Força Pública de São Paulo (antiga Polícia Militar), chamado Edgar Pereira Armond.[22,23]

No fim da década de 1960, o *comportamento suicida** foi definido pela Organização das Nações Unidas como "[...] um fenômeno multifatorial, multideterminado e transacional que se desenvolve por trajetórias complexas, porém identificáveis".[24] A partir dessa época, e mais enfaticamente na década de 1990, considerou-se o suicídio como um problema a ser enfrentado *também* na área da saúde pública.

Por meio de documentos lançados periodicamente, a Organização Mundial da Saúde (OMS) passou a divulgar estatísticas sobre o número crescente de suicídios, a mostrar como coeficientes elevados atingiam também os adolescentes e os adultos jovens, a difundir estudos científicos vinculando o suicídio a certos transtornos mentais, a alertar e conclamar os países a desenvolverem estratégias de prevenção.[25-28]

Respondendo aos números crescentes de suicídio ocorridos na década de 1990 e ao incentivo da OMS, 38 países idealizaram e implantaram planos nacionais de prevenção do suicídio.**,[29] Outros, de forma mais tímida, entre os

---

* A definição de comportamento suicida é todo ato pelo qual um indivíduo causa lesão a si mesmo, *independente* do grau de intenção letal e do verdadeiro motivo desse ato. Uma definição tão abrangente possibilita conceber o comportamento suicida ao longo de um *continuum*: a partir de pensamentos de autodestruição, passando por ameaças, gestos, tentativas de suicídio e, por fim, suicídio.[25] Tal concepção evita a tendência de se valorizar, exageradamente, a intencionalidade suicida durante o ato. Pode-se focalizar, então, na questão das motivações e significados... Isso pode ser interessante na prática clínica, mas a definição demasiadamente abrangente de "comportamento suicida" traz sérios problemas à pesquisa científica. Na genética, por exemplo, são necessários perfis fenotípicos bem definidos. Veja o aprofundamento dessa questão no Capítulo 3, "Entendimentos".

** Um plano nacional de prevenção do suicídio indica um claro compromisso em torno da problemática e conta com dotação orçamentária para tanto. Os planos incluem diretrizes para vigilância epidemiológica, restrição de meios para o suicídio, orientações para as mídias, redução do estigma e aumento da consciência da população, treinamento de profissionais da saúde e de outros que estão na linha de frente (como policiais, bombeiros, professores, clérigos) e serviços de atenção à crise e de apoio aos enlutados por um suicídio.[27]

quais o Brasil, publicaram diretrizes gerais que não chegaram a se configurar em um plano nacional com ações estratégicas voltadas para a prevenção.[30,31] A OMS enfatiza que o comportamento suicida ainda é obscurecido por tabus, estigma e vergonha, o que impede as pessoas de procurarem ajuda nos serviços de saúde. A prevenção pode ser alcançada pelo enfrentamento proativo desses obstáculos, pela conscientização da população e pelo apoio dos sistemas de saúde e da sociedade como um todo.[27]

A partir de 2003, em programações conjuntas, a OMS e a Associação Internacional de Prevenção do Suicídio (IASP) passaram a celebrar, no dia 10 de setembro, o dia mundial de prevenção do suicídio, com ampla divulgação de dados epidemiológicos e de material pedagógico, que podem ser acessados pela internet. No Brasil, desde 2003, o mês de setembro – Setembro Amarelo – passou a ser dedicado à prevenção do suicídio.

Nos dias atuais, predomina, no campo da suicidologia, a ideia de que profissionais de saúde devem avaliar o risco de suicídio e reunir esforços para evitar que seus pacientes se matem. Observa-se, no entanto, em artigos científicos, livros e filmes, a reascensão do debate empreendido outrora pelos filósofos estoicos:[8]

> Há algumas condições em que o suicídio pode ser uma opção aceitável, nas quais uma intervenção [para impedi-lo] não é vista como necessária, sendo até mesmo inapropriada. [...] A questão decorrente é: quando um profissional deve ter uma aproximação intervencionista, ou quando seu papel deve ser mais de investigação clínica e de avaliação da racionalidade da decisão do paciente.

Associado às discussões sobre o que vem a ser uma morte digna, existe o reconhecimento do direito que a pessoa tem de determinar a forma como deseja morrer, ainda que isso abale as atitudes predominantes e que a escolha recaia sobre o suicídio voluntário (também conhecido como *suicídio racional*).[32]

Para alguns, o suicídio pode ser racional mesmo na ausência de uma doença em fase terminal. A decisão do paciente deveria ser respeitada caso seja resultado de claro reconhecimento do quão intolerável é sua situação. Os defensores dessa ideia argumentam que a preocupação narcisista de não perder o paciente subjaz às demandas éticas atuais de prevenção de *todos* os suicídios:[33]

> Há sempre a questão lancinante do *por que ele* [o paciente suicida] *não pode ser mais parecido com a maioria das pessoas*, como também há o desejo, consciente ou inconsciente, de *convertê-lo* [à normalidade]. Assim como alcoólicos abstinentes derivam força para resistir às próprias tendências alcoólicas, a cada bebedor rebelde que eles con-

> seguem puxar de volta da beira do abismo, aumenta no terapeuta o amor pela vida a cada paciente suicida que ele impede de se matar. Isso não deveria ser, necessariamente, o objetivo de uma terapia, assim como não deve ser objetivo da terapia de casal manter um casamento intacto. É concebível que, após um período de psicoterapia, o desejo do paciente em se matar fique mais forte do que nunca e que sua decisão se baseie em uma avaliação mais clara de sua situação. Sob tais circunstâncias, o terapeuta deve estar preparado para aceitar a decisão do paciente.

Atualmente, a consumação do suicídio com o auxílio de profissionais da saúde (*assisted suicide*) já é possível em alguns países e estados norte-americanos.[34,35] Temas como eutanásia e suicídio assistido são retomados no Capítulo 12, "Aspectos legais".

Ainda que não tenhamos por objetivo o aprofundamento dessa temática, é importante destacar que as características do médico assistente, do ambiente assistencial e do tipo de tratamento recebido pelo paciente influem no desejo de abreviar a vida. Exemplos dessas características seriam a indisponibilidade de cuidados paliativos, a falta de um médico responsável por tratamentos de longo prazo, a inexistência de assistência psicológica e a insatisfação com a equipe assistencial.[35-37]

ATITUDES CONDUZEM À AÇÃO

Até aqui, em uma espécie de voo panorâmico ao longo de vários séculos da cultura ocidental, examinamos a evolução das atitudes em relação ao suicídio (Figura 1.1). Tais atitudes não se encerraram em períodos da história; pelo contrário, cada uma delas, com maior ou menor força, persiste no íntimo do ser humano e tem o poder de conduzir nossas ações.

Por definição, atitudes são capazes de nos levar à ação.[38] Em várias esferas da atuação profissional, nossas atitudes influenciam o que fazemos ou o que deixamos de fazer pelos pacientes que atendemos.[39-41] O medo de ser responsabilizado pela morte de um paciente leva muitos profissionais a evitar o trabalho com pessoas potencialmente suicidas. Entre os que aceitam o desafio, o temor tende a obscurecer as percepções, o que pode levar a um manejo equivocado e com pouca base em considerações mais aprofundadas. Passemos a examinar algumas das implicações do que afirmamos, a partir de três passagens:

Crise suicida 19

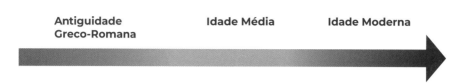

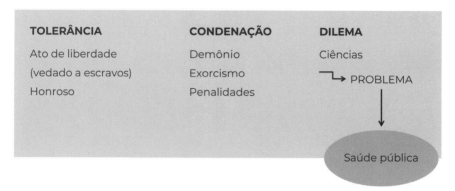

FIGURA 1.1 | **Concepções e atitudes em relação ao suicídio no Ocidente.**

1. Excerto do verbete sobre suicídio da *Encyclopedia of religion and ethics:*

> Talvez a maior contribuição dos tempos modernos para o tratamento racional da questão tenha sido a consideração de que muitos suicídios não possuem caráter moral, **sendo única e exclusivamente de responsabilidade dos especialistas em saúde mental**.[42]

O destaque em negrito foi nosso. A pergunta que pode ser feita é se nós, profissionais da saúde mental, tomaremos o encargo *única e exclusivamente*, como afirma o verbete. Pense que, de alguma forma, estaríamos, ainda que sob outra roupagem, colocando-nos no lugar de um membro do senado greco-romano, ou de um inquisidor medieval, para, por exemplo, decidir se determinado suicídio pode ou não ser ético, ou se ele tem ou não um *caráter moral*! Se essa linha de raciocínio parece um exagero, não questionar o sentido do que fazemos, quando envidamos esforços e impedimos que uma pessoa se mate, não parece igualmente perigoso?

2. Um palestrante afirma enfaticamente:

> Se o paciente me procura para dizer que está pensando em se matar, é porque no fundo não deseja fazê-lo. Eu não vou permitir – caiu em minha rede é peixe.

Por ora, deixemos de lado a enorme simplificação da primeira frase, que se equivoca ao desconsiderar, no comportamento suicida, o papel quase onipresente da ambivalência. Focalizemos o conteúdo da segunda afirmação. Se supusermos que, em toda situação existe um risco de suicídio, e se supusermos, também, que o paciente procurou mesmo uma rede salvadora, qual é, então, a natureza dessa rede? Quais crenças, preceitos morais, referenciais teóricos e reações emocionais compõem sua tessitura e como se amarram? Qual é a capacidade de continência dessa rede, que, à primeira vista, parece tão solitária quanto poderosa?

A seguir, trechos da fala de participantes de um grupo operativo que realizamos em preparação para um curso de prevenção do suicídio a ser oferecido para os profissionais do Hospital de Clínicas da Universidade Estadual de Campinas (HC Unicamp).

3. As frases foram ditas, ao longo da reunião, por diferentes pessoas:

> Nós não perguntamos sobre pensamentos suicidas porque a gente tem medo de incutir isso na cabeça do paciente. [...] Tanta gente esperando vaga, querendo viver, e aquele lá, que tentou se matar, ocupando um leito tão precioso da UTI. [...] Dá vontade de dizer: da próxima vez, se mata mesmo! Dá um tiro na cabeça! [...] A gente passa rapidinho, não para para conversar. [...] Eu não pergunto nada, porque, se ele me responder que sim, que está pensando em se matar, não vou saber o que fazer [...] Vou me sentir responsável também [...] Não vou levar aquela pessoa, em pensamento, para casa, credo...

Naquele hospital, nos últimos três anos, dois pacientes internados e duas enfermeiras haviam se matado. No pronto-socorro, era raro o dia em que não chegava pelo menos um caso de tentativa de suicídio. Todos os profissionais estavam consternados; a superintendência do hospital, preocupada. Duas psicólogas foram contratadas a fim de prestar assistência aos profissionais enlutados, e um treinamento em prevenção do suicídio foi oferecido aos profissionais que trabalhavam no hospital.

Decidimos começar pelos profissionais de enfermagem, que se mostravam mais propensos a participar do treinamento. No entanto, o que eles inicialmente verbalizavam nos grupos operativos mostrava que não se trataria apenas de montar um curso que passasse informações técnicas. Suas atitudes em relação ao comportamento suicida bloqueavam a capacidade de se aproximarem do paciente.[43,44]

No contexto que descrevemos, o primeiro passo para a prevenção – a suspeita de que existe o risco de suicídio – nunca seria dado. Algumas crenças errôneas precisariam ser desfeitas (Quadro 1.3), a começar pelas duas expressas com maior frequência:

- Se eu perguntar sobre ideias de suicídio, não estaria induzindo um paciente a isso?
- Se ele me responder que *sim*, não saberei o que fazer e passarei a me sentir responsável pela vida dele...

Era preciso, então, pôr em prática uma tentativa de desconstrução de algumas crenças e preconceitos. Seria preciso, também, problematizar a natureza da *rede salvadora* na qual nos transformamos quando assumimos o papel de

QUADRO 1.3 | **Crenças errôneas em relação ao suicídio**

Se eu perguntar sobre suicídio, poderei induzir o paciente a isso.

Por causa do estigma, as pessoas temem conversar sobre suicídio. Questionar sobre ideias suicidas, se feito de modo sensato e franco, fortalece o vínculo com o paciente, que passa a se sentir acolhido por um profissional cuidadoso, que se interessa pela extensão de seu sofrimento.

Ele está ameaçando se suicidar apenas para manipular...

Pode não ser bem assim. Muitas pessoas que se matam haviam dado sinais verbais ou não verbais de sua intenção para amigos, familiares ou médicos. A menção ao suicídio pode significar um pedido de ajuda. Ainda que, em alguns casos, possa haver um componente manipulativo, não se pode desconsiderar o risco.

Quem quer se matar se mata mesmo.

Essa postura pode conduzir ao imobilismo terapêutico. Ao contrário dessa ideia, as pessoas que pensam em suicídio frequentemente estão ambivalentes entre viver ou morrer. Quando elas obtêm apoio emocional no momento certo, podem desistir do suicídio. Quando falamos em prevenção, não se trata de evitar *todos* os suicídios, mas de evitar aqueles que *podem* ser evitados.

Continua

QUADRO 1.3 | **Crenças errôneas em relação ao suicídio**

O suicídio só ocorre quando há uma doença mental.

Ainda que uma doença mental esteja presente na maioria dos casos, isso não é obrigatório. O comportamento suicida em geral indica um sofrimento profundo, mas não necessariamente uma doença mental. É importante lembrar, também, que a maioria das pessoas acometidas por um transtorno mental não se mata.

No lugar dele, eu também me mataria...

Há sempre o risco de o profissional se identificar profundamente com aspectos do desamparo e da desesperança de seus pacientes, sentindo-se impotente para a tarefa assistencial. Há também o perigo de se valer de um julgamento pessoal subjetivo para iniciar ou não ações de prevenção.

Veja se da próxima vez você se mata mesmo!

O comportamento suicida exerce um impacto emocional sobre nós, desencadeia sentimentos de hostilidade e rejeição. Isso nos impede de tomar a tentativa de suicídio como um marco a partir do qual podem se mobilizar forças para uma mudança de vida.

Quem se mata é bem diferente de quem apenas tenta.

Vistas em conjunto, as pessoas que tentam o suicídio têm características diferentes daquelas que de fato o cometem. No entanto, há muita heterogeneidade em cada um desses dois grupos. A motivação, a intenção e o grau de letalidade são variáveis. Por isso, é equivocado extrapolar achados de estudos populacionais a situações individuais.

Uma vez suicida, sempre suicida!

A elevação do risco de suicídio costuma ser passageira e relacionada a condições de vida adversas. Mesmo que a ideação suicida possa retornar em outros momentos, ela não é permanente. Pessoas que já pensaram em se matar, ou que chegaram a tentar o suicídio, podem viver, e bem, uma longa vida.

Fonte: Baseado em World Health Organization[27] e Botega e Cais.[45]

agentes de prevenção do suicídio. O que move cada profissional que se propõe a atender pessoas potencialmente suicidas? De que recursos pessoais se dispõem para isso?

A partir de recomendações gerais de prevenção do suicídio defendidas pela Saúde Pública, temos que fazer, na prática, um retorno dialético à tensão da clínica, onde se dá, de fato, o encontro com uma pessoa em crise suicida. É o que almejamos neste livro. Entretanto, antes da avaliação e do manejo da crise suicida, é preciso uma espécie de autoexame, que busca alcançar algumas respostas íntimas pessoais e uma disponibilidade interna que nos permita circular, com calma e atenção, sem se perder, pelo inferno pessoal do paciente.

Apêndice 1.1
O suicídio em diferentes religiões e culturas

Em relação ao papel da religiosidade, devemos considerar duas dimensões principais a ela ligadas: a importância de um sistema de crenças e o estabelecimento de uma rede de apoio social, que carrega, por sua vez, forças de coesão e de integração grupais.[46,47]

A fé pode proteger contra o suicídio, uma vez que proporciona um sistema estruturado de crenças e, em geral, advoga em prol da adoção de um comportamento que pode ser considerado benéfico em termos físicos e mentais. No entanto, muitas crenças e comportamentos influenciados pela religião e pela cultura aumentam o estigma em relação ao suicídio e podem desencorajar a procura por assistência médica.

Judaísmo. O quinto mandamento da lei mosaica proíbe matar, mas não especifica se isso se aplica à própria vida. A tradição dos suicídios heroicos do *Antigo Testamento* permaneceu nas guerras judaicas dos primeiros séculos. No ano 73, em Massada, mais de mil judeus estavam prestes a sucumbir aos ataques romanos. Após o célebre discurso de exortação ao suicídio proferido por seu chefe, Eleazar, todos eles se mataram. O *Talmud* condena o suicídio e impede rituais fúnebres para o falecido.

Atualmente, no entanto, consideram-se exceções, como em casos de doença mental, tortura, honra e castidade. O ritual fúnebre de um suicida é igual ao de qualquer outro judeu. A família do suicida é acolhida e pode passar pelas três fases do luto judaico, com suas normas e rituais de costume.[12]

Protestantismo histórico. Lutero (1483-1546) entendia que quase sempre as pessoas se matam por causa do demônio, *da mesma forma que um viajante é morto por um ladrão*. Em contrapartida, acredita-se que a libertação da tutela da Igreja, a interpretação pessoal dos textos bíblicos, a aguda consciência da fraqueza humana, o livre-arbítrio, a supressão da confissão, enfim, todas essas características da igreja protestante histórica (luterana, presbiteriana, metodista, batista, episcopal) contribuam para elevar o número de protestantes que se suicidam, quando comparados, proporcionalmente, a católicos.[48]

Protestantismo pentecostal e neopentecostal. O pentecostalismo surgiu no início do século XX nos Estados Unidos. Inclui diferentes perspectivas teológicas e organizacionais. Dá ênfase ao ritual do batismo, uma experiência direta e pessoal com Deus e essencial para a salvação. A capacidade de curar doentes, fazer milagres e se expressar em outro idioma, ou de modo incompreensível, são manifestações do Espírito Santo. São menos flexíveis e liberais em questões de costume. Algumas das representantes pentecostais no Brasil são a Congregação Cristã do Brasil, a Assembleia de Deus e a Igreja do Evangelho Quadrangular.

O protestantismo pentecostal se detêm pouco na questão do suicídio, embora firmemente o condene.[49]

O termo neopentecostalismo surgiu no final da década de 1960. Vale-se amplamente de TVs, rádios, jornais, editoras e *sites* com objetivo de evangelização massiva. Há certo sincretismo com religiões africanas. A pobreza e a doença derivariam de maldições, possessões demoníacas ou incredulidade. Um cristão deve ser bem-sucedido e alcançar bens materiais (teologia da prosperidade). Nos cultos há confronto direto com o demônio. Promessas de cura divina e prosperidade são garantidas em troca de certos montantes regulares de doações. A figura do pastor é inquestionável. No Brasil, incluem-se entre os neopentecostais a Igreja Universal do Reino de Deus, a Igreja Internacional da Graça de Deus e a Igreja Mundial do Poder de Deus. São, em geral, mais flexíveis que os pentecostais em questões de costume. O suicídio é um pecado grave, mas não é imperdoável.[12]

Islamismo. A palavra *islam* significa submissão à palavra de Deus. O islamismo prega, em sua essência, a tolerância entre os povos e as demais religiões. O Alcorão condena claramente o suicídio e, como consequência, os países islâmicos apresentam baixas taxas de suicídio. Pode-se dizer que o suicídio é um pecado na religião islâmica, mas, sob certas condições, perdoável. Julga-se não somente o ato, mas o que levou a pessoa a ele.[12]

Para a minoria fundamentalista, o suicídio é um heroísmo que envolve *hamas* (palavra que significa coragem e bravura). O ressentimento e o ódio são fundamentais e incorporam-se à identidade pessoal. Em uma visão psicodinâmica, *o self* grandioso e o objeto arcaico onipotente mobilizam a vingança suicida do fundamentalista. Contas do passado devem ser saldadas, e a vingança torna-se uma necessidade. A concessão do perdão desestabilizaria o mundo psíquico do indivíduo; é a morte que dá algum sentido a sua vida.[1,10,48]

Hinduísmo. O *Bhagavad Gita*, texto mais famoso da filosofia hindu, descreve a vida e a morte como uma pessoa que tira uma roupa velha e põe uma nova. Todas as ações de uma vida formam a base para a próxima. A força do *karma* não é interrompida pelo suicídio – ela continuará no outro mundo e causará um sofrimento ainda maior do que se a pessoa permanecesse viva. A despeito de o hinduísmo condenar com veemência o suicídio, na Índia, a esposa atirava-se na pira funerária do esposo, a fim de acompanhá-lo (*sati*), um costume que foi proibido em 1892. O suicídio por inanição (*sallekhana*) é sancionado por certos grupos religiosos. Atualmente, destaca-se uma maior frequência de suicídio de moças, frente à rejeição do dote de parte dos familiares do noivo.[10,11]

Xintoísmo e budismo. O xintoísmo incorpora práticas derivadas de diversas tradições ancestrais japonesas. Caracteriza-se pelo culto às divindades da natureza e aos espíritos ancestrais, reverenciados por meio de oferendas e orações em altares por todo o Japão. A adoração tem por finalidade realizar pedidos de ajuda, promessas de atos futuros ou o simples agradecimento. Não há escrituras sagradas, nem prescrições de conduta.

O budismo é reconhecido como uma filosofia de vida. Não crê em um deus ou qualquer outro ser supremo. Dedica-se a práticas meditativas e autoanálise das ações diárias (fazer o bem a si e ao próximo), a fim de obter libertação do sofrimento e despertar para a felicidade plena (nirvana). Pela lei do *karma*, todas as ações geram consequências boas ou ruins para esta e outras reencarnações. Deve-se dar valor à vida, para evoluir e se beneficiar nas próximas encarnações. Não se cultuam deuses, não há noção de pecado, mas de causas e consequências com as quais devemos lidar o melhor possível em nossa evolução espiritual. Na visão do budismo, não devemos tirar a própria vida sem resolver os problemas desta existência.

Na China antiga, sob influência do budismo, era honroso o suicídio que tinha o intuito de vingar-se de um inimigo ou de assustá-lo. Antes de iniciar um combate, enviavam-se à linha de frente os homens mais valentes, que, diante do inimigo, gritavam de forma intensa e cortavam mortalmente seus pescoços. As almas furiosas desse suicídio coletivo influiriam de modo nefasto sobre o inimigo.

A religião japonesa (baseada no xintoísmo e no budismo) é muito centrada neste mundo, nesta vida, no presente. Vincula-se de modo peculiar ao suicídio, que, no zen budismo, pode ser considerado o nirvana alcançado pela violência. O suicídio resulta de um complexo sistema de honra, no qual a responsabilidade que liga o indivíduo a seu grupo social é um princípio fundamental, e o fracasso, uma falta irremediável. Há, no suicídio, a coragem de se reconhecer culpado.[11,12,50]

O *sepuku* e o *harakiri* constituíam formas honrosas de suicídio entre os guerreiros do passado. O primeiro foi retomado, durante a II Guerra, por cerca de dois mil pilotos *kamikazes* (vento divino), reconhecidos como heróis pela sociedade japonesa. O *junshi* é um *suicídio de acompanhamento*, que ocorria nos tempos feudais, em que esposa e servos matavam-se para acompanhar, no pós-morte, seu senhor falecido. Em consonância uma tradição milenar, o *inseki jisatsu* é um suicídio que responde a uma importante falha pessoal e toma a responsabilidade pelo ocorrido. É uma forma honrosa de se redimir. O *karo jisatsu* é o suicídio que se dá na vigência de um adoecimento físico e mental por excesso de trabalho.[51]

No Japão atual, são frequentes os suicídios de jovens, de modo individual ou coletivo, por causa do mau desempenho escolar. Nesses jovens, a vontade de vencer, distintamente do individualismo ocidental, é para mostrar aos pais a gratidão e o respeito a quem lhes deu o bem supremo da vida.[52]

Espiritismo. Para o espiritismo kardecista, o suicida é a maior vítima de seu próprio engano. O suicídio é visto como a maior das infelicidades que podem recair sobre um espírito. Este tem dificuldade para se libertar do corpo do suicida, mas permanece sobre a proteção divina, que a todos ilumina e conduz.[12]

Entre as religiões afro-brasileiras, há, no candomblé, uma pluralidade de deuses (orixás) desinteressados em censurar ou punir os humanos por suas faltas ou fraquezas morais. A umbanda, com forte sincretismo religioso (catolicismo, kardecismo, hinduísmo e tradições africanas) e tradição oral, a exemplo do candomblé, defende a vida, mas não tem uma posição definida em relação ao suicídio.

Nosso grupo de pesquisa teve a oportunidade de aplicar, junto à população geral do município de Campinas, São Paulo, um inquérito com várias perguntas sobre comportamento suicida e religiosidade. Aqueles adeptos da denominação espírita kardecista foram os que mais apresentaram ideação suicida alguma vez na vida (33,7% dos entrevistados), em comparação a católicos (23,4%) e evangélicos (14,4%).[53] Em outro estudo, elaborado entre 317 profissionais de enfermagem do HC Unicamp, os evangélicos e aqueles que participavam dos cultos religiosos manifestaram uma condenação mais forte ao suicídio, quando comparados a católicos e espíritas.[54] Nessa mesma instituição, outro levantamento realizado com 253 pacientes internados mostrou que a filiação religiosa evangélica relacionava-se à menor frequência de problemas com álcool.[55]

Apesar de as concepções kardecistas condenarem veementemente o suicídio, isso não parece exercer efeito inibidor na ideação suicida, em contraposição ao forte controle grupal exercido sobre o indivíduo pelas igrejas evangélicas pentecostais. Nestas, mais do que as proibições canônicas contra o suicídio, é a moral religiosa mais estrita e penetrante que parece influenciar a atitude condenatória, e o mesmo ocorre em relação ao consumo de bebidas alcoólicas. Ademais, os evangélicos formam um grupo coeso, frequentam mais os cultos e estão permeados por redes sociais que atenuam suas vulnerabilidades.[49,56]

Apêndice 1.2
Comportamento suicida: atitudes da enfermagem

Estima-se que o risco de suicídio entre pacientes internados em hospitais gerais seja três vezes maior do que o observado na população geral.[45,57] Profissionais de enfermagem, por permanecerem a maior parte do tempo em contato com os pacientes, podem ter um papel fundamental na prevenção do suicídio. Falta-lhes, no entanto, treinamento suficiente em saúde mental, e suas atitudes em relação ao comportamento suicida nem sempre são positivas.

Deve-se ter em conta que atitudes consideradas *negativas* podem resultar mais da falta de conhecimento e da incerteza do que de hostilidade em relação aos pacientes.[58-61] Com frequência, o temor de que o paciente possa se matar bloqueia a capacidade de lidar com tal perigo. Uma reação possível é o afastamento, a fim de se proteger. O afastamento aversivo impede a sintonia empática, ou seja, profissional e paciente acabam desconectados. Sem conexão, perde-se uma das forças que podem manter uma pessoa ligada à vida. A reação contrária, de superproteção, também reflete, ainda que disfarçadamente, o temor de que o paciente se mate.[62]

No esteio de uma campanha institucional para a prevenção do suicídio, realizamos, no HC Unicamp, várias edições de um curso de prevenção de suicídio, de seis horas, oferecido aos 554 profissionais de enfermagem que trabalhavam no hospital. Destes, 317 (57%) aceitaram participar. O material coletado em grupos operativos orientou-nos quanto ao conteúdo do curso e propiciou o desenvolvimento de um questionário utilizado para mensurar as atitudes em relação ao comportamento suicida.

O Questionário de Avaliação do Comportamento Suicida (SBAQ, nas publicações em inglês)[63] contém 21 afirmações, seguidas de uma escala analógica visual ancorada, em seus extremos, por *discordo totalmente* e *concordo plenamente*.[43] Quem responde à escala deve fazer um traço ao longo desse contínuo, segundo seu grau de concordância/discordância. A escala foi aplicada anonimamente antes do início do curso e 3 e 6 meses após o seu término, segundo a figura a seguir:

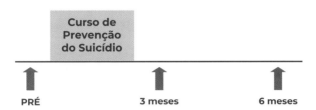

Questionário de atitudes em relação ao comportamento suicida

EXEMPLOS:

A gente se sente impotente diante de uma pessoa que quer se matar

Discordo totalmente ——————————————— Concordo plenamente

Quem tem Deus no coração não vai tentar se matar

Discordo totalmente ——————————————— Concordo plenamente

Imediatamente antes do início do curso, não mais de 17% dos profissionais julgavam ter preparo para lidar com pacientes potencialmente suicidas.

Afirmações do SBAQ	% de concordância
A vida é um dom de Deus, e só Ele pode tirá-la.	85%
Quem tem Deus no coração não vai tentar se matar.	50%
Sinto-me capaz de ajudar uma pessoa que tentou se matar.	48%
A gente se sente impotente diante de uma pessoa que quer se matar.	45%
Sinto-me inseguro(a) para cuidar de pacientes em risco de suicídio.	44%
Quem quer se matar mesmo não "tenta" se matar.	39%
Às vezes dá até raiva, porque há tanta gente querendo viver... e aquele paciente querendo morrer.	34%
Tenho receio de perguntar sobre ideias suicidas e acabar induzindo...	26%
No fundo, prefiro não me envolver...	21%
No caso de pacientes que estejam sofrendo, acho aceitável a ideia.	21%
Tenho preparo profissional para lidar com pacientes em risco de suicídio.	17%
Penso que, se uma pessoa deseja se matar, ela tem esse direito.	12%

Fonte: Baseado em Botega e colaboradores.[43]

Por meio de um procedimento estatístico denominado análise fatorial, foi possível identificar três grupos de afirmações – ou subescalas fatoriais: *sentimentos em relação ao paciente, capacidade profissional* e *direito ao suicídio*. Então calculamos, para cada participante, em três diferentes momentos, um escore para cada uma das subescalas.

Após esse treinamento relativamente curto, foi possível verificar mudanças positivas nas subescalas de *sentimentos* e de *capacidade profissional*. Tais ganhos em atitudes mantiveram-se após seis meses da realização do curso. As mudanças de atitude relacionaram-se às principais mensagens transmitidas aos participantes, como sinais de alerta e associação do comportamento suicida a certos transtornos e estados mentais.[44]

É compreensível que, em *direito ao suicídio*, não tenham ocorrido mudanças de atitudes. Nessa subescala, há várias afirmações relacionadas a valores morais e crença religiosa, características mais estáveis e menos passíveis de mudança em decorrência de um breve curso. Todavia, foi nessa subescala que encontramos maior diversidade de atitudes entre os participantes no início do curso. Os seguintes subgrupos relataram atitudes menos condenatórias em relação ao suicídio: os mais jovens; os que tinham graduação em enfermagem; os pertencentes à religião espírita kardecista; e os que já haviam atendido casos de tentativa de suicídio.

O SBAQ já foi traduzido para vários idiomas, com os resultados de estudos realizados em outros centros indicando que a escala é sensível às mudanças que se operam após o treinamento em prevenção do suicídio.[61,63-68]

Ainda que a avaliação de atitude e os eventuais comportamentos a ela condicionados sejam mais complexos do que os achados em escalas psicométricas, os resultados desse estudo deixaram a interpretação esperançosa de que os que participam de treinamento passam a reagir mais positivamente cada vez que se deparam com pacientes em risco de suicídio.

Capítulo 2
Magnitude

Toda morte por suicídio é um acontecimento trágico, que implica um impacto emocional considerável para as pessoas próximas ao falecido, as quais não param de se questionar sobre o ocorrido e sobre o que poderiam ter feito para evitar a morte. Este capítulo ocupa-se de outro impacto: os números do comportamento suicida na comunidade. De cunho essencialmente epidemiológico, o texto segue a ótica populacional e descritiva, em uma escala global geral e em uma escala nacional mais detalhada. Essa temática é retomada no Capítulo 4, "Riscos", de cunho mais clínico. A agregação numérica das várias modalidades do comportamento suicida, tomando-se o cuidado de analisá-las por sexo, faixa etária, situação ocupacional e método letal, é fundamental em muitos aspectos: sensibiliza a sociedade a respeito da magnitude do fenômeno, inspira a formulação de hipóteses de compreensão e de abordagem clínica e orienta políticas de saúde pública que levam em conta tendência e risco do comportamento suicida em distintos grupos populacionais.

Segundo estimativas da Organização Mundial da Saúde (OMS), 703 mil pessoas tiram a própria vida anualmente. Estamos falando de pelo menos um suicídio, em algum lugar do planeta, a cada minuto, ou de um contingente de quase duas mil pessoas que põem fim à vida diariamente.[28]

Em escala global, o suicídio é responsável por 1,3% das mortes e tira mais vidas do que malária, HIV/aids, câncer de mama, guerras ou homicídios.[28]

Entre os que têm entre 15 e 29 anos de idade, o suicídio é a quarta causa mais frequente de morte, depois de acidentes no trânsito, tuberculose e homicídio.[28]

Não somente os suicídios, mas também as tentativas de suicídio impactam pela magnitude. Estima-se que as tentativas sejam de 10 a 20 vezes mais frequentes do que o suicídio.[27,69]

O **coeficiente de mortalidade por suicídio** – às vezes se usa a expressão *taxa de suicídio* com o mesmo sentido – representa o número de suicídios para cada 100 mil habitantes ao longo de um ano. Em termos globais, essa cifra é de 9 para cada 100 mil e é mais elevada em homens (12,6) do que em mulheres (5,4).[28]

A Figura 2.1 mostra a disparidade das taxas de suicídio entre os países.

As maiores taxas de suicídio deixaram de se restringir a poucas regiões do planeta; são um fenômeno global. A Tabela 2.1 contém os países ondem se registram os mais elevados índices de suicídio. Incluem-se apenas países com estatísticas de mortalidade consideradas de boa ou moderada qualidade, segundo a OMS.[28] Há variação no tamanho e na distribuição das faixas etárias das populações, razão pela qual os coeficientes de mortalidade devem ser padronizados por idade.

A Tabela 2.2 contém os coeficientes de mortalidade por suicídio em alguns países selecionados. A OMS considera que a confiabilidade dos dados sobre mortalidade é precária em 40% dos países, notadamente na África, mas também na Índia e na China. Por isso, comparações devem ser cautelosas.[28]

Na década de 1990, os registros disponíveis sobre mortalidade por suicídio mostravam as maiores taxas em países escandinavos. A partir de então, taxas elevadas foram se revelando em países da Europa Oriental e da Ásia. Atualmen-

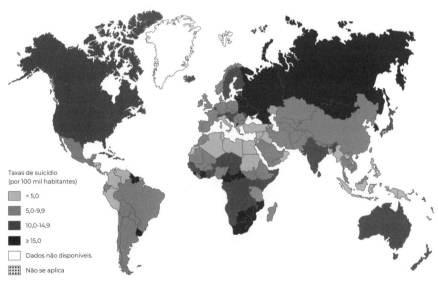

FIGURA 2.1 | **Coeficientes de mortalidade por suicídio (por 100 mil habitantes), padronizados por idade, tomando-se por base ambos os sexos, dados de 2019.**
Fonte: World Health Organization.[28]

TABELA 2.1 | **Países com os maiores coeficientes de mortalidade por suicídio, padronizados por idade, ano de 2019**

País	Coeficiente de mortalidade por suicídio (número de suicídios/100 mil)
Guiana	40,9
Suriname	25,9
África do Sul	23,5
Rússia	21,6
Coreia do Sul	21,2
Lituânia	20,2
Uruguai	18,8
Cazaquistão	18,1
Ucrânia	17,7
Montenegro	16,2
Letônia	16,1
Bielorrússia	16,0
Eslováquia	14,0
Bélgica	13,9
Finlândia	13,4
Sri Lanka	12,9
Suécia	12,4
Japão	12,2
Estônia	12,0
Hungria	11,8

Fonte: World Health Organization.[28]

te, sabe-se que o suicídio também é pronunciado em alguns países da África e da América Latina.

TABELA 2.2 | **Coeficientes de mortalidade por suicídio, padronizados por idade, ano de 2019**

País	Coeficiente de mortalidade por suicídio (número de suicídios/100 mil)
América Latina	
Guiana	40,9
Suriname	25,9
Uruguai	18,8
Cuba	10,2
Argentina	8,1
Chile	8,0
Costa Rica	7,6
Brasil	6,4
México	5,3
Guatemala	6,2
Colômbia	3,7
Panamá	2,9
Outros países	
Botswana	20,2 *
Estados Unidos	14,5
Índia	12,9 *
Angola	12,6 *
Austrália	11,3
Canadá	10,3
Noruega	9,9
Holanda	9,3
França	9,6

Continua

TABELA 2.2 | **Coeficientes de mortalidade por suicídio, padronizados por idade, ano de 2019**

País	Coeficiente de mortalidade por suicídio (número de suicídios/100 mil)
Alemanha	8,3
Dinamarca	7,6
Portugal	7,2
Reino Unido	6,9
China	6,7 *
Espanha	5,3
Iran	5,1
Grécia	3,6
Armênia	2,7
Turquia	2,3
Itália	2,1
Israel	2,1

* Baixa confiabilidade dos dados nacionais sobre mortalidade.
Fonte: World Health Organization.[28]

Até meados da década de 1990, era correto afirmar que as taxas de suicídio cresciam em todo o planeta. A partir da virada do século, as taxas começaram a diminuir na maioria dos países listados pela OMS. Entre os anos 2000 e 2019, a taxa global diminuiu 36%, de forma mais expressiva na Europa e na Ásia.[28]

Em contraposição a essa tendência mundial, nesse mesmo período a taxa de suicídio aumentou 17% na região das Américas, especialmente nos Estados Unidos e no Brasil.[28]

A diminuição da taxa global de mortalidade por suicídio ao longo das duas últimas décadas foi tão surpreendente quanto intrigante. Como se trata de um fenômeno complexo, a resposta não é simples. Foi, provavelmente, a combinação de vários fatores que levou a esse decréscimo:[27,28,70]

- O fenômeno da urbanização deu à mulher maior independência econômica e autonomia. Em consequência, diminuiu o peso das desavenças familiares e da violência contra a mulher na causalidade do suicídio feminino. Na Índia e na China, por exemplo, mulheres jovens passaram a se matar menos;
- A maior taxação de bebidas alcoólicas leva à diminuição do consumo e, assim, à diminuição de ocorrências violentas, incluindo o suicídio. A Rússia deu o exemplo e viu o decréscimo das altas taxas de suicídio;
- A diminuição do acesso a meios letais, como o maior controle de agrotóxicos no Paquistão e as campanhas de desarmamento no Canadá e na Austrália, coibiram a ocorrência de suicídio;
- A melhoria na assistência social e nos serviços de saúde direcionados aos idosos levou à diminuição das taxas de suicídio nesse grupo populacional em países como Austrália e Reino Unido;
- Programas de proteção social e de recolocação profissional em situações de desemprego são fatores de proteção contra o suicídio, como observado na Suécia;
- Os órgãos de comunicação aprenderam a noticiar cuidadosamente casos de suicídio e passaram a conscientizar a população sobre a necessidade de buscar tratamento para transtornos mentais;
- A melhoria nas condições de saúde, ocorridas ao longo das duas últimas décadas na maioria dos países, incluindo-se o maior acesso a serviços de saúde mental, também contribuiu para a diminuição da taxa global de suicídio.

Medidas que levam à diminuição dos suicídios são abordadas no Capítulo 13, "Prevenção".

O Apêndice 2.1, "Um olhar crítico sobre as estatísticas de suicídio", aborda alguns cuidados que devemos ter ao definir, interpretar e comparar estatísticas de mortalidade por suicídio ao longo do tempo e em diferentes localidades. O texto focaliza questões metodológicas relativas à validade e à confiabilidade dos dados científicos.

Além do impacto psicológico, o suicídio e suas tentativas oneram a sociedade. Primeiro, porque demandam recursos públicos; segundo, porque a morte precoce, bem como a incapacitação de longa duração que pode ser ocasionada pelo ato suicida, envolvem significativa perda de capital humano.[71-73]

O DALY – *disability adjusted lost year* – é um índice socioeconômico que representa a perda relativa à mortalidade precoce somada ao período vivido com incapacidade decorrentes de uma doença ou condição de saúde.[74]

Da mesma forma que a estimativa sequencial de coeficientes de mortalidade, o DALY permite a observação de tendências ao longo do tempo. Assim, a título de exemplo, os DALYs decorrentes de doenças como diarreia e HIV/aids decresceram 50% entre os anos 2000 e 2019, enquanto os DALYs do diabetes e da doença de Alzheimer aumentaram 80% e 100%, respectivamente, no mesmo período.[74]

Quando se considera a totalidade da população mundial, os cinco mais altos DALYs são decorrentes de doenças neonatais, isquemia cardíaca, acidente vascular cerebral, infecção pulmonar e diarreia. O suicídio encontra-se em 22º lugar. Em adolescentes (faixa etária entre 10 e 24 anos), o DALY do suicídio aparece em terceiro lugar, perdendo apenas para acidentes de trânsito e cefaleia. Nos quarto e quinto postos encontram-se, respectivamente, depressão e homicídio.[74]

A estimativa do DALY global do suicídio de adolescentes decresceu 28% entre os anos de 1990 e 2019. No entanto, não houve diminuição das prevalências de depressão e de outros transtornos mentais frequentemente associados à depressão.[74]

Essa constatação reforça a hipótese de que o declínio das taxas de suicídio deveu-se a outros fatores, entre os quais o melhor acesso a serviços de saúde mental, a urbanização e a redução de acesso a meios letais.[74] Como veremos adiante, o mesmo raciocínio não se aplica ao Brasil, pois, no período considerado, as taxas de suicídio aumentaram entre adolescentes e adultos jovens.

A prevenção do suicídio é um dos temas prioritários em saúde pública. O coeficiente de mortalidade, o DALY e o custo econômico do comportamento suicida são parâmetros importantes na gestão dos recursos públicos, favorecendo o planejamento, a implementação e a avaliação das estratégias de prevenção.

SUICÍDIO NO BRASIL

Segundo o Ministério da Saúde, o coeficiente nacional de mortalidade por suicídio foi de 6,6 em 2019, um ano em que 13.523 pessoas tiraram a própria vida. Isso representa, em média, 37 mortes por dia devidas ao suicídio.[75]

Um coeficiente de 6,6 por 100 mil habitantes não pode ser considerado alto, se comparado aos de outros países. A despeito disso, por sermos um país populoso, essa taxa se associa a um elevado número de mortes anualmente.

Entre 2010 e 2019, houve aumento das taxas de mortalidade em todas as regiões do país (Figura 2.2). Nesse período, enquanto a população cresceu 10%, o número de suicídios aumentou 43%.[75]

Ressalte-se que o crescimento dos suicídios não se deve, tão somente, à melhoria dos registros em alguns estados do Norte e do Nordeste. Mesmo em unidades da Federação que já contavam com excelente serviço de verificação e registro de óbitos, os números de suicídio cresceram na última década.

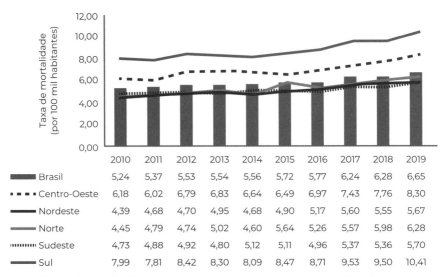

FIGURA 2.2 | **Evolução das taxas de mortalidade por suicídio, ajustadas por idade, segundo região. Brasil, 2010 a 2019.**
Fonte: Brasil.[75]

Diversidade regional

O coeficiente nacional de mortalidade por suicídio é uma média. Por isso, em um país continental e com tanta diversidade sociocultural, é preciso considerar as variações na taxa de suicídio entre as regiões geográficas e os grupos populacionais. É o que revela uma recente revisão de estudos epidemiológicos brasileiros publicados entre os anos de 2010 e 2021.[76]

A Figura 2.3 contém as taxas de suicídio para cada unidade da Federação. Estudos epidemiológicos realizados nas duas últimas décadas mostram taxas de suicídio mais elevadas nas regiões Sul e Centro-Oeste, em cidades de pequeno e de médio porte populacional, e entre homens, idosos e indígenas.[77-80]

Contradizendo o senso comum, que liga o suicídio ao fenômeno da urbanização, as maiores taxas de suicídio encontram-se em cidades de pequeno ou médio porte populacional. De fato, em termos absolutos, há maior número de suicídios em grandes cidades, mas, em termos de coeficientes de mortalidade, ocorre o contrário, tanto no Brasil, quanto em outras metrópoles mundiais.[77,81,82]

Em certos municípios e em alguns grupos populacionais, como o de agricultores no interior do Rio Grande do Sul, os coeficientes ultrapassam até 3 vezes a média nacional.[83]

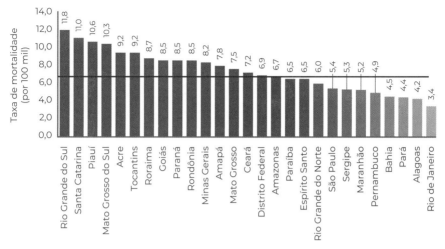

FIGURA 2.3 | **Taxas de mortalidade por suicídio, ajustadas por idade, segundo UF. Brasil, 2019.**
Fonte: Brasil.[75]

Uma combinação de condicionantes socioculturais, econômicos e psicobiológicos se associa aos altos índices de suicídio entre os agricultores gaúchos. A cultura predominantemente alemã (e a consequente "migração" da taxa de suicídio do país de origem), a forma peculiar como a monocultura do tabaco, em pequenas propriedades familiares, vincula-se a monopólios industriais, o potencial agravo dos defensivos agrícolas à saúde, a baixa escolaridade, o endividamento, a defesa da honra em uma cultura patriarcal, a maior incidência de transtornos mentais e a história de suicídio que acompanha as gerações da família são algumas das condições estudadas.[84-86]

Além dos fatores citados, uma pesquisa que realizamos na região da bacia hidrográfica do Rio Pardo, nos municípios gaúchos de Gramado Xavier, Sinimbu e Santa Cruz do Sul, uma região de elevado índice de suicídio, mostrou uso abusivo de bebidas alcoólicas entre agricultores do sexo masculino.[87]

Nesse estudo, foram avaliadas 315 pessoas (180 homens e 135 mulheres), selecionadas de forma aleatória a partir de setores censitários. Estimou-se que 50% dos homens faziam uso abusivo de bebidas alcoólicas.[87] A título de comparação, essa cifra costumava ficar, à época, em torno de 13% em estudos realizados em centros urbanos.[88,89]

Em populações indígenas do Norte e do Centro-Oeste, a exemplo do que se observa em outros países, as taxas de suicídio são elevadíssimas, principalmente entre jovens do sexo masculino.[76] No Mato Grosso do Sul, um terço de todos os suicídios registrados é de indígenas.[77] Os índices de depressão e de uso abusivo de álcool são altos nesse grupo, que encontra muitas dificuldades para manter sua terra, para ter boas expectativas em relação ao futuro e para impedir a dissolução de sua cultura e da dignidade pessoal. Mais informações são apresentadas no Apêndice 2.2, "Suicídio em povos indígenas".

O Apêndice 2.3, "O mapa do suicídio em São Paulo", aborda um estudo que procurou identificar, na estrutura espacial e nas relações sociais nela inseridas, associação de certas condições com o suicídio. Além de focalizar a peculiar distribuição dos suicídios na cidade, alerta sobre uma questão metodológica essencial: não se deve supor, de modo simplista, uma relação de causalidade sempre que duas condições encontram-se associadas. Estudos de epidemiologia ecológica, como o destacado no Apêndice 2.3, levantam hipóteses que, posteriormente, deverão ser confirmadas ou refutadas por um conjunto de evidências científicas. A construção do conhecimento é um processo trabalhoso, e fugir desse ritual da Ciência é abraçar cegamente uma postura reducionista.

Variações por sexo, idade e meio letal

Na maioria dos países, as taxas de mortalidade por suicídio são de 3 a 4 vezes maiores entre homens.* No Brasil, a taxa de suicídio entre homens (10,7) é 3,8 vezes maior do que a de mulheres (2,9).[75]

Em termos globais, mais homens morrem devido ao suicídio do que mulheres (12,6 por cada 100 mil homens em comparação com 5,4 por cada 100 mil mulheres). As taxas de suicídio entre homens são geralmente mais altas em países de alta renda (16,5 por 100 mil). Em mulheres, as taxas de suicídio mais altas são encontradas em países de baixa-média renda (7,1 por 100 mil). A partir da década de 1990, vem se observando, em vários países, sensível diminuição nessa diferença entre os sexos.[28]

Na maioria dos países, os coeficientes de suicídio tendem a ser mais elevados em idosos, tanto em homens quanto em mulheres. Esse padrão vem mudando em vários países com elevação das taxas de suicídio em jovens e adultos jovens.[27,28]

No Brasil, entre 2010 e 2019, as taxas de suicídio aumentaram em todos os grupos etários (Figura 2.4). O aumento foi mais pronunciado em adolescentes

---

* Leia mais sobre as diferenças encontradas entre homens e mulheres quanto ao comportamento suicida no Apêndice 4.1, "Paradoxo do gênero". Esse capítulo aborda os riscos de suicídio segundo gênero, ocupação profissional e características sociodemográficas e clínicas.

(15 a 19 anos de idade), com uma taxa que saltou de 3,5 para 6,4, um aumento de 81% no período.[75]

Os meios letais mais empregados para o suicídio variam segundo a cultura e o acesso que se tem a eles. Podem, ainda, variar ao longo do tempo e ser influenciados por gênero e faixa etária, entre outros fatores. Na Inglaterra e na Austrália, predominam o enforcamento e a intoxicação por gases; nos Estados Unidos, a arma de fogo; na China e no Sri Lanka, o envenenamento por pesticidas.[22,27]

No Brasil, os principais meios letais utilizados por ambos os sexos são: enforcamento (62%), intoxicação exógena (17,7%; inclui envenenamento por pesticidas e *overdose* de medicamentos) e arma de fogo (8,7).[90]

Entre os adolescentes brasileiros (10 a 19 anos), a maioria dos suicídios ocorridos também se dá por enforcamento. Esse método tornou-se ainda mais frequente entre 2006 e 2015, 55% e 70%, respectivamente). Arma de fogo (2006 = 14%; 2015 = 9%) e envenenamento (2006 = 13%; 2015 = 9%) foram os outros métodos letais mais empregados no período.[91]

O poder de letalidade dos métodos de suicídio deve ser contraposto à presteza de um possível resgate e à viabilidade de tratamento das pessoas que tentam se matar. No caso dos pesticidas, uma tentativa de suicídio em zona rural desprovida de serviço médico envolve maior risco de morte. O contrário ocorre em centros urbanos, quando o socorro médico pode ser prestado com mais agilidade e qualidade.

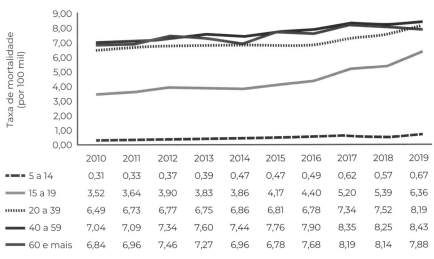

FIGURA 2.4 | **Evolução das taxas de mortalidade por suicídio segundo faixa etária. Brasil, 2010 a 2019.**
Fonte: Brasil.[75]

A informação sobre métodos de suicídio é importante na elaboração de estratégias de prevenção. A redução de acesso a métodos letais (principalmente armas de fogo e pesticidas) ocupa papel de destaque entre as recomendações da OMS para a prevenção do suicídio.[29]

TENTATIVAS DE SUICÍDIO

No espectro do comportamento autoagressivo, o suicídio é a ponta de um *iceberg*. Estima-se que o número de tentativas de suicídio* supere o de mortes em pelo menos 10 vezes e que de 0,4 a 5% das pessoas tentam o suicídio em algum momento de suas vidas.[27,92]

Não há, entretanto, em nenhum país, um registro eficiente e de abrangência nacional de tentativas de suicídio.** O que se sabe, em termos numéricos, baseia-se em informações obtidas nos registros de serviços médicos, ou a partir de inquéritos que abrangeram, por um período, uma área geográfica delimitada.[92-95]

Em tentativas atendidas em serviços de emergência brasileiros, predominam casos de ingestão excessiva de medicamentos ou de venenos. Entre esses últimos, encontra-se o *chumbinho*, um composto de pesticidas vendido ilegalmente como raticida.***

Como parte de um extenso programa de prevenção do suicídio, a OMS lançou, em 2002, o Suicide Prevention – Multisite Intervention Study on Suicide

---

* Há discordância em torno do termo mais apropriado para definir a heterogeneidade de comportamentos chamados de "tentativas de suicídio". Aqui, usamos a expressão tentativa de suicídio em um sentido amplo, independente da intenção suicida, do grau de letalidade do método utilizado ou da gravidade clínica. O assunto é retomado no Apêndice 2.1.

** Os registros de notificações de violências autoprovocadas, que compreendem autoagressões sem intenção suicida e tentativas de suicídio, são concentrados em um banco de dados do Sistema de Informação de Agravos de Notificação (Sinan). O número de casos notificados cresce a cada ano, mas ainda há bastante subnotificação, o que impede pesquisa de boa qualidade. Em 2019 houve 124.709 registros de lesões autoprovocadas, a maioria (71%) em mulheres.[75]

*** O chumbinho é vendido ilegalmente como raticida no comércio informal das grandes cidades brasileiras. No produto, encontram-se diferentes combinações de pesticidas organofosforados e carbamatos. Esses agentes, usados primariamente como inseticidas na lavoura, inibem a enzima acetilcolinesterase. O aldicarb, um carbamato de alta toxicidade, é a substância predominante no chumbinho.[98] O quadro de intoxicação inclui salivação e sudorese abundantes, miose (pupila pequena) e expectoração. O tratamento necessita de administração de atropina em altas doses e, com frequência, ventilação mecânica.[99,100]

(SUPRE-MISS). Esse projeto baseou-se em um inquérito populacional e em um ensaio terapêutico (comparação de diferentes tratamentos) em nove cidades dos cinco continentes: Brisbane (Austrália), Campinas (Brasil), Chennai (Índia), Colombo (Sri Lanka), Durban (África do Sul), Hanoi (Vietnã), Karaj (Irã), Tallin (Estônia) e Yuncheng (China).[96]

As prevalências reveladas pelo SUPRE-MISS variaram entre 2,6 e 25,4% para ideação suicida; entre 1,1 e 15,6% para planejamento suicida; e entre 0,4 e 4,2% para tentativa de suicídio.[97]

No Brasil, avaliou-se a população da área urbana do município de Campinas. A partir de listagens de domicílios feitas pelo IBGE e adotando-se a estratégia de amostragem por conglomerados, 515 pessoas foram sorteadas e entrevistadas em suas casas, face a face, por pesquisadores da Universidade Estadual de Campinas. Por meio de técnicas de ponderação estatística, os resultados foram extrapolados para a população geral.[94]

A existência de comportamento suicida foi avaliada por meio das seguintes perguntas-chave: *Alguma vez você já pensou seriamente em pôr fim a sua própria vida? Você já chegou a traçar um plano para cometer suicídio? Alguma vez você tentou o suicídio?* Informações complementares eram coletadas caso a pessoa respondesse positivamente a uma dessas questões.

Apurou-se que, ao longo da vida, 17% das pessoas haviam pensado seriamente em pôr fim à própria vida, 5% tinham chegado a elaborar um plano suicida, e 3% haviam efetivamente tentado o suicídio (Figura 2.5). De cada três pessoas que tentaram o suicídio, apenas uma foi atendida em um pronto-socorro. Se considerarmos os últimos 12 meses, as frequências de ideação, plano e tentativa de suicídio foram, respectivamente, 5,3%, 1,9% e 0,4% (Botega et al., 2009).[94] Nas três categorias de comportamento suicida, houve predomínio do sexo feminino (Tabela 2.3).

TABELA 2.3 | **Prevalência de ideação, plano e tentativa de suicídio, ao longo da vida, em habitantes da zona urbana do município de Campinas**

	Ideações suicidas	Planos de suicídio	Tentativas de suicídio
Sexo masculino	13,3	2,4	0,4
Sexo feminino	20,6	7	5
Total	17,1	4,8	2,8

Fonte: Baseada em Botega e colaboradores.[94]

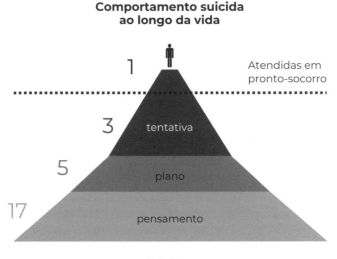

FIGURA 2.5 | **Prevalência de comportamento suicida na região urbana de Campinas.**
Fonte: Baseada em Botega e colaboradores.[94]

A partir dos resultados de inúmeros estudos populacionais, pode-se afirmar que uma tentativa de suicídio é o principal fator de risco para um futuro suicídio. Por isso, as tentativas não devem ser banalizadas. Ao contrário, devem ser abordadas com seriedade, como um sinal de alerta que indica a atuação de fenômenos psicossociais complexos. Dar atenção especial a uma pessoa que tentou o suicídio é uma das principais estratégias para se evitar um futuro suicídio.

IDEAÇÃO SUICIDA

Estudos internacionais mostram variação na prevalência de ideação suicida, de 2 a 19% ao longo da vida, sempre mais frequente em mulheres.[92,97]

Aqui é preciso lembrar que a conceituação de ideação suicida envolve nuances: desde pensamentos passageiros de que a vida não vale à pena ser vivida até preocupações intensas sobre por que viver ou morrer. Ideias suicidas podem, ainda, ser consequência de estados delirantes.[101-103]

Pequenas sutilezas nas palavras ou na forma de perguntar costumam fazer a diferença. Por isso, a interpretação de achados de estudos populacionais sobre ideação suicida é cercada por incertezas, principalmente devido aos vieses na conceituação do fenômeno, à forma e ao conteúdo das perguntas feitas aos entrevistados, à representação social do suicídio e à diversidade cultural dos grupos populacionais incluídos nos estudos.

Os dados representados na Figura 2.5 conformam uma espécie de *iceberg*, em que uma pequena proporção do chamado comportamento suicida – atendida em serviços de saúde – chega a nosso conhecimento. Há um considerável contingente de pessoas que pensam seriamente em pôr fim à vida.

Tomando por base o banco de dados do SUPRE-MISS (Campinas) analisamos um pouco mais a parte submersa desse *iceberg*, ou seja, uma gama de comportamentos silenciosos que não se encontram registrados nos serviços de saúde.

Por meio de um procedimento estatístico chamado regressão logística multivariada, verificamos que alguns fatores estão associados ao relato de ideação suicida: ser do sexo feminino, ser adulto jovem, morar só e ter algum transtorno mental.[54] Em outro tipo de estudo que realizamos, chamado de caso-controle, 29 indivíduos com história de ideação suicida foram comparados a 166 indivíduos sem tal histórico. A ideação suicida mostrou-se associada a sintomas depressivos, em especial, falta de energia e humor deprimido.[103]

Além de estudos realizados na população geral, investigamos a prevalência de ideação suicida em uma amostra de 4.328 pacientes internados consecutivamente em enfermarias clínicas e cirúrgicas do HC Unicamp.[104] Desses, 5% relataram ideia de pôr fim à vida. A ideação suicida apareceu associada à depressão, ao uso abusivo de bebidas alcoólicas e ao tabagismo.[105]

A ideação suicida é mais comum entre jovens. Um estudo feito em Pelotas (RS), com uma amostra de 1.560 jovens (idades de 18 a 24 anos), revelou que 8,6% tinham risco de suicídio. O risco relacionou-se à história de várias condutas impulsivo-agressivas: ter sofrido acidente que necessitou de assistência em pronto-socorro, ter se envolvido em briga com agressão física, ter portado arma branca ou arma de fogo, fazer uso abusivo de álcool e de outras substâncias psicoativas, ter relação sexual sem uso de preservativo, não ter parceiro sexual fixo.[106]

A ideação suicida é um importante sinalizador de sofrimento psíquico e de risco de suicídio. Caminha ao lado de vários outros riscos de agravos à saúde. Na prática clínica, sua presença sempre deve ser cuidadosamente investigada.

Apêndice 2.1

Um olhar crítico sobre as estatísticas de suicídio

O suicídio insere-se na mortalidade ocasionada pelas chamadas *causas externas*. Entre elas, também estão inclusos os acidentes de trânsito, os homicídios, as guerras e os eventos com intenção indeterminada.

No Brasil, o homicídio e os acidentes de trânsito têm coeficientes de mortalidade de 4 a 5 vezes maiores que os de suicídio. A necessidade de discutir a natureza e a prevenção dessas causas externas de mortalidade em nossa sociedade trouxe à tona, também, o problema do suicídio, uma tragédia silenciosa e silenciada.[107,108]

Sempre que estatísticas sobre suicídio são apresentadas, alguém se pergunta se elas são mesmo confiáveis. Não haveria casos de suicídio não registrados como tais, a fim de "disfarçar" a ocorrência trágica? Casos em que, por estigma e pressão social, o atestado de óbito omite que a morte foi autoprovocada? E certas mortes "acidentais" (quedas, afogamentos, acidentes em estradas) não poderiam ter sido suicídio? E poderia ocorrer um "suicídio" decorrente de ato perpetrado por uma pessoa que, intimamente, não objetivava morrer...? Sim, são de fato possibilidades.

É preciso estabelecer se houve a intenção de se matar. É o que define o ato como suicídio ou tentativa de suicídio. Isso nem sempre pode ser prontamente definido por uma autoridade. Às vezes, um especialista forense precisa revisar prontuários médicos, analisar registros deixados pelo falecido e entrevistar pessoas próximas a ele – fazer uma *autópsia psicológica* – a fim de determinar se no atestado de óbito deverá constar que a morte foi por suicídio.

Em alguns casos, não se pode afirmar que a principal motivação tenha sido a de morrer. Autoenvenenamento, autoagressão deliberada e parassuicídio são algumas expressões utilizadas para definir ações de autoagressão sem uma clara *intencionalidade suicida*.

Em especial em pesquisas científicas, temos que conhecer o exato significado dos termos empregados. A figura a seguir dá ideia do detalhamento da nomenclatura no campo do comportamento suicida. Repare que o elemento central nas definições é a intencionalidade suicida.

No contexto clínico, o grau de intencionalidade suicida nem sempre se revela prontamente e não é simples de ser avaliado, como se aborda no Capítulo 6, "Avaliação". O Capítulo 12, "Aspectos legais", retoma questões relativas às definições no campo da suicidologia, como eutanásia e suicídio assistido.

Os trâmites legais que determinam se uma morte é suicídio variam de país para país. Em alguns, há uma proporção elevada de mortes não examinadas pelo serviço de verificação de óbitos. Ademais, pode haver pressão de familiares para que se omita a natureza da morte na declaração de óbito.[110]

Uma das publicações da OMS enfatizava, na década de 1970, as diferenças na maneira de averiguar e certificar casos de mortes não naturais, quando incertas ou desconhecidas:[26]

> Da mesma forma que se considera uma pessoa inocente, até que se prove sua culpa, em muitos locais a morte é *acidental* até que se prove o suicídio. [...] Em casos de suicídio, há sempre boas razões para evitar um verdadeiro veredito, pois pode-se, assim, fazer um funeral com os ritos religiosos completos – os familiares não se sentirão culpados e a esposa não perderá o dinheiro do seguro de vida do marido. [...] Os responsáveis pela decisão podem ter graduação em medicina ou em direito, ou podem ser pessoas de boa reputação local, sem qualquer formação acadêmica.

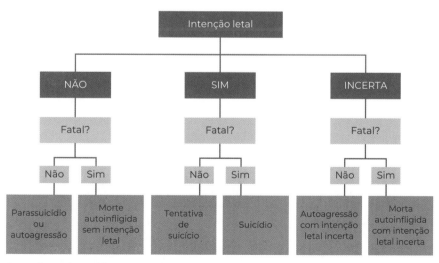

Fonte: Baseada em Silverman e colaboradores.[109]

Nos bancos de dados sobre mortalidade, a categoria *morte violenta por causa indeterminada* (MVCI) é utilizada para os casos de mortes violentas em que não foi possível estabelecer a causa básica do óbito, ou a motivação que gerou o fato. Mascaram considerável proporção de casos de homicídio e de suicídio, principalmente entre adultos jovens do sexo masculino.[111] Em países da América Latina, incluindo o Brasil, o número de suicídios tende a ser superado pelo de MVCI.[112,113]

Entre as mortes por causas externas, a proporção de MVCI, após cair por um período de mais de 15 anos e alcançar 6,0% em 2014, começou a subir, atingindo 11,7% em 2019. Tal crescimento é bastante preocupante e indica perda de acurácia das informações do sistema de saúde. No ano de 2019, foram computados no Brasil 16.648 óbitos como MVCI, ou seja, mortes violentas em que o Estado foi incapaz de identificar a motivação que gerou o óbito do cidadão. Essa cifra representa um aumento de 69,9% em relação às MVCI de 2017.[113]

Outro ponto a se considerar é o atraso no envio de informações sobre mortes a um escritório central. O cuidado na verificação e na consolidação dos dados enviados também pode retardar o processo. Por isso, estatísticas consistentes sobre mortalidade costumam encontrar-se disponíveis após um lapso de dois a quatro anos.

É preciso cautela na interpretação de coeficientes de mortalidade em países ou localidades com pequeno número de habitantes. Algumas mortes a mais ou a menos implicam uma variação muito grande nos coeficientes, que, por meio de um artifício aritmético, são extrapolados para um denominador de 100 mil pessoas.

Aliás, outras fontes de erros na determinação de um coeficiente são a estimativa do tamanho populacional e a falha na padronização do coeficiente (correções que consideram a composição, por faixa etária, da população).

A disponibilidade e a qualidade das estatísticas sobre mortalidade têm melhorado ao longo dos últimos 20 anos. No entanto, dos 183 países membros da OMS, considera-se que os dados sobre mortalidade tenham boa qualidade em apenas 60% deles. Há casos, por exemplo, de países populosos em que não é possível abranger a totalidade de mortes, como na Índia e na China.

Os dados sobre mortalidade por suicídio costumam estar subestimados. O IBGE, ao comparar suas projeções demográficas com o total de óbitos registrados nos cartórios brasileiros, estima que 9,5% dos óbitos não foram registrados em cartórios. O problema é maior em estados do Norte e do Nordeste.[114]

A ausência ou a inadequação das informações contidas no atestado de óbito leva a uma alta porcentagem de causas de óbitos mal definidas.[115] Em um reexame de 496 casos de óbitos registrados com intenção indeterminada ocorridos no município de São Paulo, 11 revelaram-se como suicídios. Mesmo após esforços empreendidos pelos pesquisadores, 66% dos óbitos continuaram sem causa determinada.[116]

Ainda assim, a cobertura de óbitos no Brasil é considerada adequada pela OMS.[28] O dados sobre mortalidade derivam de informações que constam em atestados de óbitos, compiladas pelo Sistema de Informação de Mortalidade (SIM) do Ministério da Saúde. Tal sistema é historicamente a principal fonte de dados, por ter abrangência nacional, consistência e confiabilidade metodológica. No entanto, o recente aumento das MVCI no SIM reduz o conhecimento sobre a realidade atual das mortes violentas.[113]

Apêndice 2.2

Suicídio em povos indígenas

Há vários relatos de ocorrência de suicídios em povos indígenas isolados, o que se opõe à noção de que o fenômeno seria resultante, exclusivamente, do embate com as forças da civilização. Entre os motivos para o suicídio, encontram-se a evitação da desonra, as reações de luto, a fuga da escravidão ou a frustração amorosa. Em algumas tribos nômades, o suicídio de idosos ocorre de forma ritualística e com certo grau de coerção social, ainda que velada.[3]

Na Amazônia brasileira, o grupo indígena Zuruahá manteve seu isolamento até o fim da década de 1970. Os primeiros indigenistas que entraram em contato com essa comunidade contabilizaram 122 suicídios nas seis gerações passadas, antes do contato com o homem branco. As mortes continuaram a ocorrer, e mais 38 casos foram registrados entre 1980 e 1985. Como meio letal, usava-se um veneno presente na raiz de um tipo de timbó.[117]

Há relatos de suicídios em vários grupos indígenas brasileiros.[118-121] A maioria concentra-se em Roraima, Mato Grosso do Sul e Amazonas. Nesses estados, em várias cidades de pequeno e médio porte populacional, os suicídios de indígenas predominam em relação ao total de mortes por suicídio.[77] Um estudo em Roraima demonstrou um risco de suicídio 74% maior entre indígenas, comparados a não indígenas.[122]

A epidemia de suicídio na comunidade Guarani na região de Dourados (MS) chamou a atenção da imprensa na década de 1980. As taxas de suicídio nas tribos Guarani, Kaiowá e Ñandeva permanecem elevadas.[123] A maior parte dos suicídios ocorre por enforcamento, é sequencial e envolve adolescentes do sexo masculino.[124]

Devido ao avanço da agropecuária, os indígenas perdem grande parte de sua terra – com a qual há forte ligação cultural e espiritual. Além disso, vivem em condições sanitárias precárias, submetidos a pobreza, violência, depressão e alcoolismo.

No município de São Gabriel da Cachoeira (AM), no Alto Rio Negro, 76% de seus quase 30 mil habitantes são indígenas, distribuídos em aproximadamente 22 etnias. Nessa população, o antigo costume de consumir ritualisticamente o *caxiri* (bebida alcoólica produzida a partir da fermentação da mandioca e de frutas) foi substituído por elevadas quantidades de bebidas alcoólicas industrializadas, ingeridas principalmente aos fins de semana. É quando, não por simples coincidência, ocorrem 59% dos suicídios.[125]

A taxa de suicídio nesse município aproxima-se do triplo da média nacional.[121] Os índices mais elevados ocorrem entre os jovens. Entre os fatores associados à elevada taxa de suicídios encontram-se a indefinição do *status* social, em decorrência da abolição dos ritos de passagem da infância para a adolescência, e a dificuldade para entrar na universidade e no mercado de trabalho.[126]

Ainda que o suicídio seja influenciado por crenças culturais e espirituais distintas das encontradas no restante da sociedade, políticas de saúde pública devem focar as precárias condições encontradas nas comunidades indígenas. As mudanças sociais observadas associam-se à depressão, ao abuso de bebidas alcoólicas e à violência familiar, em um contexto de dissolução cultural, privação socioeconômica e escassez de serviços de saúde mental.

Apêndice 2.3

O mapa do suicídio em São Paulo

No município de São Paulo, houve 4.275 óbitos por suicídio entre 1996 e 2005 (coeficiente de 4,1 por 100 mil habitantes). Para a elaboração do mapa a seguir, o primeiro passo dado por Bando e Barrozo[52] foi calcular coeficientes de mortalidade por suicídio para cada um dos 96 distritos da cidade. A seguir, obteve-se o padrão espacial de distribuição dessas taxas. Foram, então, definidas áreas de risco de suicídio por meio de um teste de varredura que comparou o risco em diferentes distritos. O maior risco foi encontrado na região central (distritos República, Sé, Bela Vista, Consolação, Santa Cecília, Bom Retiro, Brás, Liberdade e Pari), onde os coeficientes de suicídio chegaram a 7,6, quase o dobro da média do município.[52]

O passo seguinte foi, por meio de um teste estatístico chamado de regressão logística, estabelecer a associação entre os índices de suicídio e a distribuição espacial de algumas características socioeconômicas e culturais: estado civil, renda econômica, anos de instrução, migração e religião. O resultado da análise foi fornecido em razão de chance (RC; *odds ratio* em inglês), que pode ser interpretada como uma estimativa do risco relativo.

O suicídio na região central de São Paulo foi mais frequente em pessoas solteiras (RC = 2,36), migrantes (RC = 1,49%) e católicos (RC = 1,36). Nas regiões com taxas de suicídio mais baixas foram identificadas algumas características que pareciam "proteger" contra o suicídio: estar casado (RC = 0,48) e ser de uma religião evangélica (RC = 0,60).[52] Esses resultados são concordantes com os obtidos em estudos semelhantes, realizados na mesma cidade[116] e em outros países.

Estudos como esse procuram identificar na estrutura espacial e nas relações sociais que ela encerra possíveis associações com processos de adoecimento e morte nas populações. Outro exemplo foi um estudo que relacionou índices de suicídio a várias características sociodemográficas e econômicas do Rio Grande do Sul.[85] Esses estudos têm como referencial teórico a epidemiologia e a geografia da saúde.[127,128]

Vale lembrar que, a partir dos resultados desse tipo de estudo, não se deve inferir uma relação de causalidade. Isso porque não sabemos ao certo se as associações ecológicas encontradas resultam de um efeito composicional (decor-

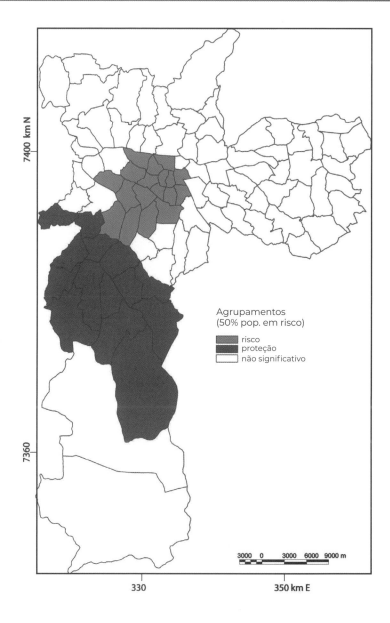

rente da maior concentração de indivíduos com certas características em uma determinada região) ou contextual (decorrente da influência de certas características regionais nas taxas de suicídio):

> É muito provável que os dois efeitos se inter-relacionem. Indivíduos de risco que habitam localidades onde o isolamento social predomina, onde as relações de vizinhança são passageiras, superficiais ou impessoais (como normalmente ocorre na região central das metrópoles) podem ter sua situação agravada por fatores de risco como depressão. Em outros indivíduos, o contexto pode não exercer efeito algum.[52]

Capítulo 3
Entendimentos

O comportamento suicida surge em diversas circunstâncias e sempre suscita muitas inquietações: haveria uma base biológica, espécie de propensão a certos atos suicidas? Por meio de mecanismos de identificação e de condicionamento, qual seria o papel do ambiente na modulação desse comportamento? Por que pôr fim à própria vida? Qual é o papel da cultura? Quais são as motivações e os significados do suicídio?

As respostas a esses porquês levam-nos a ter em consideração o trabalho de vários clínicos, pesquisadores e pensadores. Essa é a temática central deste capítulo. Os entendimentos, aqui apenas esboçados, sejam eles biomédicos, psicológicos, sociais ou filosóficos, mostram como algumas disciplinas científicas têm se ocupado do comportamento suicida. Costumam ampliar nossa visão e nossas inquietudes. Esse corpo teórico inicial é imprescindível, tanto para motivar quanto para dar respaldo teórico aos que se dedicam ao atendimento de pessoas que tentam o suicídio ou se encontram na iminência de fazê-lo.

TEORIAS BIOLÓGICAS

Um modelo de entendimento da suscetibilidade ao suicídio inclui a participação da propensão biológica, movida pela genética, combinada com fatores ambientais, como adversidades ocorridas na infância. Alguns componentes desse modelo têm sido objeto de intensa investigação científica: traços impulsivos e/ou agressivos, experiências traumáticas na infância (notadamente a privação materna e o abuso físico), desamparo, pessimismo, carência de apoio social, rigidez cognitiva, prejuízo na capacidade de solução de problemas e acesso a meios letais.[129,130]

A presença de um transtorno psiquiátrico (com frequência, depressão) costuma ser identificada entre 60 a 98% dos casos de suicídio, de acordo com estudos retrospectivos realizados nos Estados Unidos e na Europa.[131-134]

Essa larga gama de variação deve-se a variações metodológicas dos estudos. Estudos que partem do suicídio e olham para trás da vida de uma pessoa (retrospectivos) tendem ao viés de inflar a morbidade, com maior proporção de diagnósticos psiquiátricos. É diferente, se o estudo parte de pessoas que, tendo sido avaliadas – e uma proporção diagnosticada -, são então acompanhadas (estudos prospectivos). Nesse último caso, a proporção de "casos psiquiátricos" entre os suicídios é menor.

É importante lembrar, em se tratando da relação entre suicídio e psicopatologia, de dois aspectos importantes: o primeiro é que o diagnóstico psiquiátrico associa-se a costumes culturais. No Ocidente, casos de suicídio são mais frequentemente vistos sob o olhar da psiquiatria – recebem diagnósticos psiquiátricos – do que no Oriente.[11]

O segundo aspecto é que nem sempre a "suicidalidade" acompanha a expressão e a gravidade dos sintomas de certos transtornos psiquiátricos, como no caso da depressão.[135] Em alguns estudos, o uso da quetamina diminuiu a ideação suicida, sem melhora concomitante dos sintomas depressivos.[136,137] Essa observação aponta para duas hipóteses que vêm sendo muito pesquisadas: a base biológica do comportamento suicida e sua independência em relação a certos transtornos mentais.

Função serotoninérgica

Vários sistemas biológicos potencialmente associados ao suicídio têm sido estudados, embora com resultados pouco promissores.* Optamos, aqui, por focalizar a função serotoninérgica, como ela regula o sistema de resposta ao estresse e está implicada na vulnerabilidade para a depressão e para o comportamento suicida. Nessa função que se encontra o maior número de evidências. Na realidade, devemos pensar na complexidade de um sistema de neurotransmissão que pode estar patologicamente afetado em certos transtornos mentais e comportamentos anormais. Novos alvos biológicos, capazes de afetar esse sistema complexo, têm sido buscados na esperança de abrir caminhos para a psicofarmacologia.

---

* Além do sistema serotoninérgico, outro foco de investigação são as alterações do eixo hipófise-hipotálamo-adrenal, com consequente resposta deficiente de glicocorticoides, principalmente do cortisol, em situações de estresse. Tais alterações têm sido encontradas em indivíduos com história de comportamento suicida e em seus familiares.[139]

O ato suicida envolve agressividade e, muitas vezes, impulsividade. Essa observação, no passado, fortaleceu a suposição de um *instinto de morte*, que impulsionaria o sujeito ao autoextermínio. Uma explicação alternativa começou a se esboçar, na década de 1970, a partir do estudo de Marie Åsberg e colaboradores:[138] a concentração de um metabólito da serotonina, o ácido 5-hidroxi-indolacético (5-HIAA), encontrava-se em níveis abaixo do esperado no líquido cerebrospinal de indivíduos que haviam tentado o suicídio.[138] Esse achado foi associado a um provável funcionamento deficiente do sistema serotoninérgico. Os mesmos baixos níveis de 5-HIAA repetiram-se em estudos subsequentes realizados em outros subgrupos de pessoas: suicidas, homicidas e indivíduos com história de impulsividade/agressividade.

A partir do estudo pioneiro de Åsberg e colaboradores,[138] várias pesquisas têm proporcionado informações importantes sobre a anatomia, o desenvolvimento e o funcionamento deficiente do sistema serotoninérgico e sobre suas alterações em pacientes suicidas. No que diz respeito ao binômio impulsividade-agressividade e ao baixo nível de 5-HIAA, sabe-se, nos dias atuais, que essa relação mantém-se estável ao longo da vida adulta e é parcialmente herdada. É encontrada em indivíduos que sofreram privação materna ou abuso físico na infância e observada tanto em casos de suicídio quanto em casos de tentativas de suicídio com alta letalidade, que implicam um risco de suicídio cinco vezes maior.[129,140]

A deficiência serotoninérgica também foi encontrada, em estudos pós-morte, no córtex cingulado anterior e no córtex pré-frontal ventromedial de indivíduos que cometeram suicídio.[129,141] Essas regiões cerebrais também aparecem afetadas em estudos que associam neuroimagem e comportamento suicida.[142,143] São regiões relacionadas à regulação das emoções, à inibição do comportamento e à tomada de decisões.[144,145]

Genética e biologia molecular

O comportamento suicida é, em parte, hereditário. A estimativa da influência da hereditariedade na propensão para o suicídio é de 30 a 55% para a variedade de perfis (fenótipos) do que se chama de comportamento suicida (pensamentos, planos, tentativas e suicídios).[146] A taxa de concordância para suicídio entre gêmeos monozigóticos (que compartilham aproximadamente 100% de seus genes) é significativamente maior do que a observada entre gêmeos dizigóticos (que compartilham em torno de 50% de seus genes).[146]

Estudos genéticos de associação apontaram que vários genes estão potencialmente relacionados ao comportamento suicida. Tais *genes candidatos* regulam proteínas envolvidas no metabolismo da serotonina (como a enzima triptofano hidroxilase, TPH1), do transportador de serotonina (5-HTTLPR), dos receptores de serotonina.

Além dos vários genes relacionados ao sistema serotoninérgico, outros genes envolvendo processos neurotróficos e outros sistemas de neurotransmissão, como os da monoaminoxidase (MAO), da dopamina, do ácido gama-aminobutírico (GABA) e da catecol-o-metiltransferase (COMT), foram estudados, mas com resultados inconclusivos.[147] Os resultados mais consistentes foram encontrados apenas para os genes 5-HTTLPR e TPH1 na população de caucasianos.[148]

A disparidade observada entre os achados das pesquisas pode ser atribuída, em parte, a diferentes critérios de inclusão adotados nos estudos. Nem sempre se considera a distinção fenotípica intragrupos e intergrupos existente entre os que tentam e os que cometem suicídio (empregam-se diferentes conceitos de comportamento suicida; grupos muito heterogêneos de indivíduos são investigados). A variação na definição e na mensuração das variáveis sob investigação impede a comparação e a consolidação dos dados de vários estudos, retardando as descobertas científicas na área. Vale lembrar, também, que o comportamento suicida é um fenômeno complexo, frequentemente associado a transtornos mentais e certos traços de personalidade, em que fatores ambientais interagem com múltiplos genes para determinar o que entendemos por *suscetibilidade*.[149-151]

Há um interesse crescente em fatores genéticos que sejam independentes de patologias específicas, mas que se associem a anormalidades neurobiológicas, ou a perfis clínicos, estáveis ao longo do tempo (endofenótipos). Como exemplos, pode-se citar o binômio agressividade-impulsividade, o grau de metabolismo do córtex pré-frontal (medido por tomografia por emissão de pósitrons – PET), o nível de cortisol em resposta ao estresse, o grau de neuroticismo e o desempenho em testes que avaliam o processo de tomada de decisões e outras funções executivas. Espera-se que, uma vez identificados, esses traços funcionem como preditores do comportamento suicida, assim como viabilize-se o tratamento biológico de estados psíquicos condicionados que aumentam o risco de suicídio.[130,147,148]

Outra linha de pesquisa genética procura incorporar fatores ambientais ao modelo de suscetibilidade. Estudos com roedores indicam que as variações ambientais ocorridas precocemente (como a privação materna) desencadeiam alterações da expressão genética. Os dados de várias pesquisas indicam que isso parece ser verdadeiro para o ser humano: a partir de situações traumáticas ocorridas precocemente na infância, desregula-se a expressão de certo número de genes envolvidos em funções normais do cérebro. Essa desregulação vem sendo frequentemente encontrada em casos de suicídio.[152]

Uma série de estudos tem mostrado alterações na estrutura do ácido desoxirribonucleico (DNA) associadas ao comportamento suicida. Essas alterações, chamadas de *epigenéticas*, ocorrem por meio de mecanismos moleculares que, a partir de fatores ambientais, alteram não os genes em si, mas sua ativação ou desativação (expressão genética).

A adição de um grupo metil à citosina (metilação) altera as propriedades biofísicas do DNA, ativando ou desativando genes. A metilação é considerada uma das pontes moleculares entre a herança genética contida no cérebro e os efeitos de experiências traumáticas. Dois estudos exemplificam como funciona essa nova linha de investigação.

O primeiro estudo encontrou índices elevados de metilação (uma alteração epigenética) no DNA da região do hipocampo no cérebro de 46 pessoas que cometeram suicídio. Entre os mais de 300 genes afetados, a maioria está relacionada a funções cognitivas e de aprendizagem, e um deles, o gene NR2E1, quando afetado em roedores, ocasiona comportamento agressivo e violento.[153]

O segundo estudo constatou elevado índice de metilação associado ao suicídio em uma região do gene SKA2, na região pré-frontal do cérebro de 197 pessoas. 98 delas sofriam de depressão, transtorno bipolar ou esquizofrenia, 15 cometeram suicídio. Os achados foram independentes do diagnóstico psiquiátrico e do tipo de meio letal utilizado no suicídio. Variações na expressão do gene SKA2 podem modular a ativação de receptores de glicocorticoides e, assim, influir no grau de supressão do cortisol em resposta ao estresse.[154]

Na sequência desse achado, coletaram-se amostras de sangue de 475 voluntários. Descobriu-se que as alterações no SKA2, em combinação com índices de ansiedade e de estresse, foram capazes de prever 80% dos casos que evoluíram para ideação suicida. Em uma subamostra, foi possível prever a progressão da ideação suicida para tentativa de suicídio. Ou seja, esse estudo acena com a possibilidade de utilização de um biomarcador, disponível a partir de amostras do sangue periférico, capaz de indicar as pessoas que, com maior probabilidade, progredirão para ideação e tentativas de suicídio. Isso permitiria, por exemplo, a iniciação de medidas terapêuticas que promovessem a redução do estresse e da ansiedade, prevenindo-se o eventual suicídio.[154]

Descobertas como as exemplificadas por esses dois estudos descortinam uma trilha a ser seguida em investigações que buscam ligar um subtipo de comportamento suicida (impulsivo-agressivo) a uma base biológica. Estudos futuros poderão esclarecer se tal descoberta revela um traço estável da personalidade, desencadeado por acontecimentos traumáticos precoces, ou se seria mais bem entendida como reflexo de um estressor atuando recentemente ou na ocasião em que ocorreu o suicídio.

Em conclusão, em uma convergência entre os atuais estudos de biologia molecular e várias asserções feitas anteriormente pela psicologia, pode-se afirmar que:

- A descrição precisa de um conjunto de características observáveis em um comportamento ou transtorno mental (fenótipo) é essencial para a investigação genética desse comportamento ou transtorno. A amplitude do que se entende por comportamento suicida dificulta a realização e a interpretação dos achados de estudos genéticos.
- Experiências traumáticas na infância alteram a arquitetura genética que herdamos e aumentam, de forma parcialmente independente, a propensão tanto para a depressão quanto para o comportamento suicida.
- A propensão biológica que contribui para a determinação de alguns suicídios não é específica. Ela se encontra igualmente associada a outras manifestações do binômio agressividade-impulsividade. Tal propensão é fomentada pela presença de transtornos mentais, embora seja parcialmente independente deles.

TEORIAS PSICOLÓGICAS

A maior parte dos subsídios teóricos da psicologia, independente de suas vertentes, coincide ou complementa-se. Destacam-se aqui, de forma seletiva e concisa, algumas ideias que contribuem para o entendimento dos aspectos psicológicos envolvidos no comportamento suicida.

Psicodinâmica

Apesar de não ter se aprofundado no problema do suicídio, Sigmund Freud, em *Luto e melancolia*, de 1917, observou que, em certas pessoas predispostas, o estado melancólico fazia com que a agressividade dirigida a um objeto de amor perdido se voltasse contra o próprio sujeito. Postulou, então, que o suicida busca atingir, primitivamente, o objeto de amor perdido e introjetado. Matando-se, o melancólico conseguiria anular psicologicamente a perda do objeto e vingaria-se do ambiente, ou da pessoa, que originou seu desespero. Enquanto a maioria das pessoas, no processo normal de luto, chora a perda do objeto amado, o melancólico faz o luto de seu próprio eu.[155]

Entre as possibilidades de significado do ato suicida, a escola psicodinâmica refere-se a fantasias inconscientes de imortalidade, vingança (imaginando o efeito do próprio suicídio nas outras pessoas), busca por uma resposta desejada de parte da pessoa amada (às vezes, refazendo vínculos fusionais), reencontro após a morte com um objeto perdido e expiação. O ato suicida pode vir em resposta ao abalo da invulnerabilidade narcísica, com intolerância à dor da perda ou da derrocada da onipotência. Pode haver, ainda, fantasias de controle onipotente.[156,157]

Em relação a esse último aspecto, poderíamos pensar que o ato de se matar implica a negação tanto da imprevisibilidade da morte quanto do sofrimento ligado ao morrer. Haveria o desejo de abster-se da morte relacionada a um futuro obscuro. Apesar de parecer lógica e natural a ideia de morte como cessação da vida e dos decorrentes conflitos atormentadores, o suicídio pode representar uma opção para se alcançar *outra vida*. A finalidade deste não seria, exclusivamente, o término da existência, mas uma fuga rumo ao Nirvana da felicidade. Desse modo, os motivos para tal ato não estariam na morte, mas sim na vida.[158]

À medida que construía sua teoria, Freud procurava uma explicação que contemplasse os aspectos mais destrutivos do funcionamento psíquico. Havia terminado a I Guerra Mundial, e ele estava impactado pelo morticínio causado pelo gás de mostarda e pela crueldade dos ataques de baioneta nas trincheiras. Introduziu, então, em *Além do princípio do prazer*, a noção de um novo dualismo pulsional,* com a pulsão de morte (Tânatos) em oposição à pulsão de vida (Eros, que reunia as forças da libido e da autoconservação).[160] Essa formulação foi recebida com muito questionamento pela comunidade científica, devido à dificuldade de uma confirmação inequívoca de tais pulsões.

Sem se afastar das ideias iniciais do pai da psicanálise a respeito do dualismo pulsional e de ser o suicídio uma expressão da agressividade inconscientemente introjetada, Karl Menninger publicou, em 1938, um clássico da literatura psicanalítica sobre o suicídio: *O homem contra si próprio*.[161] São estas as palavras iniciais de seu ambicioso livro:[161]

> Ninguém é mais consciente do que eu a respeito da irregularidade das evidências a seguir e da natureza especulativa de algumas teorias, mas peço a indulgência do leitor, para quem eu gostaria de alegar que ter uma teoria, mesmo que falsa, é melhor do que atribuir os acontecimentos ao puro acaso. Explicações creditadas ao acaso nos deixam no escuro; uma teoria levará a sua confirmação ou a sua rejeição.

---

* Na teoria psicanalítica, o conceito de pulsão é usado para compreender a relação entre a psique e o soma (mente e corpo). Considera-se que a pulsão tem uma origem somática, mas cria um efeito psíquico. A pulsão de morte teria como objetivo reduzir a tensão psíquica até o ponto mais baixo possível, ou seja, a morte. Pode ser dirigida para dentro, como tendência autodestrutiva, ou para fora, como agressividade. Estaria na base de comportamentos como sadismo, masoquismo e suicídio.[159]

Menninger[161] aprofunda-se nas diversas formas de autodestruição humana. A riqueza na descrição de casos clínicos e de várias situações da vida, muitas emprestadas da literatura ou das notícias de jornais, torna a leitura de seu livro instigante, ainda que, em nossos dias, não raciocinemos sobre suicídio como sendo, exclusivamente, a vitória de Tânatos sobre Eros.

Em seu livro, o leitor é conduzido por trilhas de raciocínio antes insondáveis, à procura de motivações mais profundas para o suicídio. O que parecia ser decorrência inevitável do destino é dissecado à luz das forças do inconsciente:[161]

> Não se pode confiar em motivos conscientes para explicar o comportamento humano. Há muitos casos em que os motivos não podem ser confessados, não podem ser interpretados, e não são minimamente reconhecidos pela própria pessoa. [...] Em outras palavras, se movida por razões inconscientes uma pessoa justifica sua autodestruição a partir da realidade externa, sua motivação inconsciente é mais importante na compreensão do suicídio do que as circunstâncias externas, aparentemente mais simples e inevitáveis.

Menninger[161] acreditava que pelo menos três componentes poderiam ser diferenciados no comportamento suicida: o desejo de matar, o desejo de ser morto e o desejo de morrer.

Desejo de matar. Todo suicídio é, antes de tudo, um homicídio. O desejo de matar pode estar dirigido não só a um objeto introjetado, mas a outrem, que terá de suportar o peso de uma morte, em uma espécie de imposição vingativa de parte do suicida.

Desejo de ser morto. A pessoa que alimenta desejos homicidas também sente, de modo inconsciente, a necessidade de uma punição do ego, na proporção direta da própria destrutividade, só que dirigida para fora. O desejo de ser morto é, por culpabilidade, a resposta do superego ao desejo de punição.

Desejo de morrer. Aqui deve ser feita uma distinção entre o desejo consciente de morrer (ou de não morrer) e o desejo inconsciente de morrer (ou de não morrer). Suspeita-se, por exemplo, de um desejo inconsciente de não morrer naqueles indivíduos que permanecem vivos, a despeito de várias tentativas de pôr fim à vida. O desejo inconsciente de morrer é apenas uma hipótese, pois podem estar em operação fantasias de nascimento e de retorno à paz do útero materno.

Em sua obra, Menninger[161] concebe, dentro de um contexto suicida, várias atividades que impõem risco à vida. Refere-se a várias formas de *suicídio crônico* (como o martírio ou a dependência de álcool ou de outras drogas psicoativas), *suicídio focal* (automutilações, impotência, frigidez), *suicídio orgânico* (derivado de doenças somáticas que acometem o sujeito) e *suicídio inconsciente* (como no caso de algumas fatalidades ocorridas em acidentes automobilísticos ou em esportes arriscados, mortes que seriam *inconscientemente intencionais*).

A concepção menningeriana ampliou as possibilidades de significação do ato suicida, e suas ideias passaram a dar alguma sustentação teórica para a compreensão clínica. No entanto, além da crítica feita à adoção de um rígido dualismo pulsional, tem-se mais claro, atualmente, que certos comportamentos, como o hábito de dirigir rápido demais, a prática de esportes arriscados e o consumo de álcool ou cigarro, não devem ser tomados como consequência da pressão de um instinto suicida. Os comportamentos exemplificados têm motivadores e objetivos distintos. Não devem ser tachados como *inconscientemente suicidas*, como ocasionalmente se observa em discussões clínicas.

Simbiose e individuação

Na primeira fase do desenvolvimento do psiquismo, não se distinguem as representações do *self* da criança e da mãe – é a *fase simbiótica*, vinculada a uma ligação fusional e ambivalente com a mãe. Na segunda fase, o *self* e o objeto (o eu e o não eu) já são diferenciados – *fase de individuação*. Nessa vertente de entendimento psicanalítico, o comportamento suicida é concebido como o fracasso da passagem de uma fase simbiótica para a fase de separação (individuação). Tal fracasso leva o indivíduo a relacionamentos em que o parceiro é tratado como parte do *self*, e não como um ser (objeto) distinto. As relações interpessoais são marcadas por esse caráter simbiótico, a partir do conceito freudiano de escolha narcísica do objeto.[162,163]

Na escolha narcísica do objeto, há uma tentativa de reduzir o outro a si mesmo. Ser feliz torna-se um dever decorrente de uma relação idealizada. Pode haver o predomínio exagerado de um lado sobre o outro. De modo alternativo, os parceiros narcísicos compõem uma dupla ideal, apaixonada e eficiente, parecem felizes, cada um com um excelente desempenho em sua vida particular. No entanto, quando surgem dificuldades (a chegada de um filho, por exemplo), ninguém quer abdicar do que seria o melhor para si em função da manutenção do vínculo.[157]

Digamos que, após a fase de paixão narcísica (simbiótica), não houve individuação e maturação da relação. Nas brigas, um quer *engolir* o outro, e o vínculo antes ideal transforma-se em algo aterrorizante, pois exige renúncias. Como as defesas emocionais em ação são muito primitivas (clivagem, identificação projetiva), há dificuldade para tolerar frustrações e postergar a satisfação. A sensação é de desamparo e de esvaziamento do ser.

Em casos de ruptura, ou de ameaças de ruptura, de um vínculo dessa natureza, pode ocorrer, como resposta, a tentativa de suicídio. Enfatiza-se, assim, a natureza diádica – e intersubjetiva – desses atos, marcados por aspectos narcísicos e sadomasoquistas (com sofrimento e vingança) e pela transferência de dor e culpa para o sobrevivente (com mecanismos de deslocamento e de projeção).[164]

Ao combinar elementos da etologia e da psicanálise, Bowlby desenvolveu o conceito de *apego*, que, em suas bases biológicas experienciais, avizinha-se da noção mais abstrata de vínculo. Cada modalidade de apego implica uma visão de si (*self*) e de outrem moldada a partir de experiências precoces com um cuidador (*figura de apego*). Uma modalidade de apego inseguro implica reação de intensa ansiedade frente a ameaças de separação (abandono). À luz da teoria do apego/vínculo, tentativas de suicídio podem ser tomadas como um comportamento vinculador ativo, que transmite ao ambiente a necessidade de receber proteção e cuidados.[165]

Como ilustração das situações que descrevemos, em um estudo realizado com adolescentes que tentaram o suicídio, Cassorla descreve a trajetória de vida de jovens do sexo feminino, em geral oriundas de famílias desestruturadas, com dificuldade para estabelecer vínculos afetivos e modelos de identificação. Essas adolescentes, de estrutura egoica frágil, buscam relações simbióticas com seus parceiros. Qualquer ameaça de ruptura nesses relacionamentos desencadeia imensa angústia, com sentimento de desintegração e de aniquilamento. Daí as repetidas tentativas de suicídio, iniciadas na adolescência, como recurso desesperado para manter vínculos afetivos. Também fazem parte dessa dinâmica a gravidez precoce, os abortos, as autoagressões e os prejuízos na autoimagem.[157,166,167]

Ato-dor

Na prática clínica, é possível observar pacientes que, tendo sobrevivido a uma tentativa de suicídio quase letal, comunicam-se conosco em uma espécie de alheamento, como se nada de muito importante houvesse ocorrido. Eles não conseguem explicar o que aconteceu, encontram-se impossibilitados de se aproximar de suas motivações mais profundas. Simplesmente não encontram palavras e transmitem uma sensação de anestesiamento emocional.

Posteriormente, ao longo do tratamento, quando já conseguem se expressar, alguns pacientes confirmam o sentimento de vazio, de algo indizível, de se sentirem imersos em um universo invadido tanto por uma excitação difusa quanto pelo desamparo. O que poderia, então, estar acontecendo, se algo tão grave se passou, se quase perderam a vida?

A partir de um estudo qualitativo realizado com pessoas que tentaram o suicídio, Macedo e colaboradores[168,169] desenvolveram um raciocínio teórico com base nos aportes iniciais de Freud e de Sándor Ferenczi e interessante aplicabilidade clínica: o ato suicida é entendido como um *ato-dor*, circunscrito em uma dinâmica singular, na qual a força de conteúdos psíquicos irrepresentáveis leva ao predomínio do traumático, daquilo que escapa ao universo representacional do sujeito.[168,169]

> Os elementos centrais do funcionamento psíquico que caracterizam algumas tentativas de suicídio apoiam-se na ausência de recursos psíquicos, a fim de dar figurabilidade e contenção à dor psíquica. [...] Nessas tentativas, a força de impulsão ao ato está na impossibilidade de exercitar outra forma de enfrentamento da dor psíquica.[169]

Em situações traumáticas, a capacidade de retenção da memória é substituída por uma condição em que o que se passa no psiquismo não é retido, há a ausência de memória. O traumático é experimentado no escuro representativo. Por isso, a dor não consegue ser processada em sentimentos e palavras.[169,170]

O eixo teórico dessa proposição inicia-se em 1892, com Freud: "transforma-se em trauma psíquico toda impressão que o sistema nervoso tem dificuldade em abolir por meio de pensamento associativo ou de reação motora".[171] Relacionado inicialmente à origem da histeria, o conceito de trauma foi, em seguida, ampliado para outras configurações psicopatológicas.

Esse eixo prosseguiu com Férenczi,[172] para quem o processo patológico teria íntima relação com vivências traumáticas. O traumático, para o autor, corresponde a uma ausência de atribuição de sentido. A impossibilidade de representar o ocorrido é o que o torna patogênico. Isso resulta no fato de que o ocorrido não pode ser inscrito em um contexto significativo, ocupar um espaço no passado e, com o tempo, ser esquecido ou, ao menos, ter seu impacto reduzido. A dor psíquica corresponderia ao sentimento de desagregação de si, algo próximo da vivência de morte.

Na psicanálise lacaniana, uma tentativa de suicídio pode ser vista como *acting out* ou como *passagem ao ato*. O primeiro é dirigido ao outro, em forma de apelo. Em última instância, o *acting out* representa uma demanda de amor e de reconhecimento: uma tentativa de suicídio pode ser o ato em que o sujeito, inundado por seu sofrimento, cria uma cena e se põe nela. A *cena* pode denunciar aos *espectadores* o desejo de malogro de seu ato. Já na *passagem ao ato*, o sujeito não pode se manter na cena. Por isso, ele se evade e deixa a cena.[173] Essa noção se aproxima do que aqui examinamos como *ato-dor*.

No *ato-dor*, um mecanismo de defesa psicológica chamado de *clivagem* instala-se no psiquismo. É um movimento de recusa; uma recusa que não é deliberada, mas inconsciente. A clivagem abre a possibilidade de coexistência, no ego, de duas atitudes diferentes frente à realidade: uma que leva a realidade em consideração; outra que, atendendo à sobrevivência psíquica, nega-a.[174]

A princípio, a negação da realidade por meio da clivagem protegeria o sujeito, mas a dor não representada simbolicamente deixa uma marca, um rastro, e retornará mais tarde, enredada em um circuito de repetições, na tentativa de criar uma representação apaziguadora. Essa compulsão à repetição, segundo Laplanche e Pontalis,[175] é um "processo incoercível e de origem inconsciente, pelo qual o sujeito se coloca ativamente em situações penosas, repetindo, assim, experiências antigas sem se recordar do protótipo".

Amparado no dualismo pulsional, Freud já se referia à força demoníaca da pulsão de morte, que conduz à repetição de situações violentas e intrusivas que não conseguem ser processadas.[155]

A partir dessas considerações, pode-se compreender a premência de oferecer aos que sobrevivem a uma tentativa de suicídio uma atenção clínica que favoreça a construção de um significado para o ocorrido:

> As sensações envolvidas na clivagem não deixam lugar a uma emoção propriamente dita. Assim, ao tirar essa experiência do estado de dissociação, devolve-se ao sujeito a capacidade de se apropriar de si mesmo, de transformar dor em sentimento. Ao romper a cisão que o incapacita de ser dono de seu destino, abre-se à palavra um recurso de mediação no mundo psíquico.[169]

Cognitivo-comportamental

Os profissionais de saúde mental tratam de grupos heterogêneos de pessoas nem sempre pelo que elas *têm* (doenças), mas pelo que elas sentem ou *fazem* (comportamentos). Qualquer comportamento em que as capacidades de controle e de escolha encontrem-se afetadas e contrariem a adaptação pode ser considerado *anormal* e ser objeto de atenção clínica. O suicídio é um comportamento em que a escolha pessoal e as influências sociais estão enredadas.[176]

Além do comportamento suicida, tomemos como exemplos a dependência de álcool, os transtornos alimentares e a compulsão por jogos. Transtornos dessa natureza costumam provocar dilemas conceituais e éticos que, intrinsecamente, fazem parte da base epistemológica e da prática psiquiátrica:[176]

> Alguns comportamentos desordenados são produzidos quando um impulso natural – fome, sexo, sono, e assim por diante – é subvertido, às vezes por uma doença, mas muitas vezes pela experiência. [...] Reconhecemos também distúrbios de comportamento não vinculados a um impulso, mas à aprendizagem. Tais comportamentos são observados em pessoas psicologicamente predispostas (geral-

mente desmoralizadas), que interagem com forças sociais (algumas óbvias, outras sutis) e promovem ações dirigidas a certos objetivos.

No entendimento da teoria comportamental, o suicídio é concebido como uma forma extrema de comportamento de esquiva. A fim de evitar uma situação de dor significativa, a pessoa é levada a tirar a própria vida.[177] Contingências coercitivas, como o reforçamento negativo e a punição, incrementam e mantêm a esquiva e geram sentimentos de culpa e de incapacidade insuportáveis, uma vez que não são satisfeitas as expectativas do sujeito, de sua família ou da comunidade. Após uma tentativa de suicídio, ocorrem mudanças ambientais (reforçadores familiares e sociais) capazes de aumentar ou diminuir a probabilidade de novos atos suicidas.[178]

O conceito de *desamparo aprendido* também mostra-se útil na compreensão do comportamento suicida. O termo foi criado por Seligman e Maier[179] para se referir às consequências danosas da exposição a eventos aversivos e incontroláveis: déficit motivacional, déficit cognitivo (com dificuldades de aprendizagem) e déficit afetivo. Nessa perspectiva, uma tentativa de suicídio representaria uma *incitação ao amparo* e, em complementaridade, suscitaria, nas pessoas ao redor, respostas de amparo, de proteção.[180,181]

Quando comparadas a outras pessoas, as que tentam o suicídio tendem a apresentar estratégias de *coping* (enfrentamento de crises) mais pobres e inadequadas. São mais sensíveis a estímulos que sinalizam fracassos e rejeições, constroem distorções cognitivas no sentido de se sentirem frequentemente enganadas, sem escapatória, e não conseguem antecipar cenários positivos.[182] Apresentam maior dificuldade na resolução de problemas pessoais e interpessoais, com rigidez cognitiva e pensamento dicotômico.[183,184]

A *rigidez cognitiva* significa o contrário de *ser flexível* e implica uma restrição de alternativas diante de um problema. A polarização dessa rigidez leva ao *pensamento dicotômico*, um conceito inicialmente proposto por Allen Neuringer:[185] são feitas apreciações extremas e radicais, que acabam por levar à busca por soluções do tipo *tudo ou nada*. O Quadro 3.1 apresenta exemplos de distorções cognitivas.

O comportamento suicida está intrinsecamente relacionado à dinâmica de funcionamento da família. O que acontece em uma geração, muitas vezes, será repetido na seguinte, ocorrendo uma transmissão de pautas familiares, com geração de mitos e prejuízos na vinculação.[187] Com frequência, observa-se rigidez de padrões interativos, apego emocional incipiente e pobreza nas comunicações, o que leva a dificuldades no desenvolvimento da identidade individual e na capacidade de lidar com crises.[188]

Trabalhando com pessoas que sofrem de transtorno da personalidade *borderline*, Linehan e Dexter-Mazza[189] mostraram como ambientes familiares que

QUADRO 3.1 | **Exemplos de distorções cognitivas**

Pensamento dicotômico. Tendência a avaliar situações de vida, desempenhos e expectativas de forma dualista e radical, com raciocínios do tipo *isto ou aquilo, tudo ou nada.*

Sentimentos de catástrofe. As dificuldades são exageradas, buscando obter ajuda ou se preparar para eventual fracasso.

Abstração seletiva. Tendência a valorizar experiências e informações de modo seletivo, em apoio a uma crença pessoal, sem atentar para outros dados que deviam ser considerados na avaliação.

Inferência arbitrária. As conclusões são construídas mesmo na falta de evidências ou em contradição com a realidade.

Racionalização emocional. Confusão entre emoções e realidade, do tipo *eu sinto, então eu sou.*

Rotulagem. Criação de uma identidade negativa baseada em erros e imperfeições, como forma extrema de hipergeneralização.

Personalização. Interpretação de acontecimentos que nada têm a ver com o indivíduo como estando relacionados de modo peculiar a si próprio.

Pensamento comparado. Tendência a se colocar permanentemente em comparação com outras pessoas.

Desqualificação do positivo. Apreciações do tipo sim, mas...

Falácia do belo. Crença de que tudo na vida tem que ser perfeito, harmonioso, belo.

Fonte: Elaborado com base em Freeman e Reinecke.[186]

tendem a subestimar problemas costumam aumentar a vulnerabilidade dos pacientes, levando-os à negação, à punição ou a respostas erráticas e inadequadas diante de experiências emocionais. Esse contexto acaba gerando afetos negativos insuportáveis e dolorosos.[189]

A tentativa de suicídio pode ser percebida como uma forma de comunicação relacionada com o poder (perder/ganhar) dentro da matriz familiar. Envolve a utilização do próprio corpo como meio de retomar o poder. Também pode ser concebida como metacomunicação, ao denunciar a distorção ou a ausência de comunicação na família.[190]

Com base no referencial da psicologia cognitiva, a partir da década de 1970, Aaron Beck e seu grupo de pesquisadores desenvolveram uma série de construtos e de escalas psicométricas relacionados ao comportamento suicida. O risco de suicídio seria mais elevado quanto mais pronunciado o sentimento de desesperança. A desesperança passou a ser tomada como um marcador cognitivo de expectativas negativas em relação ao futuro, mais relevante do que o humor depressivo em si.[191,192]

EDWIN SHNEIDMAN

Edwin Shneidman é considerado o pai da suicidologia. Baseando-se tanto em um referencial psicodinâmico quanto cognitivo, cunhou o neologismo *psychache* para denominar o estado psíquico de alguém prestes a se matar.[193] Trata-se de uma dor intolerável, vivenciada como uma turbulência emocional interminável, uma sensação angustiante de estar preso em si mesmo, sem encontrar a saída. A *psychache* decorre do desespero de não ter as necessidades psicológicas básicas atendidas, como as necessidades de realização, de autonomia, de reconhecimento, de amparo e evitação de humilhação, de vergonha e de dor.[194]

De fato, segundo a opinião de psicoterapeutas cujos pacientes cometeram suicídio, desespero foi o principal estado afetivo capaz de diferenciar as pessoas que se matam. Junto com o desespero, costuma haver outros afetos intensos e a percepção de que a vida entrou em colapso, de que a pessoa está sendo deixada de lado.[195]

Nessa condição, a combinação de desespero e desesperança leva à necessidade de um alívio rápido: a cessação da consciência para interromper a dor psíquica. Na crise suicida, o estado de construção cognitiva não permite opções de ação para enfrentar os problemas.

Se, de início, a ideia de se matar parece alheia e perigosa, causando ansiedade, aos poucos ela pode adquirir estrutura autônoma e tranquilizadora (alívio de tensão) e passa a ser tolerada e bem-vinda (egossintônica). A situação agrava-se dramaticamente quando a pessoa tem pouca flexibilidade para enfrentar adversidades e propensão à impulsividade. O Quadro 3.2 sintetiza outras ideias do referencial desenvolvido por Edwin Shneidman.

Para Shneidman, a busca por uma formulação universal para a suicidologia é uma "quimera, um monstro conceitual imaginário e inexistente".[196] Na elaboração de seu referencial teórico, o autor evitou excessiva elaboração metapsicológica, dando-lhe caráter mais pragmático.

Para esse autor, cada suicídio é um evento único, idiossincrático e particular. Nossa compreensão sobre o funcionamento mental da pessoa falecida tende a ser precária. Diante disso, Shneidman elaborou o que chamou de as dez generalidades (*commonalities*) psicológicas mais salientes do ato suicida:[194]

- O propósito comum é a busca de solução para uma dor psíquica.
- O objetivo comum é cessar o fluxo de consciência.

QUADRO 3.2 | **Algumas ideias de Edwin Shneidman**

Necessidade psíquica urgente. Independente do que possa representar, o suicídio envolve uma tentativa de resposta a uma necessidade psíquica urgente (incluem-se aqui as necessidades de afiliação, de evitação de dor, de apoio emocional, entre outras). A ausência de resposta para essa necessidade é o que a pessoa sente e relata como sua perturbação ou dor.

Psychache. A questão central do suicídio não é sobre morte ou sobre matar. É a questão de cessação da consciência a fim de evitar uma dor psíquica insuportável. Se um indivíduo atormentado pudesse, de alguma maneira, interromper a consciência e continuar vivo, por que ele não optaria por essa solução? Em suicídio, a palavra-chave não é *morte,* mas *psychache* (dor psíquica).

Constrição afetiva e intelectual. O cenário suicida começa quando, em condições de constrição afetiva e intelectual, surge a ideia de interrupção da consciência como única saída. Há um estreitamento no leque de opções de ações que, normalmente, estariam disponíveis para o indivíduo caso estivesse em condições normais. O papel que as pessoas amadas têm em sua vida, por exemplo, deixa de existir. Pode mesmo não haver essa lembrança, essa *opção*, em uma mente desesperada.

Pensamento dicotômico. Com frequência, observa-se um pensamento chamado dicotômico: ou se alcança uma solução cabal (geralmente mágica) para um problema, ou se pensa em interromper a dor psíquica, deixando de viver. O leque de opções se transforma em duas opções radicais.

Perturbação psíquica e intenção letal. O suicídio deve ser analisado com base em dois aspectos associados ao funcionamento mental: grau de perturbação psíquica e grau de intenção letal. Muitas vezes, acontece de uma pessoa estar altamente perturbada, mas não suicida. No entanto, raramente alguém se encontra potencialmente suicida, sem nenhum grau de perturbação psíquica. Em um indivíduo bastante perturbado, não é possível, nem prático, tentar manejar diretamente a intencionalidade suicida (por dissuasão, por confrontação, por pregação moral, por interpretação ou por outras técnicas, como *contratos de não agressão até a próxima consulta*). Isso funciona tão mal no comportamento suicida quanto no alcoolismo. É mais efetivo procurar reduzir a perturbação, diminuindo a angústia, a tensão e a dor. Assim, o grau de intenção letal, concomitantemente, diminuirá.

Dimensão sociocultural. Os suicídios são atos individuais, pessoais, ainda que reflitam graus de pressões sociais. Também são sociais na medida em que as pessoas *aprendem*, na vida sociocultural, esse comportamento. Em um sentido terrível, todo suicídio é cometido porque, de um modo real, figurado, imaginado ou alucinado, a *Gestapo* está batendo na porta do psiquismo.

Fonte: Elaborado com base em Shneidman.[193,194]

- O estímulo comum é uma dor psíquica insuportável.
- O estressor comum são as necessidades psíquicas frustradas.
- A emoção comum compreende desesperança e desamparo.
- O estado afetivo comum é a ambivalência.
- O estado cognitivo comum é de rigidez e constrição.
- A ação comum é o escape, a fuga.
- O ato interpessoal comum é a comunicação de sua intenção.
- A consistência comum é com o padrão de enfrentamento existencial.

DURKHEIM: O SUICÍDIO

Sob o ponto de vista da sociologia, o suicídio, assim como as mortes por acidentes, crimes, alcoolismo e drogadição, advém da pressão e da tensão social. Vários contextos socioculturais têm sido associados ao suicídio. Tais fatores, juntamente com os psicobiográficos, devem ser considerados em uma tentativa de compreender o que gera e mantém o comportamento suicida. Para atender à concisão, aqui focalizamos apenas um autor expoente e sua obra.

Desde o século XVII, o suicídio vinha sendo estudado como um problema moral. No século XIX, passou a ser visto como um crescente problema social. Em 1897, surgiu uma obra fundamental daquele que é considerado o pai da sociologia: *O suicídio: estudo de sociologia*, de David Émile Durkheim.[6] A obra de Durkheim quebrou um paradigma: o suicídio não mais se encerraria no âmbito íntimo e pessoal. O livro conduz o leitor a uma nova visão desse fenômeno complexo:[6]

> Com efeito, se, em vez de vermos [nos suicídios] apenas acontecimentos particulares, isolados uns dos outros, e que necessitam de um exame particular, considerarmos o conjunto de suicídios cometidos em uma determinada sociedade durante determinado espaço de tempo, constatamos que o total obtido não é uma simples soma de unidades independentes, uma coleção de elementos, mas que constitui por si só um fato novo e *sui generis*, que possui unidade e individualidade, uma natureza própria e eminentemente social.

O suicídio, como fato social, é algo que a coletividade impõe ao indivíduo, que tem força própria e é independente. Para tanto, Durkheim[6] rejeita vários fatores que teriam influência sobre a determinação do suicídio, entre eles as disposições organicopsíquicas, as características do ambiente físico e o processo de imitação. Após examinar o padrão das taxas de suicídio em alguns países europeus* e em subgrupos sociais específicos (sexo, estado civil, profissão, religião, etnias), o autor os discute dialeticamente e afirma:[6]

> O que esses dados estatísticos exprimem é a tendência para o suicídio que afeta coletivamente cada sociedade. [...] Cada sociedade está disposta a fornecer determinado contingente de mortos voluntários. Essa predisposição pode, portanto, ser objeto de um estudo especial e que se situa no domínio da Sociologia.

Com um olhar voltado para a modernidade, acrescenta que, após a Revolução Industrial, a Família, o Estado e a Igreja deixaram de funcionar como fatores de integração e coesão sociais e que nada foi encontrado para substituí-los. Da combinação desses fatores, destaca, de modo mais enfático, três tipos de suicídio que constituem o ponto central de sua pesquisa: o suicídio egoísta, o suicídio altruísta e o suicídio anômico.

O *suicídio egoísta* dá-se entre indivíduos pouco ou nada integrados a um grupo social, que não se encontram mais sob a influência da sociedade, da família e da religião. É o suicídio por falta de integração. Haveria, aqui, um individualismo mórbido levando ao ato, com relaxamento das forças de integração social, isolamento e falta de sentido na vida:[6]

> O egoísmo não é simplesmente um fator auxiliar; é a causa geradora. Nesse caso, se o vínculo que liga o homem à vida se distende, é que o vínculo que o liga à sociedade também se distendeu. Quanto aos incidentes da vida privada que parecem inspirar diretamente o suicídio e que são considerados condições determinantes, são, na realidade, apenas causas ocasionais. Se o indivíduo cede à mais pequena contrariedade da vida, é porque o estado em que se encontra a sociedade fez dele uma vítima do suicídio.

Para Durkheim,[6] a sociedade doméstica, assim como a sociedade religiosa, constitui um poderoso obstáculo contra o suicídio. As guerras, que põem uma sociedade a lutar contra um inimigo comum, também seriam capazes de tirar o indivíduo de uma posição individualista e implicariam redução do número de suicídios.

---

* A base empírica de Durkheim sustenta-se por meio da análise das taxas de suicídios cometidos entre 1841 e 1872 em seis países: França, Prússia, Inglaterra, Saxônia, Baviera e Dinamarca.

No *suicídio altruísta*, há o sacrifício da própria vida pelo bem de outro ou de um grupo. O ato reflete a influência da integração social a encorajar o suicídio: "O homem mata-se facilmente quando está desligado da sociedade, mas também se mata caso esteja demasiadamente integrado nela".[6]

Durkheim faz menção ao suicídio de homens *chegados à velhice ou atacados pela doença*, ao suicídio de viúvas que se atiram na mesma pira funerária do esposo (*sati*) – algo que era comum na cultura indiana –, ao *harakiri* dos samurais e ao suicídio de serviçais após a morte de seus senhores (*junshi*), atos praticados na cultura japonesa:[6]

> Para que o indivíduo ocupe um lugar de pouca importância na vida coletiva, é necessário que esteja quase totalmente absorvido pelo grupo, significando que está fortemente integrado. Para que as partes tenham uma existência própria tão exígua, é necessário que o todo forme uma massa compacta e contínua.

Outra versão do *altruísmo* a ser considerada são pactos suicidas. Em geral, é um homem que convence uma mulher a juntar-se a ele pelo suicídio, em uma espécie de *prova de amor* ou como *melhor alternativa para o casal*.[176]

O *suicídio anômico* é observado entre indivíduos que vivem em uma sociedade em crise econômica, quando há grandes conflitos entre as classes sociais, com *alteração da ordem coletiva* (falta de limites e regras sociais). Para Durkheim,[6] esse é o sentido de anomia, algo que ocorre em tempos de ausência ou enfraquecimento das normas de integração social, com diminuição da solidariedade. Os que se suicidam tendem a ser os que sofrem perdas e frustrações frente às expectativas pessoais:[6]

> Se as crises industriais ou financeiras fazem aumentar os suicídios, não é porque elas nos empobrecem, já que crises de prosperidade têm o mesmo resultado; é porque se tratam de crises, isto é, perturbações da ordem coletiva. Qualquer ruptura de equilíbrio, ainda que dela resulte bem-estar e vitalidade geral maiores, incita à morte voluntária.

Durkheim[6] reconhece a existência de relações de parentesco entre o suicídio egoísta e o suicídio anômico, devido ao fato de, em ambos os casos, a sociedade não estar fortemente presente no espírito dos indivíduos. Ocorre que, no suicídio egoísta, não há uma atividade pessoal em consonância com a coletividade, o que deixa a vida sem objetivo e significado. Já no suicídio anômico, a enfraquecida ordenação social deixa de ser capaz de controlar as paixões do homem.

O conceito de *anomia* foi desenvolvido anteriormente por Jean-Marie Guyau, em 1884, como "ausência de lei fixa", no sentido de uma moral desvinculada de regras sociais. Para Guyau, a anomia teria valor positivo, pois favoreceria escolhas pessoais e libertaria o indivíduo.[197] Durkheim[6] inverte a problemática, afirmando que a anomia desorienta o indivíduo, deixa-o sem referencial. O estado de desregramento cria um desequilíbrio entre desejos ilimitados ("necessidades") e as possibilidades de satisfação. A anomia causa sofrimento e desespero, podendo levar o indivíduo à autodestruição.

Com o passar do tempo, o conceito de anomia foi expandido para explicar o maior número de suicídios em áreas de grandes cidades onde se encontram diminuição ou ausência de padrões de conduta, isolamento social e anonimato. Um estudo realizado em Chicago demonstrou que estavam mais expostos ao risco de suicídio indivíduos que faziam parte de uma população itinerante, geralmente de sexo masculino, que habitava hotéis baratos e cortiços em quatro regiões da cidade. Os vínculos entre as pessoas, nessas regiões, costumavam ser frágeis, com relacionamentos marcados por instabilidade e impessoalidade.[198]

Durkheim[6] ainda menciona um quarto tipo de suicídio, considerado raro: o *suicídio fatalista*, que ocorreria em situações de intensa pressão social, como se observa em prisões e em cidades sitiadas pelo inimigo.

As ideias de Durkheim foram criticadas sob os pontos de vista ideológico – por seu caráter positivista – e metodológico. Entre os pontos críticos de seu método de investigação, destacam-se: confiança demasiada em estatísticas de poucos países ao longo de um pequeno intervalo de tempo; questionável associação entre crises econômicas e aumento do número de suicídios; diminuta importância dada aos transtornos mentais e a outros fatores individuais na determinação do suicídio; A negligência da classificação durkheimiana em relação às categorias culturais e ao significado que o ato suicida adquire em diferentes sociedades; questionamentos sobre o conceito de integração social; uso de falácia ecológica (inferências causais sobre comportamentos individuais baseadas na agregação de dados populacionais).[199-201]

Barbagli,[11] a exemplo de outros sociólogos, rende homenagem à obra de Durkheim, mas procura ir além:

> [...] Os fatores que mais influíram sobre a frequência dos diversos tipos de suicídio são culturais, isto é, são patrimônio de esquemas cognitivos e sistemas de classificação, de crenças e normas, de significados e símbolos [...] Esse patrimônio varia no espaço e no tempo [...] Os aspectos mais relevantes desses repertórios me parecem ser quatro: as intenções de quem tira a própria vida, o modo como o faz, o significado que a pessoa e os outros atribuem ao seu gesto, os ritos que são celebrados antes e depois da sua execução. [...] Os

> fatores explicativos até agora lembrados (culturais e políticos, além da integração e regulamentação social) [...] pouco explicam as diferenças entre indivíduos residentes no mesmo país ou pertencentes ao mesmo grupo social. Para esse fim, são muito mais úteis os fatores psicológicos e psiquiátricos, até agora negligenciados pelos estudiosos de ciências sociais.

O esquema teórico de Durkheim relaciona-se com a moralidade e a solidariedade. Ele concebeu o suicídio como consequência da miséria moral em que a sociedade se encontrava.[201] Para solucionar o problema da anomia na sociedade moderna, ele sugeria a criação de uma nova moral, com regras de solidariedade capazes de diminuir a desigualdade social. Apesar das críticas que possam ser feitas a suas premissas e conclusões, há sempre renovado interesse em Durkheim. Até a atualidade, ao se analisar o conjunto de suicídios ocorridos em distintos grupos sociais, é quase impossível não se valer, de alguma forma, do referencial desenvolvido em sua obra.

CAMUS: O MITO DE SÍSIFO

Albert Camus (1931-1957), filósofo e escritor argelino, inicia um de seus mais importantes livros, *O mito de Sísifo*, de 1942, com um parágrafo que se tornou famoso pela perspectiva com que focaliza o suicídio:[202]

> Só existe um problema filosófico realmente sério: o suicídio. Julgar se a vida vale ou não vale a pena ser vivida é responder à pergunta fundamental da filosofia. O resto, se o mundo tem três dimensões, se o espírito tem nove ou doze categorias, vem depois...

Contrapondo-se à visão de Durkheim, Camus retoma o suicídio em seu caráter mais íntimo e pessoal e questiona-se por que, afinal, não seria o suicídio (o chamado *suicídio filosófico* ou *racional*) a melhor saída:[202]

> Sempre se tratou o suicídio apenas como um fenômeno social. Aqui, pelo contrário, trata-se, para começar, do pensamento individual e do suicídio. Um gesto desses se prepara no silêncio do coração, da mesma maneira que uma grande obra. O próprio homem o ignora. [...] Começar a pensar é começar a se atormentar. A sociedade não tem muito a ver com esses começos. O verme se encontra no coração do homem. Lá é que se deve procurá-lo. [...] Matar-se, em certo sentido, como no melodrama, é confessar. Confessar que fo-

> mos superados pela vida ou que não a entendemos. [...] Morrer por vontade própria supõe que se reconheceu, mesmo instintivamente, [...] a ausência de qualquer motivo para viver, o caráter insensato da agitação cotidiana e a inutilidade do sofrimento.

Grande parte do livro é dedicado à noção do absurdo. O conceito de absurdo, para Camus,[202] relaciona-se à densidade e à estranheza do mundo que nos cerca, àquilo que nos escapa quando o mundo *volta a ser ele mesmo*. O absurdo é o indecifrável, abre uma fenda insaciável, e a ciência não nos ajuda nessa busca de sentido. É o *divórcio entre o espírito que deseja e o mundo que decepciona*, é a contradição que enlaça a *nostalgia de unidade e o universo disperso*:[202]

> Vocês [os cientistas] enumeram suas leis e, na minha sede de saber, aceito que elas são verdadeiras [...] Tudo isto é bom e espero que vocês continuem [...] Mas explicam-me este mundo com uma imagem. Então percebo que vocês chegaram à poesia. [...] Assim, a ciência que deveria me ensinar tudo acaba em hipótese, a lucidez sombria culmina em metáfora, a incerteza se resolve em obra de arte. [...] Voltei ao meu começo. Entendo que posso apreender os fenômenos e enumerá-los por meio da ciência, mas nem por isso posso captar o mundo. [...]
>
> Os homens também segregam desumanidade. Em certas horas de lucidez, o aspecto mecânico de seus gestos, sua pantomima desprovida de sentido torna estúpido tudo que os rodeia. Um homem fala ao telefone atrás de uma divisória de vidro; não se ouve o que diz, mas vemos sua mímica sem sentido: perguntamo-nos por que ele vive. Esse mal-estar diante da desumanidade do próprio homem, essa incalculável queda diante da imagem daquilo que somos, essa *náusea*, como diz um autor* de nossos dias, é também o absurdo. [...] O absurdo nasce desse confronto entre o apelo humano e o silêncio irracional do mundo. Isso é o que não devemos esquecer. A isso devemos nos apegar, porque toda consequência de uma vida pode nascer daí.

Será que, diante da irracionalidade do mundo e da inevitabilidade da morte, o sentido da existência poderia ser alcançado na religião ou na dedicação a uma causa que guie o futuro de nossas vidas? Para Camus,[202] a resposta é não, pois

---

* Camus refere-se a Jean Paul Sartre, filósofo existencialista, seu contemporâneo.

deuses e religiões não eliminam o absurdo, apenas o ocultam, e o futuro não existe – vivemos o tempo presente.

Invertendo os termos do problema inicialmente proposto, Camus[202] questiona se haveria, então, apenas duas soluções filosóficas: a do sim e a do não; ou você se mata, ou não. Afirma que não nega esse pensamento dicotômico e lembra que a maioria dos homens não para de se questionar sobre o sentido da vida e segue vivendo, incluindo os filósofos. E anuncia, aí, a que se propõe ao longo de seu livro.

Para Camus,[202] a figura mitológica de Sísifo personifica o absurdo de uma vida sem sentido e sem esperança. Ele é o herói absurdo, ele é o homem, tanto por suas paixões, quanto por seu tormento. O homem alcança as alturas apenas para, no momento seguinte, ser jogado para as profundezas. Antes de retomar as ideias de Camus, é importante conhecer o mito de Sísifo (Quadro 3.3).

Não nos é revelado como Sísifo resiste a seu castigo; isso fica para nossa imaginação. É justamente o que fascina Camus:[202] qual seria o estado de espírito de

QUADRO 3.3 | **Mito de Sísifo**

Sísifo foi o fundador de Corinto e seu primeiro rei. Conta-se que promoveu a navegação e o comércio, mas é mais famoso por sua astúcia enganosa, sempre a desafiar, com leviandade, os desígnios divinos. Homero relata que, certa vez, provocou a fúria dos deuses ao revelar a Esopo o paradeiro de sua filha, Égina, que havia sido raptada por Zeus. Em outra ocasião, conseguiu acorrentar Tânatos (a personificação da morte). Isso causou um alvoroço, pois nenhum ser humano poderia morrer, uma vez que a Morte estava fora de ação. Ares, o deus da guerra, ficou muito irritado, porque perdera sua diversão: não importava qual batalha ganhasse, os inimigos não morriam! Hades, sem poder suportar o espetáculo de seu império deserto e silencioso, convocou Ares para libertar Tânatos, o que foi feito. Mais tarde, já perto de sua morte, Sísifo ordenou à esposa que atirasse seu corpo insepulto no meio de uma praça pública. Depois de morrer, valeu-se do ocorrido para, perante os deuses, obter a autorização para voltar à Terra a fim de castigar a esposa maldosa, que não o havia honrado com os ritos fúnebres usuais. Seu pedido foi aceito, mas, ao voltar ao mundo terreno, entregou-se às delícias e às paixões dos mortais, esquecendo-se da promessa feita aos deuses. Como castigo por sua trapaça, Sísifo foi condenado a empurrar uma enorme pedra até o topo de uma montanha íngreme, de onde ela despenca, à espera de um Sísifo que, incessante e eternamente, deverá empurrá-la de volta montanha acima. Com essa tarefa, foi relegado a uma eternidade de esforços inúteis e de frustração sem fim. A natureza enlouquecedora da punição foi-lhe reservada devido à crença arrogante de que sua inteligência poderia superar a de Zeus.

Fonte: Elaborado com base em Camus[202] e Homero.[203]

Sísifo no momento em que a pedra rola e ele caminha montanha abaixo para retomá-la? Vejamos o que, por meio dessa bela passagem, o autor nos sugere:[202]

> Um rosto que padece tão perto das pedras já é pedra ele próprio! Vejo esse homem descendo com passos pesados e regulares de volta para o tormento, cujo fim não conhecerá. Essa hora, que é como uma respiração e que se repete com tanta certeza quanto sua desgraça, é a da consciência. Em cada um desses instantes, quando ele abandona os cumes e mergulha pouco a pouco nas guaridas dos deuses, Sísifo é superior ao seu destino. É mais forte que sua rocha.

Camus[202] afirma que reconhecer essa verdade esmagadora é suficiente para fortalecer o homem e sua existência. A lucidez, que deveria constituir sua tortura, ao mesmo tempo coroa sua vitória; gera-se uma energia, uma revolta, que desafia a vida:[202]

> Para um homem sem antolhos não há espetáculo mais belo que o da inteligência às voltas com uma realidade que o supera. [...] Trata-se de morrer irreconciliado, e não de bom grado. O suicídio é um desconhecimento. O homem absurdo não pode fazer outra coisa senão esgotar a tudo e se esgotar. O absurdo é sua tensão mais extrema, aquela que ele mantém constantemente por meio de um esforço solitário, pois sabe que, com essa consciência e com essa revolta, dá, cotidianamente, testemunho de sua única verdade, que é o desafio.

Além da revolta pela consciência do absurdo, advém a liberdade. Consciente de sua morte e sem se refugiar em ilusões, o homem absurdo saboreia uma liberdade em relação às regras comuns: sente-se suficientemente alheio à própria vida, podendo percorrê-la com independência e paixão, rejeitando o suicídio:[202]

> Extraio, então, do absurdo, três consequências, que são minha revolta, minha liberdade e minha paixão. Com o puro jogo da consciência, transformo em vida o que era convite à morte – e rejeito o suicídio.

Camus[202] acredita na ideia de que a experiência humana individual é a única coisa real. As palavras *eternidade* e *imortalidade* são criações da mente humana para dar entendimento a algo que é, na realidade, incompreensível. O homem só pode ser genuinamente feliz com base em como vive, de forma concreta, sua vida, sem depender de esperança, de fé ou de qualquer coisa que vá além da experiência imediata. Como filósofo ateu, ele estava preocupado com questões da existência; todas as questões de essência vêm depois.

Aproximamo-nos do término deste capítulo e do resumo desse instigante e poético livro de Camus. Esse filósofo, jornalista e escritor ganhou o Prêmio Nobel de Literatura de 1957. Ao longo da leitura de *O mito de Sísifo*, vai se fortalecendo a ideia de que cada um de nós constrói um sentido enquanto vive, em uma constante oposição à realidade que nos cerca. Após rejeitar o suicídio, Camus nos convida a imaginar um Sísifo que pode encarar o absurdo da vida de uma maneira surpreendente, bem diferente do que inicialmente fomos levados a pensar:[202]

> Deixo Sísifo na base da montanha! As pessoas sempre reencontram seu fardo. Mas Sísifo ensina a fidelidade superior que nega os deuses e ergue as rochas. Também ele acha que está tudo bem. Esse universo, doravante sem dono, não lhe parece estéril nem fútil. Cada grão dessa pedra, cada fragmento mineral dessa montanha cheia de noite forma, por si só, um mundo. A própria luta para chegar ao cume é suficiente para encher o coração de um homem. É preciso imaginar Sísifo feliz.

Capítulo 4

Riscos

As informações contidas neste capítulo derivam da consolidação de dados oriundos de um grande número de indivíduos. Na prática clínica, diante de uma única pessoa, recordamo-nos das informações proporcionadas por tais estudos e julgamos: se esse paciente tem vários fatores de risco para o suicídio, a probabilidade de vir a se matar é considerável. Trata-se de um salto referencial, do populacional para a singularidade de uma pessoa. No entanto, é assim que costumamos proceder e, entre os vários elementos depositados na balança das decisões clínicas, não se pode ignorar os fatores de risco.

Este capítulo e o seguinte, "Transtornos mentais" combinam a discussão dos fatores de risco clássicos para o suicídio com as nuances da prática clínica. Também não deixa de haver, nesta última, riscos consideráveis: o risco de não se conduzir adequadamente a relação terapêutica, o risco de não se fazer um diagnóstico imprescindível, o risco de não se instituir um tratamento apropriado.

São numerosos e bem divulgados os fatores de risco para o suicídio. Todavia, são poucos os profissionais que se sentem capazes de amparar pacientes mergulhados em uma crise suicida. Em uma situação tão aguda e angustiante, é preciso combinar o conhecimento com a intuição, a experiência clínica com a renovada curiosidade, a tranquilidade da escuta com a prontidão para agir e proteger o paciente.

Denominamos *grupo de risco* um conjunto de pessoas que, por apresentarem determinados atributos, ou por terem sido expostas a circunstâncias específicas (*fatores de risco*), passam a ter maior probabilidade de desenvolver uma doença ou condição clínica. Em certos tipos de estudos científicos, comparam-se as proporções de doentes em um grupo de pessoas expostas a determinada condição a outro grupo de pessoas não expostas à mesma condição. Tal procedimento permite calcular um *risco relativo*, ou, dito de outra maneira, quantas vezes as pessoas expostas a um fator de risco têm mais chance de apresentar tal condição.[204]

A natureza dos fatores de risco é variável, como se observa no Quadro 4.1. Há a influência da genética, de elementos da história pessoal e familiar, de fatores culturais e socioeconômicos, de acontecimentos estressantes, de traços de personalidade e de transtornos mentais, para citarmos os mais importantes.

Alguns fatores constituem características pessoais imutáveis e, embora não possam ser objeto de ações clínicas ou preventivas, são, na prática, importantes *sinalizadores* de risco de suicídio (por exemplo, sexo, história de abuso sexual ou de tentativa de suicídio). Outros fatores, como transtornos mentais, estados emocionais e acesso a meios letais, podem ser modificados, tornando-se alvo da atenção clínica dirigida a um paciente e das estratégias de prevenção.

A cultura exerce sua força tanto ao elevar o risco quanto ao proteger um indivíduo contra o suicídio. Na China e na Índia, por exemplo, o conjunto de tradições históricas que regulam o comportamento (sistema de normas, valores, crenças, representações sociais a respeito do significado da vida e da morte), bem como a impulsividade, e não tanto os transtornos mentais, parecem ter papel de maior relevância na determinação de um suicídio. Já em comunidades indígenas, a preservação da identidade cultural é um importante fator de proteção contra o suicídio.[27,11]

Os fatores de risco têm intensidade e duração diversas e exercem seu poder em diferentes fases da vida. Isso precisa ser levado em consideração quando pensamos em seu impacto sobre o indivíduo, impacto cujos efeitos podem aparecer tardiamente. Considere, por exemplo, que o abuso físico ou sexual de crianças associa-se, na idade adulta, a vários problemas comportamentais, entre eles, o suicídio.[205-207]

Predisposição e acontecimentos que ficaram no passado distante (*fatores de risco distais* ou *predisponentes*) costumam ser menos lembrados quando ocorre um suicídio. Em um primeiro momento, nós – e os meios de comunicação – tendemos a procurar o fator ou os fatores mais recentes (*proximais* ou *precipitantes*) que possam explicar a morte.[204]

A Figura 4.1 contém alguns dos principais predisponentes e precipitantes do suicídio.

O suicídio é multideterminado por vários fatores predisponentes e precipitantes, de diferentes naturezas, externos e internos ao indivíduo, que se combinam de modo complexo e variável. Vale relembrar que a análise das causas de um suicídio por meio do conjunto de fatores que agiram ao longo do tempo é uma elaboração mais complexa do que a simples associação causal do suicídio a

QUADRO 4.1 | **Fatores de risco para o suicídio**

Fatores sociodemográficos

- Sexo masculino
- Adultos jovens (19 a 49 anos) e idosos
- Estados civis viúvo, divorciado e solteiro (principalmente entre homens)
- Orientação homossexual ou bissexual
- Ateus, protestantes tradicionais, católicos, judeus
- Grupos étnicos minoritários

Transtornos mentais

- Depressão, transtorno bipolar, abuso/dependência de álcool e de outras drogas, esquizofrenia, transtornos da personalidade (especialmente *borderline*)
- Comorbidade psiquiátrica (coocorrência de transtornos mentais)
- História familiar de doença mental
- Falta de tratamento ativo e continuado em saúde mental
- Ideação ou plano suicida
- Tentativa de suicídio pregressa
- História familiar de suicídio

Fatores psicossociais

- Abuso físico ou sexual
- Perda ou separação dos pais na infância
- Instabilidade familiar
- Ausência de apoio social
- Isolamento social
- Perda afetiva recente ou outro acontecimento estressante
- Datas importantes (reações de aniversário)
- Desemprego
- Aposentadoria
- Violência doméstica
- Desesperança, desamparo
- Ansiedade intensa
- Vergonha, humilhação (*bullying*)
- Baixa autoestima
- Desesperança
- Traços de personalidade: impulsividade, agressividade, labilidade do humor, perfeccionismo
- Rigidez cognitiva, pensamento dicotômico
- Pouca flexibilidade para enfrentar adversidades

Outros

- Acesso a meios letais (arma de fogo, venenos)
- Doenças físicas incapacitantes, estigmatizantes, dolorosas e terminais
- Estados confusionais orgânicos
- Falta de adesão ao tratamento, agravamento ou recorrência de doenças preexistentes
- Falta de acesso a serviços de saúde mental
- Falta de adesão ao tratamento de uma condição psiquiátrica
- Certas características culturais que favorecem o suicídio

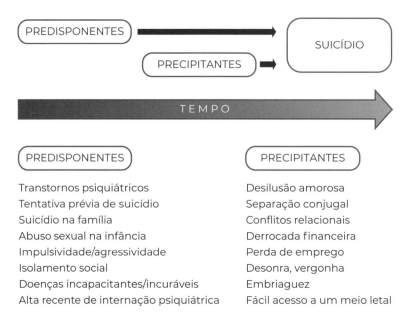

FIGURA 4.1 | **Alguns fatores de risco para o suicídio e sua incidência ao longo do tempo.**

um acontecimento recente e mais evidente (fator precipitante), como uma perda significativa ou um rompimento amoroso.

Deve-se considerar, também, como a ocorrência de um acontecimento doloroso é vivenciada pela pessoa: se ela consegue encontrar soluções para o problema, se ela dispõe de alternativas de enfrentamento válidas e aceitáveis. A resiliência emocional, a capacidade para resolver problemas e certas habilidades sociais podem reduzir o impacto das adversidades e, dessa forma, contrabalançar o peso de certos fatores de risco.

A literatura científica sobre fatores de risco tem se consolidado há tempo, sendo bem mais extensa do que a encontrada em relação aos fatores de proteção contra o suicídio, que são mais complexos em sua definição, mais difíceis de serem operacionalizados e mensurados (Quadro 4.2).

Os fatores que protegem contra o suicídio são, sem surpresa alguma, aqueles que conduzem a uma vida mais saudável e produtiva, com maior sensação de bem-estar. Fazem, ou deveriam fazer, parte do que consideramos desejável e *normal* e, de modo geral, relacionam-se a habilidades cognitivas, à flexibilidade emocional e à integração social. Alguns desses fatores, como estar empregado, são o contrário de situações que podem predispor ao suicídio.

QUADRO 4.2 | **Fatores de proteção contra o suicídio**

Personalidade e estilo cognitivo

- Flexibilidade cognitiva
- Disposição para aconselhar-se em caso de decisões importantes
- Disposição para buscar ajuda
- Abertura à experiência de outrem
- Habilidade para se comunicar
- Capacidade para fazer uma boa avaliação da realidade
- Habilidade para solucionar problemas da vida

Estrutura familiar

- Bom relacionamento interpessoal
- Senso de responsabilidade em relação à família
- Crianças pequenas na casa
- Pais atenciosos e consistentes
- Apoio em situações de necessidade

Fatores socioculturais

- Integração e bons relacionamentos em grupos sociais (colegas, amigos, vizinhos)
- Adesão a valores e normas socialmente compartilhados
- Prática religiosa e outras práticas coletivas (clubes esportivos, grupos culturais)
- Rede social que propicia apoio prático e emocional
- Estar empregado
- Disponibilidade de serviços de saúde mental

Outros

- Gravidez, puerpério
- Boa qualidade de vida
- Regularidade do sono
- Boa relação terapêutica

Uma consideração importante para a prática clínica é que, diante da escassa literatura e do caráter de *normalidade* dos fatores de proteção contra o suicídio, não devemos considerar, durante uma avaliação de risco, que o fato de uma pessoa contar com fatores de proteção possa, verdadeiramente, *protegê-la* se, ao mesmo tempo, ela sofrer a influência de vários ou até mesmo de um forte fator de risco para o suicídio. Por exemplo, uma grave depressão pós-parto pesa mais – como fator de risco – do que o conjunto de fatores de proteção que possam estar concomitantemente presentes.

Em contrapartida, uma linha valiosa de ação clínica é o fortalecimento de fatores de proteção que se encontram enfraquecidos ou ausentes. Ao atendermos um adolescente deprimido, solitário, que reside longe de sua família, não só pensamos em diminuir os fatores de risco para o suicídio como também procuramos ajudá-lo a criar uma rede de apoio social (fator de proteção) que, em situações estressantes, possa lhe trazer ajuda prática e conforto emocional.

RISCOS SOCIODEMOGRÁFICOS

Sexo

Na maioria dos países, as taxas de mortalidade por suicídio são de 3 a 4 vezes maiores entre homens. Em alguns, essa diferença vem diminuindo ao longo do tempo. Em certos países asiáticos, como Índia e China, as taxas de suicídio de mulheres já foi superior às dos homens. Atualmente a relação entre as taxas masculina e feminina é de 1,3 na Índia e de 1,6 na China.[28]

No Brasil, a taxa de suicídio entre homens (10,7) é 3,8 vezes maior do que a de mulheres (2,9).[75] Comparando-se os anos de 2010 e 2019, verificou-se um aumento de 29% na taxa de suicídios de mulheres e de 26% na de homens. Já nas tentativas de suicídio, o predomínio é do sexo feminino, em uma relação de 3:1, principalmente em idades mais jovens.[75]

No Apêndice 4.1, "Paradoxo do gênero", no fim deste capítulo, encontram-se algumas hipóteses que podem explicar as distinções do comportamento suicida entre homens e mulheres.

Na mulher, a gravidez e o primeiro ano após o parto são fatores de proteção contra o suicídio e associam-se a um decréscimo de 3 a 8 vezes nas taxas de suicídio.[208] Ressalte-se que, em tais afirmações, o que prepondera, após a verificação dos dados referentes a um grupo populacional, é o efeito de proteção. No entanto, em casos individuais, como já enfatizamos, é preciso considerar o elevado risco de suicídio acarretado pela depressão e pela psicose que podem incidir durante a gravidez e o puerpério (Quadro 4.3).

Gênero

De modo geral, os estudos mostram maior prevalência de comportamento suicida em indivíduos homossexuais e bissexuais, principalmente entre adolescentes e adultos jovens. Entre indivíduos homossexuais, mais homens tentam o suicídio. Entre as pessoas transexuais, a taxa de suicídio também é mais elevada.[210,211]

QUADRO 4.3 | **Transtornos psiquiátricos na gravidez e no puerpério**

Transtornos e sintomas psiquiátricos são frequentes no primeiro e no terceiro trimestres de gestação e nos primeiros 30 dias de puerpério. Além de alterações hormonais que afetam o comportamento e o psiquismo, a gravidez e a maternidade implicam mudanças na inserção social, na organização familiar, na autoimagem e na identidade da mulher.

Durante a gestação, quadros de **ansiedade patológica**, como transtorno de pânico, associam-se a várias complicações obstétricas, e pode haver início ou piora do transtorno obsessivo-compulsivo.

Na **disforia pós-parto**, observa-se algum grau de desânimo nos primeiros dias do puerpério, acompanhado de labilidade emocional, irritabilidade, tensão e sentimentos de inadequação, que vão diminuindo a partir do décimo dia. Os sintomas são passageiros e não chegam a comprometer o funcionamento social ou a relação da mãe com o recém-nascido.

A **depressão pós-parto** é um quadro grave, que, em geral, inicia-se após a segunda ou a terceira semana após o parto. Incide entre 10 e 15% das puérperas. Para 60% das mulheres acometidas, representa seu primeiro episódio de depressão. O quadro, muitas vezes, compreende ansiedade, inquietude e insônia, além de desânimo e falta de prazer. As mulheres que já sofreram episódio anterior de depressão puerperal têm maior risco de padecer de novo episódio em uma futura gestação.

Os **transtornos psicóticos** afetam pelo menos uma mulher em cada mil que dão à luz. Nos três primeiros meses após o parto, há um aumento de 10 a 20 vezes na incidência de crises psicóticas. Casos de início precoce, com aparição em até três semanas de puerpério, apresentam, de forma predominante, sintomas afetivos relacionados à mania (desinibição, hiperatividade motora, distratibilidade, euforia e disforia). Quadros mais tardios (até o sexto mês), com frequência, são mais esquizofreniformes (desconfiança, ideação paranoide, alucinações, discurso incoerente e desorganizado, mutismo, atos irracionais).

Os transtornos mentais do puerpério têm uma apresentação clínica que varia muito rapidamente. Isso indica a necessidade de um seguimento próximo e de flexibilidade no tratamento. Eles interferem não apenas na segurança da paciente, mas também na do bebê. As mães devem ser observadas em sua relação com o recém-nascido: as ideias que expressam, como reagem ao contato e às necessidades do bebê. Mães deprimidas podem acreditar que seu bebê sofre de doenças ou malformações, podem sentir-se culpadas por não conseguirem amá-lo, por não estarem cuidando dele. Uma mãe psicótica, sob influência delirante, pode ver na criança algo anormal e ameaçador. Deve-se, nesse caso, atentar-se para os riscos de infanticídio e de suicídio.

Fonte: Elaborado com base em Botega e colaboradores.[209]

Também a ideação, planos e tentativas de suicídio são mais comuns em indivíduos homossexuais, bissexuais e transexuais do que entre heterossexuais, segundo um inquérito populacional de que participaram cerca de 192 mil norte-americanos.[212]

Vários fatores combinam-se para elevação do risco de comportamento suicida nesses grupos de identidade sexual: atitudes, estigma e discriminação sociais; estresse ao revelar a condição a amigos e familiares; inconformidade com o gênero; agressão contra homossexuais.[210-214]

Idade

Os coeficientes de suicídio tendem a aumentar com a idade. Em alguns países, inclusive no Brasil, as taxas vêm se elevando também entre adolescentes e adultos jovens.[215] As tentativas de suicídio, por sua vez, são mais comuns no grupo etário mais jovem.[28]

Jovens costumam usar métodos de menor letalidade e, em geral, enfrentam situações de conflito interpessoal e têm menor estabilidade emocional. Já os idosos costumam usar métodos mais letais ao buscarem o suicídio. Tendem a apresentar maior grau de intencionalidade suicida (planejamento, maior determinação, menos sinais de alerta, disponibilidade de vários medicamentos) e encontram-se mais deprimidos (alguns exagerando no consumo de bebidas alcoólicas). Além disso, são menos resistentes fisicamente e mais propensos a doenças que podem complicar o restabelecimento após uma tentativa de suicídio. Alguns vivem isolados, em situações mais vulneráveis. A combinação dessas características aumenta a letalidade.[204,216]

Um estudo de necropsia psicológica realizado no Brasil avaliou o suicídio de 40 homens que tinham 60 anos de idade ou mais. Os resultados evidenciaram a importância de dar especial atenção aos que fazem a transição da vida laboral para a aposentadoria, que perdem, por morte, um familiar querido, ou que são acometidos por doenças crônicas degenerativas que provoquem deficiências, perda da autonomia ou impotência sexual.[79,80]

Situação conjugal

Os estudos populacionais revelam que a condição de ser casado é um fator de proteção contra o suicídio. De fato, as taxas de suicídio de pessoas viúvas, separadas e divorciadas costumam ser 4 vezes maiores do que as de pessoas casadas. Solteiros apresentam o dobro da taxa dos casados.[217,218]

É difícil determinar se existe uma relação de causa e efeito entre ser casado e ter menor risco de suicídio. As pessoas menos propensas ao suicídio seriam mais capazes de iniciar e manter relações íntimas de longo prazo? Ou é a existência de uma relação íntima e de longo prazo que as protege contra o suicídio? Ou ambas as possibilidades? Raciocínio semelhante também se aplica a outras características sociodemográficas, como à relação entre desemprego e suicídio.

Apesar de adultos casados terem menores taxas de suicídio, casais mais jovens apresentam risco aumentado quando em relacionamentos conflituosos e violentos.[217,218] A presença de filhos pequenos na casa, porém, é um fator de proteção para as mulheres.[219,220]

Etnia

Nos Estados Unidos, um país com grandes contingentes de imigrantes, observam-se taxas mais elevadas de suicídio em brancos anglo-saxões e nas populações indígenas. Brancos de origem latina e negros têm taxas abaixo da média.[221] No Brasil, um país de grande miscigenação étnica, as informações científicas disponíveis em relação a etnias focalizam níveis elevados de suicídio em populações indígenas[76] (ver Apêndice 2.2).

Religiosidade

Há duas dimensões principais ligadas à religiosidade: a importância de um sistema de crenças e o estabelecimento de uma rede de apoio social relacionado a uma prática religiosa.[222] De modo geral, dos 68 estudos sobre religiosidade e suicídio publicados no século XX e revisados por Koenig e Larson,[46] 84% identificaram menores taxas de suicídio ou atitudes mais negativas em relação ao suicídio em grupos ou indivíduos mais religiosos. No Apêndice 1.1, abordamos essa temática com mais detalhes.

O relato a seguir dá mostra da intensidade da depressão e da ideação suicida que acometeram esse empresário de 55 anos. Em poucos dias, a ideia de suicídio, inicialmente assustadora, parecia ser a única possibilidade de alívio. A fé foi importante tanto para mantê-lo vivo quanto para ajudá-lo na recuperação e na reorganização de sua vida:

> Havia chegado à dura constatação: estava novamente com depressão. De início, confiei que superaria a situação, mas não tinha noção do que estaria por vir. O ritmo da piora foi rápido e avassalador.

Minhas energias foram sendo minadas; a autoconfiança e a autoestima, destruídas. Entre idas e vindas a psiquiatras, o quadro se deteriorava e a insegurança crescia. Meu desespero era dramático, e o sofrimento e o mal-estar, enormes. Pensamentos suicidas tornaram-se mais frequentes e intensos e me assustavam muito. Já não tinha mais forças, iniciativa e capacidade decisória. Prostrado em meu leito, chamei minha esposa e balbuciei: "Não vejo luz no fim do túnel, cheguei ao fim da linha!".

Minha esposa era meu porto seguro. Quando ela saía, eu me encontrava só, perambulando pelas ruas. Como encontrar outro porto seguro? Quando aqueles pensamentos tenebrosos de suicídio tomavam conta de meu ser, minha fé em Deus me encaminhava para dentro da igreja. Era minha fé inabalável em Deus que se transformava em energia necessária para preservar minha vida.

No entanto, os momentos angustiantes foram se repetindo mais e mais vezes, me levando à debilitação física. Perdi 12 quilos. Os pensamentos eram disformes, distorcidos pela dor e angústia, e, no meio desse oceano de pensamentos negativos, um deles sobressaía: o suicídio. Essa ideia já não me assustava tanto, pois acreditava que tal atitude era a mais acessível para me livrar daquele sofrimento. Exausto e fragilizado emocionalmente, com a autoestima destruída, a morte se apresentava como uma solução apaziguadora.

A viagem para uma cidade grande, em outro estado, foi um drama. O psiquiatra foi cauteloso em suas considerações, porém muito firme e objetivo. Aconselhou minhas filhas a não me deixarem sozinho em nenhum momento e a manter uma internação domiciliar, sendo monitorado diuturnamente, blindado de quaisquer conflitos externos.

Lentamente, iniciei uma curva ascendente de recuperação, com a assistência irrestrita de meus familiares. Percebia, aliviado, que eu já buscava a vida e não mais a morte. Com minha esposa e filhas, montamos um plano de ações, visando a me conduzir por esse período da recuperação. Todavia, sentia que a cura definitiva da depressão não poderia restringir-se somente aos medicamentos. Precisaria mais!

De volta à minha cidade, deparei com um frei da congregação agostiniana, que ouviu meus relatos e me acolheu, em um ambiente de amor e de paz. Então, o milagre da vida se operou: ao voltar para o carro, com minha esposa ao lado, disse: "Estou curado!". Dou graças a Deus por essa nova oportunidade de vida. *Renascer das cinzas*, expressão corriqueira, porém profundamente verdadeira na minha vida. Sinto-me forte, confiante e curado, inclusive apto para auxiliar pessoas que enfrentam os mesmos problemas por que passei.

Cultura

Crenças sobre a vida, sobre a morte e sobre a eventual vida após a morte são altamente influenciadas pela religião e pela cultura. Sociedades que, de forma aberta ou velada, endossam o suicídio como uma maneira aceitável de lidar com a vergonha, a humilhação, a desonra, a doença física ou o sofrimento emocional são menos proibitivas do que as que concebem o suicídio como um ato pecaminoso ou criminoso. Certas culturas, ou subgrupos culturais, aprovam abertamente o suicídio como ato de martírio, de devoção religiosa e de crença política.[10,11]

Economia e desigualdade social

Estudos mais abrangentes, que reuniram dados de vários países por períodos de tempo mais longos, mostraram uma associação entre crises econômicas e aumento de suicídios. Um aumento do desemprego, por exemplo, associa-se a mais suicídios, principalmente em países que, antes da crise, tinham baixos índices de desemprego.[86,223-226]

O Brasil tem níveis elevados de desigualdade socioeconômica, o que influencia a mortalidade da população por muitas causas, incluindo suicídio.[76]

Um estudo populacional brasileiro constatou uma elevação de 24% nas taxas de suicídio de adolescentes residentes em seis capitais estaduais entre 2006 e 2015. As maiores taxas de suicídio foram observadas em regiões onde havia maior desigualdade de renda e maior índice de desemprego.[227]

Profissões

Uma revisão da literatura científica mostrou que, em geral, profissões que exigem menor grau de qualificação se associam a maior risco de suicídio. Parece haver, mesmo, um gradiente entre essas duas variáveis: quanto menor o grau de especialização profissional, maior o risco de suicídio.[228]

Contrariamente a essa observação geral, os médicos destacam-se por apresentarem taxas de suicídio maiores do que a população geral. O risco também é elevado em dentistas, enfermeiros e farmacêuticos.[229] Entre os médicos, as mulheres têm maior risco.[230,231] Também os médicos norte-americanos, quando comparados aos europeus, os anestesiologistas, os psiquiatras, os clínicos gerais e os cirurgiões.[230]

Um estudo analisou 2.297 óbitos de médicos paulistas ocorridos entre 2000 e 2009, 1,7% deles por suicídio. As mortes por suicídio deram-se, em média, 20 anos antes das mortes por outras causas. As taxas de suicídio foram maiores no sexo feminino e entre os profissionais solteiros e divorciados.[232]

Mesmo não havendo consistência entre os achados dos estudos, é provável que fazendeiros e membros de forças policiais também tenham risco mais elevado do que o encontrado na população geral.[233,234] Algumas explicações possíveis, e não exclusivas, para tais achados de pesquisa incluem: conhecimento e acesso a meios letais, estressores específicos da profissão, relutância em buscar a ajuda de profissionais de saúde mental e tendência para a agregação de mais indivíduos com transtornos psiquiátricos em certas categorias profissionais.[229,234,235]

Acesso a meios letais

É provável que o principal definidor das altas taxas de suicídio em certas categorias profissionais seja o acesso a um meio letal. Profissionais de saúde têm acesso e são proficientes no manejo de drogas potencialmente letais; policiais portam e sabem como usar uma de fogo.

Independentemente da profissão, o acesso a um meio letal associa-se a maior risco de suicídio. Isso sempre precisa ser investigado junto a um paciente com risco de suicídio, se ele tem acesso a estoque de medicamentos, a venenos e armas de fogo.

Em termos populacionais, a restrição aos meios utilizados para provocar a própria morte diminui o número de suicídios.[236] É por isso que a OMS apregoa a restrição de acesso a meios letais, como agrotóxicos, certos medicamentos e armas de fogo, como estratégia eficiente de prevenção do suicídio.[29] Essa temática é retomada e aprofundada no Capítulo 13, "Prevenção".

Diferentes contextos, diferentes riscos

Os fatores de risco, assim como os de proteção, podem diferir entre localidades e grupos populacionais, além de mudar ao longo do tempo. Por isso, os estudos sobre fatores de risco precisam ser feitos de maneira sistemática, de tempo em tempo, para cada país e comunidade. As variações respondem à complexidade do comportamento suicida, que está sujeito à interação de múltiplas variáveis, desde as biológicas, passando pelos primeiros anos do desenvolvimento e pelo ambiente familiar, até as influências exercidas pelo meio sociocultural, político e econômico.

Por exemplo, se considerarmos dados da população geral, pouca escolaridade, baixa renda financeira, desemprego e estado civil solteiro associam-se de forma consistente a maiores riscos de suicídio. Será que o mesmo é válido para pacientes psiquiátricos?

Um estudo dinamarquês, valendo-se de eficientes bancos de dados e sofisticadas análises estatísticas, avaliou os fatores de risco para suicídio em 96.369 indivíduos entre 16 e 65 anos de idade que tinham sido internados pelo menos uma vez em um hospital psiquiátrico, entre os anos de 1981 e 1998. Até o último ano de pesquisa, ocorreram 3.407 suicídios. Ao contrário do que se observa na população geral, os suicídios foram mais frequentes entre pacientes com maiores níveis de escolaridade e renda financeira, que estavam empregados e casados. Entretanto, o subgrupo de pacientes que perderam renda, emprego ou casamento também apresentou maior risco de suicídio.[237]

Ainda que toda pessoa internada em um hospital psiquiátrico vivencie uma mudança em seu ambiente social, o indivíduo mais rico, escolarizado, empregado e casado (que, de alguma forma, vinha *bem adaptado* à vida) sente mais o impacto da discrepância entre o que ele era e a pessoa em que se transformou. A situação de rebaixamento na escala social é comum no caso de doenças mentais mais graves. Isso impõe limitações, perdas, estigmas e incertezas em relação ao futuro.

Ao mesmo tempo, por exemplo, a maior consciência a respeito da doença e o medo da deterioração mental aumentam o risco de suicídio em pacientes esquizofrênicos.[238] Há necessidade de especial atenção quanto ao risco de suicídio ao paciente que, em decorrência de um transtorno mental, sofre drástico rebaixamento em seu *status* social.

TRANSTORNOS MENTAIS E SUICÍDIO

Um transtorno mental é um fator de risco quase essencial, ainda que insuficiente, para o suicídio. Isso por diversas razões: a condição clínica dificulta a adaptação à sociedade; leva à estigmatização; diminui a adaptação funcional e a qualidade de vida; provoca, com frequência, sentimentos dolorosos, como ansiedade, raiva e frustração; representa um ônus emocional e financeiro para o indivíduo e para a família; predispõe a vários estresses situacionais.[239,240]

Quando ocorre a combinação entre transtornos mentais, como depressão e alcoolismo, ou a coexistência de depressão, ansiedade e inquietude motora, há maior risco de suicídio. No próximo capítulo, será aprofundada a relação entre transtornos mentais e comportamento suicida.

Risco de suicídio em pacientes hospitalizados

Hospitais psiquiátricos. A avaliação de todos os 1.851 suicídios de pacientes psiquiátricos que se encontravam internados na Inglaterra e no País de Gales, entre os anos de 1997 e 2006, mostrou o seguinte: 70% ocorreram fora dos limites da enfermaria; 25%, em pacientes que se ausentaram sem autorização. Entre os casos de suicídio, houve predomínio de pacientes mais jovens, esquizofrênicos, de ocorrência na primeira semana de internação, de história de comportamento violento e de uso de substâncias psicoativas. Os principais métodos utilizados foram o enforcamento e a precipitação de altura.[241]

Os autores recomendam maior observação dos pacientes, cuidados na autorização de licenças e saídas das enfermarias e um clima mais receptivo e menos opressor, que engaje o paciente em atividades criativas e estruturadas. Propõem, também, a análise das condições que propiciam as fugas, bem como um plano de contingência em caso de fuga. Além do período de internação, é importante lembrar que o período após a alta hospitalar é de maior risco para o suicídio.[241]

Hospitais gerais. A incidência de suicídios também é elevada em hospitais gerais: estima-se que seja de 3 a 5 vezes maior do que na população geral. De modo mais abrangente, três grupos de pacientes têm maior risco de suicídio: os que se recuperam de uma tentativa de suicídio e que mantêm a intenção de pôr fim à vida; os que estão sob a pressão de uma doença crônica reagudizada ou sob o impacto de um diagnóstico descoberto recentemente; e os pacientes em *delirium* que apresentam agitação psicomotora e impulsividade.[45,242,243]

Além da depressão e da agitação psicomotora, o abuso de substâncias é outro fator comórbido de risco para o suicídio, na forma de intoxicação ou de abstinência, assim como os quadros psiquiátricos desencadeados pelos tratamentos de várias condições clínicas.[244,245] Há também situações de risco relacionadas à própria doença clínica ou a seu tratamento, como dor de difícil controle, estados metabólicos anormais, condições que afetam o sistema nervoso central, efeitos adversos de fármacos, interações e estados de abstinência de medicamentos.

Alguns fatores inerentes ao ambiente hospitalar aumentam esse risco: ausência de redes de proteção, janelas em andares elevados, falta de preparo ou de atenção da equipe, banheiros com trancas e acesso indevido a medicações e instrumentos perfurocortantes.[45,246]

OUTROS FATORES DE RISCO

Vários dos fatores de risco psicossociais listados no Quadro 4.1 foram discutidos no Capítulo 3. Aqui, retomamos alguns deles.

Família. Tanto transtornos mentais quanto casos de suicídio incidem mais em algumas famílias. Os estudos sugerem que o suicídio é, em parte, uma condição hereditária.[247] Parentes de primeiro grau de pessoas que cometeram suicídio têm risco cinco vezes maior de pôr fim à própria vida. Em relação ao suicídio, há concordância de 23% em gêmeos monozigóticos (com carga genética idêntica) e de 0,1% em gêmeos dizigóticos (com cargas genéticas semelhantes, mas não idênticas).[248]

Além de mecanismos de identificação psicológica, é plausível que alguns transtornos mentais e certo traços de personalidade (como impulsividade, agressividade, neuroticismo e introversão) funcionem como fenótipos que intermedeiam a relação entre psicopatologia e comportamento suicida.[248] A combinação de predisposição genética à impulsividade/agressividade, estressores na infância precoce e mau funcionamento familiar pode conduzir ao surgimento precoce da psicopatologia e, na vida adulta, ao comportamento suicida.[249]

Abusos físico, sexual e emocional. De modo consistente, os estudos científicos confirmam a associação de abusos na infância com vários transtornos mentais e, em especial, com o comportamento suicida. O risco aumenta de acordo com a intensidade com que se sofreu abuso.[206,207,250,251] Em um estudo que acompanhou por nove anos, prospectivamente, um grupo de jovens que haviam sofrido abuso sexual, o risco de suicídio foi 13 vezes superior ao observado na população geral.[252] A exposição, na infância, a relações parentais violentas também aumenta o risco de suicídio.[253]

Doenças físicas. Os índices de suicídio são maiores em portadores de doenças físicas que causam comprometimento funcional, desfiguração, dor e dependência de cuidados de outrem: tumores malignos, infecção por HIV, lúpus eritematoso sistêmico, insuficiência renal, doença pulmonar obstrutiva crônica, doenças neurológicas degenerativas. Com frequência, tais doenças são acompanhadas de depressão e de outros transtornos psiquiátricos, o que levanta a suspeita de que não sejam fatores de risco independentes para o suicídio.[208]

Sabe-se que uma parcela significativa dos pacientes detectados com episódio depressivo, no início de uma internação em hospital geral, continuará deprimida vários meses após ter deixado o hospital.[254] Em um estudo realizado no HC Unicamp, reavaliamos, após seis meses da alta hospitalar, 50 casos confirmados, durante a internação, de episódio depressivo (*major depression*). 25 continuavam deprimidos e, destes, 16 (64%) relataram que tinham ideias de suicídio.[255]

Pandemia de coronavírus. Ao provocar forte instabilidade psíquica e agravos psicossociais, a covid-19 reuniu vários fatores que potencialmente aumentariam o risco de suicídio na vigência da pandemia:[256-258]

- O alto grau de sofrimento psíquico (incerteza, medo, perdas, luto) e a redução do contato humano.
- A exacerbação de casos crônicos, e mesmo início de novos casos, de ansiedade, depressão, uso abusivo de bebidas alcoólicas e estresse pós-traumático.
- O aumento das desavenças e da violência domésticas.
- A falta de dinheiro para prover as necessidades básicas, as quedas financeiras que abalaram o planejamento econômico, incluindo a aposentadoria.
- A morte solitária, a falta de comunicação e de afeição humana. A abolição dos rituais de visitas e de velórios dificultando processos de simbolização, de luto.
- Serviços de emergência superlotados, consultas ambulatoriais suspensas (incluídas as de saúde mental), o medo de contrair covid em um serviço médico.
- As *fake news* e a hiperexposição a noticiários que enfatizam o trágico.
- O esgotamento (*burn-out*) que acomete profissionais da linha de frente que precisam lidar com as consequências de acontecimentos trágicos.
- Em alguns pacientes, a persistência de sintomas debilitantes após a infecção aguda.

No início da pandemia, chegou-se a temer a chegada de uma verdadeira "tempestade", representada pela combinação da covid-19 com altas taxas de mortalidade por suicídio.[259] No entanto, não foi o que se observou. As taxas de suicídio de vários países e localidades, até o fim de 2021, não demonstraram elevação. Algumas até diminuíram, como se observa no momento agudo de guerras e catástrofes naturais, quando é preciso lutar pela sobrevivência.[260,261]

Ainda assim, a depender da gravidade da crise econômica após a pandemia, poderá haver aumento do número de suicídio, a exemplo do que se observa historicamente em períodos que afetam o bem-estar social, moradia, nível de emprego e segurança financeira.[225,226,262]

Vencida a pior fase da pandemia, não é exagero supor uma sobrevinda dos mesmos e de novos problemas de saúde mental frente à realidade de um mundo que não será o mesmo. Quadros de ansiedade e depressão, de luto complicado e de estresse pós-traumático são muito frequentes após grandes catástrofes.[257,263]

Temos que considerar, também, as consequências psicológicas de situações que se tornaram críticas durante a fase de isolamento social, tanto em termos de relacionamentos (rompimentos, discórdia, violência doméstica) quanto em termos pessoais. Cada indivíduo vivenciou o isolamento imposto pela pandemia segundo as próprias convicções e necessidades. A convivência forçada imposta pela quarentena fez emergir, da profundeza da psique, monstros que até agora pareciam distantes ou, no mínimo, domesticados. Pode ter emergido, igualmente, a fragilidade de equilíbrios precários nas relações interpessoais.

No âmbito pessoal, para muitas pessoas essa pandemia terá sido um momento de perdas e muita tristeza; para outras, um momento de virada, como muitas vezes ocorre em épocas de crise. Poderemos sair mais fortes e criativos, solidários e resilientes. Em um mundo com menos certezas, aprenderemos a valorizar pequenas coisas de que estivemos privados durante o tempo de isolamento, assim como a convivência com os verdadeiros amigos e parentes mais queridos.

IDEIAS DE SUICÍDIO

Seria a ideação suicida um estágio precoce de uma gama de comportamentos que progredirão para o suicídio? Alguns estudos tentaram responder a essa questão ao acompanhar pessoas com e sem ideação suicida por longos períodos.[228,240-242]

Em Baltimore, nos Estados Unidos, um estudo prospectivo de 13 anos de duração mostrou que 10% das pessoas que inicialmente haviam relatado ideação tentaram o suicídio. Essa cifra contrastou com o número de 1,6% de tentativas de suicídio no grupo que, no início do estudo, negou a existência de ideação suicida (Figura 4.2).[244]

Outro estudo norte-americano avaliou, de forma sequencial, ao longo de cinco anos, uma amostra nacional de 6.483 adolescentes entre 13 e 18 anos de idade. Estimou que as prevalências de ideação, plano e tentativa de suicídio ao longo da vida eram, respectivamente, de 12,1%, 4% e 4,1%.* A maioria (89%) dos adolescentes com ideação suicida teve algum diagnóstico de transtorno mental, sendo os mais frequentes: depressão/distimia, fobias, transtorno desafiador de oposição, transtorno explosivo intermitente e abuso de substâncias psicoativas.[264]

Ao final de um período de cinco anos, a proporção de jovens com ideação suicida que chegou a uma tentativa de suicídio foi de 60% entre os que tinham um plano de como fazê-lo, contra 20% entre os que não o tinham. Ansiedade, agitação e impulsividade foram fatores preditores para a tentativa de suicídio. A maioria das transições de ideação para plano (63%) e de plano para tentativa (86%) ocorreu dentro do período de um ano de seguimento.[264]

---

* No Estudo Multicêntrico de Prevenção do Comportamento Suicida (SUPRE-MISS, OMS) realizado em Campinas, as prevalências de ideação, plano e tentativa de suicídio, na subamostra de 14 a 29 anos de idade, foram, respectivamente 16%, 2% e 2%.[94]

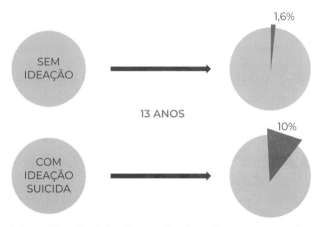

FIGURA 4.2 | **Ideação suicida implica maior risco de futura tentativa de suicídio.**
Fonte: Baseada em Kuo e colaboradores.[244]

Ressalte-se que os dois estudos de seguimento aqui abordados fizeram estimativas de transição para *tentativas* de suicídio, e não para suicídio. De modo geral, a intensidade e a duração dos pensamentos suicidas parecem relacionar-se com a progressão para planos e tentativas de suicídio.[264] Ainda há, no entanto, incerteza a respeito da importância da ideação suicida como um consistente preditor de *suicídio*. Por ora, baseando-nos nos resultados de vários estudos, podemos fazer duas afirmações principais:

- A ideação suicida associa-se a um aumento considerável no risco de tentativas de suicídio e a um aumento discreto no risco de suicídio. Já o planejamento do suicídio implica risco elevado de morte.
- A presença de ideação suicida é, por si só, um importante sinal de sofrimento psíquico e exige atenção redobrada na avaliação clínica. Um transtorno psiquiátrico pode estar presente, necessitando de pronto reconhecimento e de tratamento adequado.

TENTATIVAS DE SUICÍDIO

No Apêndice 4.2, no fim deste capítulo, há informações condensadas sobre alguns estudos realizados no HC Unicamp com pessoas que tentaram o suicídio.

Vistas em conjunto, pessoas que sobrevivem a uma tentativa de suicídio diferem das que cometem o suicídio. As diferenças, no entanto, são de utilidade limitada na avaliação de casos individuais, podendo ser enganosas! Os dados da Tabela 4.1 refletem a influência, no grupo de tentativas de suicídio, de uma considerável proporção de casos com baixa intencionalidade suicida e uso de métodos menos letais.

Pacientes que fazem tentativas com métodos mais letais formam, estatisticamente, um grupo de maior risco de vir a se matar.[266] No entanto, qualquer ato de autoagressão – mesmo na ausência de intenção letal – implica maior risco de suicídio. A história de repetidas tentativas com baixa intencionalidade suicida e com baixa letalidade não deveria deixar o clínico tranquilo a respeito do baixo risco de um futuro suicídio.[267-269]

Tanto para os que tentam o suicídio pela primeira vez quanto para os reincidentes, o maior risco de morte encontra-se após o primeiro ano da tentativa.[270] Em um estudo de coorte retrospectiva que incluiu 807 tentativas de suicídio ocorridas entre 2003 e 2009 na microrregião de Barbacena (MG), houve 12

TABELA 4.1 | **Características diferenciais entre tentativas de suicídio e suicídio quando todos os casos são agrupados (ATENÇÃO: utilidade limitada em análise de casos individuais!)**

Característica	Tentativa de suicídio	Suicídio
Razão homens:mulheres	1:3	3:1
Fator predisponente	Impulsividade	Depressão
Fator precipitante	Conflito ou rompimento de relacionamento	Doença, perda importante
Afeto	Frustração raivosa	Desespero
Objetivo	Influenciar pessoas significativas	Cessação da dor psíquica
Método mais empregado	Não violento (dose excessiva de medicamentos)	Violento (enforcamento, arma de fogo, precipitação de altura)
Possibilidade de salvamento	Provável	Improvável

Fonte: Modificada de Bostwick e Rundell.[265]

(1,5%) suicídios. Isso representa uma taxa 15 vezes maior do que a observada na população. Dos casos de suicídio, 60% ocorreram no primeiro ano que se seguiu à tentativa-índice; 90%, no período de dois anos.[271]

Uma revisão de estudos de seguimento de pessoas que tentaram o suicídio mostra que, dentro de um período de quatro anos, 21% fazem nova tentativa, e 3,4% chegam ao suicídio.[272] Em períodos mais longos, a porcentagem de pessoas que se matam alcança 12%. Essa cifra representa um risco 38 vezes maior do que o encontrado na população geral, sendo superior ao risco de suicídio ligado a qualquer transtorno mental.[131,273]

Em síntese, após examinar um grande número de publicações, observamos que se produziu um panorama de fatores claramente associados ao suicídio, sem, no entanto, oferecer uma consolidação teórica para os achados. Para ser clinicamente útil, o conhecimento sobre fatores de risco e de proteção deveriam possibilitar um olhar mais profundo em relação ao comportamento suicida e adotar estratégias específicas de tratamento e de prevenção mais eficientes para subgrupos populacionais, ou mesmo para um indivíduo em particular:

> Ao olhar uma árvore, um cientista natural não deveria ficar constrangido por não conseguir prever quais folhas cairão primeiro no outono, ou o percurso exato que elas farão até que cheguem ao chão. É bem possível que vidas humanas tenham bastante a ver com essas folhas. Sabe-se muito pouco sobre cada folha, ou sobre uma vida em particular, baseando-se exclusivamente no conhecimento que temos de folhas em geral, de pessoas em geral, e sem que se proceda a um estudo detalhado, ideográfico, de cada caso. Ainda que o fizéssemos, continuaria sendo difícil saber como soprarão os ventos, de um dia para o outro.[274]

Apêndice 4.1
Paradoxo do gênero

Na segunda metade do século XIX, Émile Durkheim elaborou um estudo que culminou na publicação de um clássico da sociologia: *O suicídio*. Aí se encontra a observação de que "a aptidão das mulheres para a morte voluntária está longe de ser superior ou equivalente à do homem, do que se infere que o suicídio é uma manifestação essencialmente masculina".[6]

Ainda que tal "aptidão" não seja *essencialmente masculina,* vários estudos comprovaram a observação de Durkheim:[6] na grande maioria dos países, os suicídios são mais frequentes entre homens. Mulheres, no entanto, são as que mais expressam ideias de suicídio e que, com maior frequência, tentam tirar a própria vida. Muitas hipóteses fomentam os debates em torno desse fenômeno, que ficou conhecido como o *paradoxo do gênero* no comportamento suicida.[275]

Durkheim[6] se ocupou de taxas de suicídio de alguns países europeus. Desconhecia-se o que ocorrera na Índia e na China, onde, até o início do século XX, o número de suicídio de mulheres superava o de homens. Nesses países, por muitos séculos as mulheres se encontraram no centro de obrigações e expectativas sociais contrastantes. As viúvas indianas se atiravam à pira funerária ao lado do cadáver do marido, numa cerimônia conhecida pelo nome de *sati*. Na China, as viúvas se matavam após a morte do marido. Também o faziam as "solteiras fiéis", prometidas como esposa desde muito jovens em um acordo selado entre famílias, mas que não chegavam a se casar devido ao falecimento do noivo. Eram atos que obedeciam a valores e tradições culturais, em parte coagidos socialmente, em parte "honrosos" para a mulher suicida.[11]

Em algumas culturas, as desigualdades que as mulheres enfrentam, na sociedade e no ambiente familiar, aumentam o risco de suicídio. Na China, por exemplo, as expectativas socioculturais e familiares quanto ao papel da mulher, ou de sua posição na família e na sociedade, relacionam-se a maior taxa de suicídio entre mulheres.[276] Na zona rural, por exemplo, por longos anos a taxa de suicídio de mulheres jovens foi maior do que a de homens. Dados mais recentes indicam que essa predominância deixou de existir, e as taxas masculinas predominam levemente em relação às femininas.[69,277]

Em geral, homens usam métodos mais violentos e mais letais em suas tentativas de suicídio. Quando sobrevivem, o risco de um futuro suicídio é maior do que o observado em mulheres.[278] Porém, há críticas em relação a essa visão, que considera, implicitamente, que mulheres são menos capazes de se matar.[275] Em contrapartida, nos Estados Unidos, as mulheres estão tendo mais acesso a armas de fogo, usando-as para esse fim.[279]

A menor ocorrência de suicídio entre mulheres pode ser atribuída à baixa prevalência de alcoolismo, à religiosidade, às atitudes mais flexíveis e ao desempenho dos papéis sociais que lhe são peculiares. Quando deprimidas, as mulheres procuram mais ajuda, buscam tratamento. Já o desempenho do papel masculino envolve comportamentos mais agressivos e competitivos. Muitos homens associam a velhice à falência do papel tradicional de provedor, retraindo-se socialmente, deprimindo-se.[216]

Homens procuram menos ajuda quando deprimidos, como mostrou um estudo realizado na ilha de Gotland, na Suécia. Após a implantação de um cuidadoso programa de prevenção, a maior frequência de diagnóstico e tratamento da depressão associou-se ao decréscimo na mortalidade por suicídio. No entanto, os suicídios que continuavam a ocorrer eram de homens deprimidos que não estavam vinculados ao sistema de saúde local.[280,281]

Homens abusam mais de bebidas alcoólicas, especialmente quando deprimidos, podendo ficar mais impulsivos e violentos. Em algumas culturas, a embriaguez em resposta a uma frustração é a alternativa preferível à tentativa de suicídio por ingestão de excesso de medicamentos. Essa última opção seria mais aceitável e julgada de forma menos pejorativa no caso de uma mulher.[282] Justamente por isso, e por se abrirem, as mulheres são mais propensas, em inquéritos populacionais, a revelar a um pesquisador que já tentaram o suicídio, o que é mais difícil para um homem.

Homens e mulheres tendem a adotar comportamentos autodestrutivos que são congruentes com as peculiaridades de cada gênero, entendendo-se *gênero* como um construto influenciado pelas diferenças de poder entre os sexos.[282-284] Em países onde as taxas de suicídio feminino são baixas, o agravo é percebido como um comportamento masculino, atribuindo-se, para sua execução, um grau de energia e coragem somente encontrado nos homens. As tentativas de suicídio são consideradas femininas, e as mulheres, vistas como incapazes de efetivar o ato suicida.[285]

Mesmo em sociedades em que os suicídios de homens e de mulheres têm taxas semelhantes, os atos são vistos de forma dicotômica, relacionados, respectivamente, com força e fraqueza.[286,287] A esse respeito, é importante destacar que a violência doméstica e o abuso físico perpetrado contra mulheres associam-se ao aumento da ideação e da tentativa de suicídio.[94]

Tendências macroeconômicas, como desemprego e expectativa em relação à economia e ao consumo, também influenciam as taxas de suicídio, com efeitos distintos sobre homens e mulheres.[288] O trabalho, ao promover integração social e autonomia, é um fator de proteção para ambos os sexos. Todavia, a absorção feminina na força de trabalho pode representar sobrecarga para as mulheres e, em consequência, aumento do risco de depressão e suicídio.[285]

Apêndice 4.2

Tentativas de suicídio no HC Unicamp

DIFERENÇAS DE GÊNERO

Em um estudo derivado do SUPRE-MISS, da OMS, 212 pessoas atendidas no pronto-socorro do HC Unicamp devido à tentativa de suicídio passaram por uma avaliação clínica pormenorizada, feita por meio de questionários e escalas padronizadas. Metade dessas pessoas eram adultos jovens (25 a 44 anos), e 68% eram do sexo feminino.[284]

As mulheres tinham mais transtornos do humor, principalmente depressão (54 *versus* 32%); os homens, mais transtornos mentais por uso de substâncias psicoativas, especialmente álcool (31 *versus* 7%). As mulheres, mais frequentemente do que os homens, haviam sofrido abuso físico ou sexual (26 *versus* 8%), já haviam tentado o suicídio anteriormente (58 *versus* 35%), procuraram tratamento psiquiátrico (50 *versus* 34%) e frequentavam cultos religiosos (45 *versus* 23%). As tentativas de suicídio das mulheres foram, em sua maioria, por ingestão excessiva de medicamentos e envolveram menor risco de morte do que as dos homens (28 *versus* 48%).[284]

UM SUBGRUPO DE REPETIDORES

De modo geral, 30% das pessoas atendidas no pronto-socorro em decorrência de uma tentativa de suicídio já o haviam tentado por pelo menos três vezes. Esse grupo de *repetidores* guarda certas características em comum: são pessoas jovens, que vivem sem um parceiro afetivo, moram sozinhas e são desfavorecidas economicamente. Sofrem, com mais frequência, de depressão, abusam de substâncias psicoativas e têm traço de personalidade impulsiva/agressiva. Em geral, há história de abuso sexual.[284]

Em outro estudo derivado do SUPRE-MISS, 102 indivíduos que tentaram o suicídio pela primeira vez foram comparados a 61 indivíduos que haviam tido pelo menos três tentativas prévias. Encontrou-se maior prevalência de mulheres entre os *repetidores* (83,6 *versus* 56,8%). Os resultados da análise multivariada reforçam a ideia de uma combinação de fatores associados à repetição de tentativas de suicídio: sexo feminino, adulto jovem (25 a 44 anos), pior situação ocupacional, disfunção no desempenho de papéis sociais.[267]

TRÊS GRUPOS DISTINTOS ENTRE OS CASOS INTERNADOS POR TENTATIVA DE SUICÍDIO

Um questionário padronizado e escalas psicométricas que mensuram o grau de intencionalidade suicida e o grau de letalidade foram utilizados para avaliar 121 pacientes (78 homens e 43 mulheres) internados por tentativa de suicídio em enfermarias clínicas e cirúrgicas do HC Unicamp.[289]

Ainda que mais mulheres do que homens tentem o suicídio, o predomínio de homens (64%) no total dessa amostra deve-se, provavelmente, ao fato de termos incluído os casos mais graves, que, após avaliação inicial feita no pronto-socorro, foram encaminhados para internação em uma das enfermarias do hospital.[289]

A pergunta motivadora desse estudo foi: será que podemos encontrar, entre essas pessoas, perfis clínicos distintos? A análise de agrupamento, um procedimento estatístico, mostrou que sim, e suas características encontram-se na tabela da próxima página.[289]

Três grupos de pacientes foram identificados:

- 43 sujeitos (maioria de sexo feminino) que utilizaram como principal método o envenenamento com medicação. Este grupo caracterizou-se por apresentar menor intencionalidade suicida e maior impulsividade na tentativa de suicídio;
- 53 sujeitos (maioria do sexo masculino) que tomaram pesticidas e apresentaram graus moderados de letalidade e de intencionalidade suicida;
- 17 sujeitos (predominantemente do sexo masculino) que valeram-se de métodos mais violentos e que apresentaram maior grau de letalidade e de intencionalidade suicida.

Entre as pessoas que tentam o suicídio, há subgrupos com características sociodemográficas e perfis clínicos distintos. Isso deve ser levado em conta quando da elaboração de estratégias de prevenção.

	Impulsivo-ambivalente (n = 43)	Intencionalidade moderada (n = 53)	Alto risco suicida (n = 17)
Sexo masculino	5%	98%	94%
Idade (anos)	33	30	43
Método utilizado	Ingestão de venenos ou excesso de medicamentos	Ingestão de venenos ou excesso de medicamentos	Arma branca ou de fogo Precipitação de altura
Duas ou mais tentativas prévias	21%	8%	12%
Intencionalidade suicida	15	18	20
Risco de vida	Baixo	Médio	Elevado
Dias de internação	8	9	17

Fonte: Elaborada com base em Rapeli e Botega.[289]

ABANDONO DO TRATAMENTO AMBULATORIAL

No início da década de 1990, estávamos atendendo muitos casos de tentativa de suicídio no pronto-socorro. Queríamos ter uma melhor ideia de quem eram essas pessoas e de como revê-las e acompanhá-las no ambulatório do hospital. Montamos, então, um programa de atendimento para esses pacientes, incluindo a constituição de uma equipe multidisciplinar e estratégias potencialmente facilitadoras do tratamento ambulatorial (agendamento de consulta dentro de uma semana, viabilização de passagem de ônibus, entre outros recursos).[290]

A adesão ao tratamento foi verificada após três meses da tentativa. No período do estudo, foram atendidos 156 casos de tentativa de suicídio no pronto-socorro (70% de mulheres; dois terços dos casos com menos de 30 anos de idade). A maioria das tentativas tinha sido impulsiva, com baixa intencionalidade suicida. Em 60%, houve ingestão excessiva de medicamentos e, em 20%, autoenvenenamento. A maioria (70%) havia tido um desentendimento com uma pessoa próxima que desencadeou a tentativa de suicídio. O índice de comparecimento à primeira consulta ambulatorial foi de 55%.[290]

Após três meses, a taxa de abandono do tratamento chegou a 59%. Quem continuava conosco eram pessoas acometidas por transtornos psiquiátricos de maior gravidade. A falta de adesão ao tratamento era um problema complexo. Por um lado, havia a baixa motivação e as dificuldades (reais e subjetivas) dos pacientes. Por outro lado, era preciso aprimorar nossas estratégias, capacitar--nos para a abordagem da crise suicida e de seus condicionantes.[290]

Capítulo 5

Transtornos mentais

Transtorno mental e história de tentativas de suicídio são os principais fatores de risco para o suicídio. A depressão, o transtorno bipolar, a dependência de álcool ou de outras drogas psicoativas, bem como a esquizofrenia e certos transtornos da personalidade (com características de impulsividade, agressividade, labilidade), são as condições que mais predispõem ao ato. O diagnóstico tardio, a carência de serviços de atenção à saúde mental e a inadequação do tratamento agravam a evolução dessas condições e, em consequência, o risco de suicídio. Apresentamos, neste capítulo, uma visão geral, psiquiátrica, sobre esses transtornos mentais e algumas *ferramentas* que têm se mostrado úteis, tanto para ampliar a visão clínica inicial quanto para mensurar sintomas ao longo do tratamento. Linhas gerais do tratamento psiquiátrico são abordadas no Capítulo 10, "Mantendo o paciente estável".

Informações sobre o quadro psiquiátrico de pessoas que morrem por suicídio originam-se de três fontes principais. Primeiramente, da experiência clínica e dos dados registrados no prontuário de um indivíduo que, antes do suicídio, estava sendo acompanhado por um profissional de saúde. Em segundo lugar, de casos de tentativa de suicídio em que a morte esteve muito próxima, mas não chegou a ocorrer. Essas pessoas podem fornecer informações preciosas sobre o estado mental que antecedeu sua quase morte. Por fim, há uma estratégia de pesquisa que coleta, de forma padronizada, uma série de informações sobre a pessoa falecida, denominada *necropsia* (ou *autópsia*, como também se fala) *psicológica*, e que é explicada no Quadro 5.1.

Estudos de necropsia psicológica indicam que pelo menos 90% dos suicídios associam-se a um transtorno mental. Estudos mais recentes, que usaram ou-

QUADRO 5.1 | **O que é necropsia psicológica?**

A causa de morte, determinada por exame toxicológico ou pelo médico legista, pode ser clara e precisa, mas o modo da morte pode ser duvidoso: acidental, homicídio, suicídio? O essencial no suicídio é a intenção de autodestruir-se, e essa intenção pertence ao domínio psicológico. No fim da década de 1950, nos Estados Unidos, psiquiatras do Centro de Prevenção de Suicídio de Los Angeles passaram a assessorar os legistas com o intuito de registrar com maior precisão, nos certificados de óbito, os casos de suicídio. Posteriormente, a estratégia utilizada por esses primeiros psiquiatras difundiu-se entre pesquisadores, agora com a finalidade de conhecer melhor o processo que conduz algumas pessoas ao suicídio.

A *necropsia psicológica* procura reconstruir a biografia da pessoa falecida, valendo-se de registros pessoais por ela deixados (textos, cartas, mensagens, postagens), de entrevistas com informantes (familiares, amigos, colegas, professores, médicos) e de outros documentos (acadêmicos, profissionais, policiais, hospitalares, auto de necropsia). Os profissionais que conduzem a necropsia psicológica devem ser experientes, a fim de lidar com a emergência dos sentimentos que afloram durante as entrevistas realizadas com pessoas próximas ao falecido.

A Entrevista Semiestruturada para Necropsia Psicológica (ESAP) e o Formulário para a Tomada de Decisão (FTD) foram desenvolvidos em nosso meio com o intuito de padronizar o conteúdo das entrevistas e de testar se diferentes entrevistadores chegariam a conclusões semelhantes. As seções que constam da ESAP são: identificação do falecido e dos informantes, avaliação dos estressores em diferentes áreas da vida, fatores precipitantes, avaliação da motivação para morrer (problemas psicossociais, funcionamento social, características da personalidade, história familiar), avaliação da letalidade e avaliação da intencionalidade (intenção ou desejo de morrer, planejamento).

Na testagem da ESAP e do FTD, foram entrevistadas 42 pessoas, relacionadas a 21 casos de suicídio ocorridos na região metropolitana de Porto Alegre. O material resultante, incluindo dados do inquérito policial, foi submetido a quatro avaliadores independentes. De modo geral, houve concordância final em relação aos precipitadores, aos motivadores e à intencionalidade dos suicídios.

Fonte: Com base em Werlang e Botega.[291-293]

tros métodos de avaliação, confirmam a forte associação entre transtorno mental e suicídio, mas em menor porcentagem, em torno de 50%.[294-296]

Uma revisão de 31 artigos científicos publicados entre 1959 e 2001 – a maioria de quatro países do hemisfério norte – englobando 15.629 suicídios, demonstrou que em 97% dos casos caberia um diagnóstico de transtorno mental à época do ato fatal.* Transtornos do humor (como a depressão e o transtorno bipolar), dependência de álcool ou de outras drogas psicoativas, transtornos da personalidade e esquizofrenia foram os transtornos mentais mais encontrados em casos de suicídio. A comorbidade de transtornos do humor com transtornos por uso de substâncias (predominantemente depressão e alcoolismo) foi a mais frequente em todos os registros em que havia mais de um diagnóstico. A Figura 5.1 condensa os resultados dessa revisão.[132]

É importante ressaltar que os resultados de estudos retrospectivos, entre os quais se incluem os de necropsia psicológica, variam, também, segundo as definições metodológicas adotadas, entre as quais, como se determina a psicopatologia, tipo de informante, quanto tempo após a morte, viés de lembranças dos acontecimentos.

Há indicações de que, em vários países asiáticos (como China, Índia, Sri Lanka e Vietnã), a associação entre suicídio e doença mental seja menor. Em necropsias psicológicas realizadas na zona rural da China, por exemplo, traços de impulsividade, e não um diagnóstico psiquiátrico formal, são fatores mais frequentes e mais decisivos para o suicídio.[297]

Uma recente metanálise de artigos científicos determinou os risco relativo (RR) de ocorrência de um suicídio para certos transtornos mentais. Por risco relativo pode-se entender quantas vezes mais chances é provável a ocorrência de um suicídio, em comparação com a população geral: depressão (*major depression*), 7,6; distimia, 4,1; transtornos ansiosos, 4,9; transtorno bipolar, 6; esquizofrenia, 6.[298]

Em síntese, esses grandes estudos internacionais, bem como estudos de necropsia psicológica realizados no Brasil confirmam um elo consistente entre dois grupos de fenômenos: comportamento suicida e doença mental.[291,299,300]

De modo geral, os estudos de revisão fornecem uma ideia do risco de suicídio segundo categorias diagnósticas. Não se trata, obviamente, de afirmar que todo suicídio relaciona-se a uma doença mental. Entretanto, não se pode fugir da constatação de que uma doença mental aumenta a vulnerabilidade e está presente na maioria dos casos de suicídio.[134,240,298]

---

* Muito provavelmente, foi a leitura e a interpretação apressadas dos resultados desse estudo que levou muitos, no Brasil, a afirmarem que "90% dos suicídios podem ser evitados". Como se, ao provermos tratamento psiquiátrico a *todos* os doentes mentais, pudéssemos evitar suicídios. O tratamento adequado de um transtorno mental é um recurso valioso para evitar uma parcela de suicídios, mas não todos. O estudo de Bertolote e Fleischmann[132] é retrospectivo e descritivo. Ele não nos informa sobre risco de morte por categoria diagnóstica, nem quantos suicídios poderiam ser evitados.

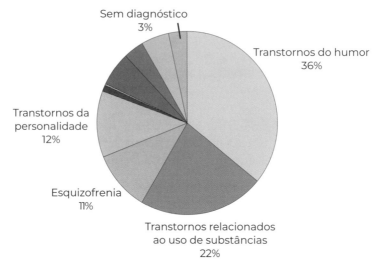

FIGURA 5.1 | **Transtornos mentais associados ao suicídio.**
Fonte: Com base em Bertolote e Fleischmann.[132]

No entanto, é importante lembrar que a grande maioria das pessoas acometidas por uma doença mental não se mata, uma vez que vários fatores se combinam para levar uma pessoa ao suicídio. Entre eles, a gravidade da doença mental, bem como o acesso a serviços de saúde mental e a qualidade do tratamento recebido.

DEPRESSÃO

A depressão é um doença frequente, que impacta gravemente as pessoas adoentadas, suas famílias e a comunidade, em termos psicológicos, sociais e econômicos, além de levar à mortalidade precoce. Em termos globais, é a doença mental que traz maior ônus para a sociedade.* No entanto, ainda é pouco compreendida, não recebe a devida atenção e chega a ser negligenciada. Muitos a confundem com mais um dos estados corriqueiros pelos quais todo mundo

---

* Ver a discussão sobre DALY (*disability adjusted lost years*, anos perdidos/vividos com incapacidade) no Capítulo 2, "Magnitude".

passa, como fases de tristeza, desmotivação e cansaço. Na verdade, não é bem assim. A depressão é bem diferente de uma tristeza passageira; é uma doença grave, que paralisa a pessoa.[301,302]

Ao longo de 12 meses, aproximadamente 5% das pessoas têm depressão.[303] Se considerarmos uma faixa de tempo maior, essa porcentagem aumenta, como exemplifica uma pesquisa realizada na cidade de São Paulo que avaliou uma amostra de 1.464 pessoas da população geral. Para determinar casos de depressão, utilizou-se um questionário detalhado, que possibilitava o diagnóstico de depressão maior (do inglês, *major depression*, um quadro clínico mais grave). Casos mais leves não foram incluídos). Uma em cada seis pessoas (17%) já havia tido pelo menos um episódio depressivo (*major depression*) ao longo da vida.[304]

A depressão tem um caráter recorrente: após um primeiro episódio depressivo, o risco de um segundo é de 50%; após um segundo episódio, de 70 a 80% para um terceiro; a partir de então, a probabilidade de recorrência aproxima-se de 100%.[301]

O suicídio é a consequência mais trágica da depressão. Estima-se que metade deles se associa a um transtorno do humor, seja ele depressão ou transtorno bipolar.[134] A mortalidade por suicídio varia segundo alguns contextos: é maior em pacientes internados por depressão, quando já houve tentativa anterior, quando há ansiedade intensa, em casos de ideação suicida e em idosos que, em grande proporção, vivenciam sintomas psicóticos.[134,305]

Comumente, a depressão aparece combinada a outras condições mentais que agravam o risco de suicídio, como impulsividade, agressividade, abuso e dependência de substâncias psicoativas e transtornos da personalidade do grupo B.

A chamada *depressão ansiosa* implica, a curto prazo, maior risco. A consequência clínica dessas informações para o manejo da crise suicida é clara: além do tratamento específico da depressão, deve-se atentar precocemente para a diminuição da ansiedade e da insônia, fatores de risco plenamente modificáveis por um tratamento adequado, que inclua recursos farmacológicos e comportamentais.

O suicídio é um ato que requer capacidade de organização e iniciativa. Um período de especial risco é o início do tratamento com antidepressivos, quando a ativação (energia, motivação) pode melhorar antes dos sintomas cognitivos (que podem incluir ideação suicida). Nessa fase, a atenção tem que ser redobrada, pois o paciente já tem condições de agir de acordo com seus pensamentos e plano suicidas.

Diagnóstico

Aqui, abordamos o primeiro de três equívocos que as pessoas, e até mesmo alguns profissionais da saúde, incorrem com frequência em relação à depressão

– o do diagnóstico. No Capítulo 10, "Manter o paciente estável", abordamos os outros dois. Os três equívocos são:

- chamar de tristeza um quadro depressivo intenso, estável e duradouro;
- crença de que o esforço pessoal consegue vencer a depressão;
- descumprimento de regras básicas do tratamento farmacológico.

A depressão é uma *doença*. Ela tem bases biológicas cada vez mais esclarecidas. A hereditariedade tem um peso determinante, e vários membros de uma família podem ser acometidos pelo problema. Mesmo pessoas que sempre foram dinâmicas, alegres e otimistas têm depressão. Não são apenas os indivíduos mais *frágeis* que ficam deprimidos.

A depressão é de natureza distinta da tristeza ou do desânimo que sentimos naturalmente em alguns momentos da vida. A Tabela 5.1 procura diferenciá-la da tristeza. Em algumas situações, a distinção é difícil de ser feita, como quando um período de luto se estende além do esperado. A esse respeito, é importante lembrar que, quando a gravidade e o impacto dos sintomas são consideráveis, deve-se iniciar um antidepressivo, ainda que possamos *compreender* o que desencadeou a depressão. Em muitas situações em que inicialmente

TABELA 5.1 | **Algumas características diferenciais entre tristeza e depressão**

Característica	Tristeza	Depressão
Duração	Horas a dias	Semanas a meses
Perda afetiva	Presente	Geralmente ausente
Autoestima	Preservada	Muito comprometida
Sentir-se inútil	Ausente	Presente
Desempenho em tarefas cotidianas	Geralmente preservado	Muito comprometido
Às vezes consegue se animar	Geralmente sim	Nunca
Sintomas corporais	Mínimos	Graves
Retardo psicomotor	Leve ou ausente	Geralmente presente
Ideia de suicídio	Improvável	Comum

recomendaríamos uma psicoterapia, a gravidade clínica leva-nos a decidir pela introdução de um medicamento.

A depressão – como uma doença – tem várias faces. Algumas características chamam mais a atenção; outras, menos. Pode, ainda, se associar a outras patologias e permanecer camuflada sob um quadro clínico variável, que depende das circunstâncias e da personalidade.

O conciso panorama de perfis sintomatológicos que se segue mostra como a depressão tem várias faces. Há, para ilustrar, pequenos relatos de pacientes.[302] De acordo com o perfil sintomatológico predominante, a depressão recebe distintas adjetivações e, principalmente, responde melhor a um tipo específico de antidepressivo.

Para algumas pessoas, o marcante da depressão não é a tristeza; é a angustiante sensação de vazio, de falta de sentido e de ausência de sentimentos. Quando a personalidade é ansiosa e energética, a depressão faz a tonalidade do humor saltar para a irritabilidade. Antes alegre e positiva, a pessoa vai ficando intolerante, rude e mesmo mal-educada. Costumamos chamar de *disforia* essa apresentação da depressão em que há acentuada irritabilidade, como no relato a seguir:

> "De pavio curto, doutor?! Pior! No meu caso, acho que nem tem mais o pavio. Como se diz, estou irritado até com minha sombra. Imagine que ando tratando mal meus clientes, quero sair correndo do escritório. Tornou-se um fardo sorrir e ser gentil. Tenho essa aspereza [...] Estranho, pois nunca fui assim [...] Também nunca fui de gritar com as crianças, como agora [...]"

Para algumas pessoas, o que marca é uma sensação de anestesiamento emocional. Há uma estranheza de si e do mundo, falta sentido para as coisas. Esses sentimentos costumam ser angustiantes e podem levar ao desespero:

> "Sinto que morri por dentro, sinto esse vazio logo que acordo de madrugada. Olho pras coisas ao meu redor e elas perderam o sentido [...] Hoje de manhã tentei me distrair, mas não consegui. Nada conseguia me acalmar, eu simplesmente não sabia o que fazer com meu corpo e com a minha cabeça. Perdi o controle sobre mim mesma. Um desespero [...] eu faria qualquer coisa pra acabar com aquilo! Então cheguei duas horas antes da consulta, só para ficar conversando com a secretária e não fazer uma besteira [...]"

A depressão tira a motivação e a alegria de viver, afetando a capacidade de sentir prazer ao fazer coisas que antes traziam satisfação e alegria. Esse sintoma é denominado *anedonia*. Nem os pequenos prazeres dos atos corriqueiros resistem à doença. A vovó simpática, que exultava ao reunir os netos no café da tarde, agora lamenta:

> "Não quero mais ver gente em casa. Quando toca a campainha e percebo que são eles, me sobe um arrepio. Então me esforço, ponho a mesa [...] Continuo fazendo, mas não é a mesma coisa. Preferia estar só no meu canto, quietinha. Será que eu deixei de amá-los? Ai, que vergonha, doutor! O senhor deve estar me achando uma avó desnaturada [...]!"

A depressão afeta a capacidade de realizar tarefas que exigem esforço intelectual. A sensação é de que existe um bloqueio mental. Fica difícil se concentrar, memorizar, raciocinar, tomar decisões. Por causa da depressão, a capacidade de iniciar ações e de se adaptar a novas situações também fica bloqueada. A pessoa se sente indecisa e sobrecarregada, tende a adiar tudo o que puder, como ilustra o relato a seguir:

> "Não consigo prestar atenção, ler um texto sem me perder. A memória, então [...] Antes, tudo que eu tinha que fazer, eu tirava de letra! Sabe aquilo de fazer dez coisas ao mesmo tempo?! Pois isso era eu! Agora estou sempre com medo, adiando tudo, parece que eu vou tomar a decisão errada..."

Em adolescentes, a depressão é um estado mais duradouro do que a instabilidade emocional que pode acompanhar essa fase da vida. A doença envolve mudança persistente de comportamento, retraimento social, crises de raiva, mau desempenho escolar e pensamentos de morte. Não é raro que o problema se revele no abuso de álcool e de outras drogas psicoativas. Em geral, os sintomas depressivos vêm em meio a vários conflitos. Não bastarão os antidepressivos; a psicoterapia será imprescindível:

> "Estou no terceiro ano de cursinho e não tô legal [...] Também, por que fui querer medicina [...]?! Faz duas semanas que não vou às aulas, não consigo acordar [...] Tenho medo de dormir e estou trocando o dia pela noite [...] Em março tive que mudar de unidade, por causa do *bullying*, rompi com os amigos [...]
>
> Passo o tempo todo no quarto, não saio nem pra ir ao cinema. Outro dia fui a um barzinho e, depois de cinco minutos lá, tive que sair pra chorar. Me sinto um fracasso, é isso, e ninguém tá nem aí comigo! Me excluo e me excluem [...]

> O pior é que sou perfeccionista, me culpo por tudo que não consigo cumprir. Daí, o medo do fracasso, eu nem tento. Não assumo responsabilidades, parece que eu não vou chegar a lugar nenhum [...] Meus pais dizem que estou assim pra chamar atenção, por pirraça. Mas não tá no meu controle..."

A depressão não é uma consequência natural do envelhecimento, como muitas pessoas podem pensar. Em idosos, a doença se manifesta, caracteristicamente, com tendência ao isolamento, diminuição da interação social e fadiga excessiva. A perda de peso é quase uma constante:

> "Estou lutando com essa dor nas costas e essa tontura. Já fui a neuro, otorrino [...] Fiz eletroencefalograma, otoneurológico, ressonância da cabeça e da coluna [...] Tudo normal. Também me amarga demais a boca, sinto um inchaço na boca do estômago, não faz digestão [...] A comida não tem paladar, emagreci sete quilos. Perdi a coragem pra cozinhar, bordar e não tô podendo com muita conversa. Estou desanimada até pra atender o telefone, 'fala que eu não estou [...]!'. Estou irreconhecível, doutor, não me cuido mais, eu que era de até três banhos por dia!"

Em idosos, é comum o surgimento de vários sintomas corporais que não se explicam nem melhoram com os recursos usuais. Esses sintomas somáticos podem mascarar a depressão, retardando o diagnóstico e o tratamento. Antigamente, chamava-se essa circunstância de *depressão mascarada*.

Outra forma frequente de apresentação da depressão em idosos é a chamada *depressão vascular*, associada a pequenas lesões vasculares confluentes e, consequentemente, isquemia, em regiões cerebrais que modulam o humor. No quadro clínico, são marcantes a ausência de um histórico de depressão, a lentificação psicomotora, as alterações cognitivas, a apatia e a incapacidade funcional. A ideação depressiva é menos proeminente.

A *depressão melancólica* é a forma de apresentação clínica da doença que melhor responde ao tratamento com antidepressivos.[306] Ela é mais grave, com falta de motivação e de energia. Há marcante lentificação psicomotora, que se expressa na aparência facial, nos gestos e no andar. Costuma haver um ritmo característico ao longo do dia – ritmo circadiano – com insônia na madrugada e piora dos sintomas no período da manhã. São frequentes os pensamentos de autoacusação e de culpa e, ocasionalmente, a ideação suicida. Por causa do início relativamente rápido e da ausência de fator desencadeante externo, essa forma de depressão também já foi chamada de depressão endógena – que nasce dentro –, querendo-se dizer, com isso, que há uma determinação biológica.

Até a década de 1980, a depressão endógena era contraposta à depressão neurótica, não vinculada ao biológico, mas a conflitos inconscientes que recebiam um entendimento psicanalítico. A partir da nova classificação de doenças mentais promovida pela American Psychiatric Association, essa distinção deixou de ser feita, e criou-se um termo por demais abarcante: *major depression*.[307]

Na grande maioria das vezes, a depressão provoca perda do apetite e emagrecimento, bem como insônia. Há casos, entretanto, em que a pessoa deprimida passa a comer mais e a ganhar peso. Nesses casos de depressão atípica, também há sonolência diurna, piora vespertina, sensação de peso nos membros e humor mais facilmente irritável e reativo ao que se passa no meio ambiente.

Em alguns casos, a depressão tem um caráter cíclico. Em regiões do planeta onde há menor incidência de luz solar durante o inverno, observam-se as chamadas *depressões sazonais*. Um recurso de tratamento, nesses casos, é a fototerapia, em que o paciente é submetido a períodos sequenciais de exposição à luz artificial.

O caráter cíclico de sintomas depressivos também se observa ao longo do ciclo menstrual. Em algumas mulheres, há casos em que os sintomas emocionais ficam tão exacerbados, que o fenômeno deixa de ser considerado normal e passa a ser denominado *transtorno disfórico pré-menstrual*, uma das atuais categorias diagnósticas dos transtornos depressivos:

> "Doutor, preciso de ajuda! Estou machucando as pessoas, machucando muito...! Semana passada meu diretor veio conversar comigo. Não vão me promover! Reconhecem meu trabalho, mas não vão me dar o cargo de gerente, pois meu relacionamento com a equipe é instável e impulsivo. É isso aí, instável e impulsiva. E faço as pessoas chorarem, ele também me disse isso. Me sinto injustiçada, porque não é o tempo todo assim; é só na minha TPM.
>
> Todo mês é a mesma coisa, aqueles dias em que parece que tô puxando corrente. Fico pra baixo e sem energia. Nada parece fazer sentido. Se tento viver, piora [...] Ao mesmo tempo, qualquer coisinha, e viro um bicho! Não tolero ver coisa que não funciona, gente songamonga por perto [...] Tudo me irrita, perco o controle. Vontade de bater nas pessoas, destruir tudo em minha frente... Na verdade, nesses dias eu não quero ver ninguém! Aí tenho que reconhecer que meu chefe agiu certo. Não dá mesmo pra gerenciar ninguém e nada! Eu mesma não me gerencio!
>
> Estou sentindo medo do meu poder de destruição, vou acabar matando alguém ou me matando. Ontem malhei um cinzeiro na testa do meu marido. Tô na TPM, lóóóó-giiii-coooo!. Discussão boba, coitado [...]! Aquele fuzuê [...]! A louca da casa, as crianças

> vendo e chorando, todo mundo pro pronto socorro, banco do carro ensanguentado, mais discussão no caminho do hospital... Teve que dar seis pontos. Ainda bem que não tem a lei João da Penha. Minha família e meu chefe iriam mandar me prender. Prisão cautelar uma vez por mês, toda TPM [...]"

Em relação ao surgimento cíclico de sintomas depressivos, temos que considerar o *transtorno afetivo bipolar*, em que fases de depressão se alternam com fases de humor eufórico, irritadiço e agressivo. A temática é abordada mais a frente.

Há formas muito graves de depressão, felizmente raras. Na *depressão psicótica*, há ideias delirantes, sobretudo de ruína e de perseguição. Na *Síndrome de Cotard*, há um peculiar delírio de ausência de órgãos corporais, que são tidos como mortos ou roubados. Nessas duas eventualidades, o humor deprimido distorce o juízo e provoca as convicções delirantes, como no caso a seguir:

> "O senhor Norberto, de 68 anos, era um cartorário aposentado que caiu em profunda depressão. Era um homem de compleição frágil e gestos inseguros, e o adoecimento tirou-lhe ainda mais a vitalidade. A depressão o havia aprisionado em medos delirantes. Estava convencido de que iria, junto com sua família, passar fome. Passou a exigir que a esposa reduzisse pela metade o tamanho dos bifes, guardando o excedente no freezer, à chave. Um dia a filha precisou tirá-lo do espaço que ficava sob o telhado da casa. Mantinha-se lá há três dias, ora escondido dos perseguidores imaginários, ora espreitando o movimento da rua. Ninguém iria lhes roubar a comida!"

No *estupor catatônico*, o paciente permanece deitado e estático, não reage a estímulos – sequer pisca -, perde o controle dos esfíncteres e deixa de se alimentar. Para essas formas graves de depressão, a eletroconvulsoterapia (ECT) é o tratamento mais rápido e eficaz .

A depressão tem apresentação distinta entre os sexos. Homens têm mais dificuldade do que as mulheres para admitir que não se sentem bem emocionalmente e que necessitam de ajuda. Podem se tornar mais calados, mal-humorados e irritadiços, mais propensos ao abuso de bebidas alcoólicas e crises de raiva quando contrariados. Essa é uma regra geral, com várias exceções, a depender da personalidade.

Até aqui abordamos diferentes facetas da depressão. No entanto, algumas pessoas deprimidas conseguem esconder seu sofrimento dentro de uma espécie de couraça. Com esforço se cuidam, batalham, não se mostram tristes. Tão somente um ou outro sinal sutil da depressão é revelado:

"Minhas lojas me exigem a maquiagem impecável e esse meu visual *fashion*. Incorporei isso! Recebo todo mundo bem, sempre sorrindo, o dia inteiro pulando de uma loja pra outra. Sabe aquela coisa de estar em dois lugares ao mesmo tempo? Essa sou eu! Tenho que animar a festa pra continuar a vender, o senhor sabe [...]! Ai [...], mas tem uma segunda cena nos meus dias: o shopping fechando, eu sozinha no meu carro, o choro no caminho pra casa [...] Chego, abro um vinho, lambisco alguma coisa e, quando me dou conta, estou semi-bêbada, sozinha naquele apartamento deserto [...]! Um desespeeeeero [...]! Enquanto tiro a maquiagem, a cara toda borrada, me olho no espelho e uma ideia não me sai da cabeça: por que você não se atira por aquela janela [...]?! Então choro, choro [...] e rezo, rezo, rezo [...] Meu Deus não me abandone!"

É como um *iceberg*: de longe, apenas um ponto de realce – um sintoma ou queixa. De perto, na profundidade, encontra-se todo um cortejo de sintomas depressivos submersos. É preciso reconhecer: nem sempre a presença da doença é rapidamente evidente.

O diagnóstico de depressão é clínico, feito segundo critérios operacionais. Não é passível de comprovação por meio de exames de imagem ou de testes-laboratoriais. Isso, para alguns pacientes e familiares, é difícil de ser aceito. O Quadro 5.2 traz os critérios de depressão maior do *Manual diagnóstico e estatístico de transtornos mentais*, 5ª edição (DSM-5), da American Psychiatric Association.[308] Acrescentamos sugestões de perguntas que podem ser formuladas ao paciente.

É útil mencionar que, além da apresentação clínica de depressão maior, condensada no Quadro 5.2, observa-se, com frequência, um conjunto de sintomas de menor gravidade, porém mais crônicos, ao qual se dá o nome de *distimia*, ou, segundo a última denominação do DSM-5, transtorno depressivo persistente.[308]

Visto de longe, o distímico parece uma personalidade mal-humorada; de perto, com a lupa da psicopatologia, um deprimido crônico que pode melhorar com um antidepressivo. Muitas vezes, outros problemas psiquiátricos se sobrepõem à distimia, como a ansiedade e o uso abusivo de álcool.

Em casos de comorbidade com outras doenças físicas, os sintomas cognitivos e afetivos, mais do que os sintomas somáticos, discriminam melhor o transtorno do humor. Com essa preocupação, foi desenvolvida a Escala Hospitalar de Ansiedade e Depressão (HADS – Hospital Anxiety and Depression Scale), uma escala de autopreenchimento com sete itens para ansiedade e sete para depressão (ver Anexo 5.1).[309] Não figuram itens como insônia, fadiga, taquicardia, anorexia, perda de peso ou outros que possam também ser sintomas de doenças físicas. A pontuação em cada subescala vai de 0 a 21.

QUADRO 5.2 | **Critérios diagnósticos do DSM-5 para transtorno depressivo maior e algumas perguntas exploratórias por nós sugeridas**

Sintomas	Perguntas exploratórias
• Cinco ou mais dos seguintes sintomas presentes de forma intensa e duradoura por, no mínimo, duas semanas. • Pelo menos um desses sintomas é humor deprimido ou perda de interesse/prazer.	
Humor deprimido	*Você se sente mais triste do que de costume?* *Tem a sensação de que a vida perdeu o sentido, o colorido?* *Não acha graça nas coisas, não consegue sorrir se lhe contam algo engraçado?* *Está mais emotivo(a)?* *Tem chorado mais, ou sentido como se fosse chorar?* *Alguma pessoa próxima comentou que você está diferente?* *Você se sente mais irritado(a), com o pavio curto?*
Anedonia (diminuição do interesse ou do prazer em atividades antes prazerosas)	*O que você costuma fazer com prazer quando tem um tempo para você?* *Poderia me dar exemplos de coisas de que sempre gostou?* *Tem feito isso ultimamente e sente o mesmo prazer de antes?* *Você se anima com as coisas boas que estão por acontecer?* *Tem gostado de sair, ver TV, ler, ouvir música...?* *Tem se interessado pelas coisas que estão acontecendo?* *Tem se encontrado com pessoas de quem gosta?* *Acha graça nas conversas?* *Tem reparado mudanças no interesse sexual?*
Diminuição ou aumento de peso/apetite	*Essa perda/ganho de peso é comum, ou você nunca esteve com o peso atual?*
Insônia ou hipersonia	*Você tem acordado mais cedo do que de costume e não consegue mais pegar no sono?*
Retardo psicomotor ou agitação	*Você se sente mais lento? É difícil até para se movimentar?* *Sente o corpo pesado?* *Está inquieto? Deixou de assistir a um filme inteiro ou a um jogo de futebol, pois não consegue permanecer sentado (e prestando atenção)?*

Continua

QUADRO 5.2 | **Critérios diagnósticos do DSM-5 para transtorno depressivo maior e algumas perguntas exploratórias por nós sugeridas**

Sintomas	Perguntas exploratórias
Fadiga ou perda da energia	*Está mais difícil fazer as coisas que fazia antes? Por exemplo...?* *Sente que lhe falta energia para fazer as coisas que sempre animaram você?*
Sentimentos de inutilidade ou culpa	*Você se sente uma pessoa útil (no trabalho, para alguém...)?* *Tem pensado muito em erros que cometeu?* *Tem ideias negativas que não lhe saem da cabeça?*
Dificuldade para pensar, concentrar-se, tomar decisões	*Está mais difícil para pensar, concentrar-se...?* *Sente segurança quando tem que decidir algo?* *Tem conseguido tomar decisões?*
Pensamentos de morte, incluindo ideação suicida	*Pensa que seria melhor morrer?* *Pensa em tirar a própria vida?* *O que esse pensamento provoca em você (mal-estar, indiferença, alívio)?* *São pensamentos passageiros ou duradouros?* *Você consegue afastar esses pensamentos de suicídio?* *Tem planejado como poderia se matar?*

- Os sintomas causam sofrimento e dificuldades significativas em várias áreas da vida: interpessoal, social, profissional, ou outras.
- O quadro clínico não é atribuível a efeitos de substâncias ou de outra doença não psiquiátrica.
- O quadro clínico não é mais bem explicado pela presença de certos transtornos psicóticos.

Observação: tais sintomas compõem o critério diagnóstico do DSM-5. Além desses, outros costumam estar presentes, como irritabilidade, intolerância, aumento da emotividade, ruminações excessivas, sensação de inadequação, choro fácil, explosões de raiva, sensação de vazio, diminuição da libido, falta de iniciativa, ruminação de pensamentos negativos, pessimismo, diminuição de cuidados com a higiene e a aparência física, retração social, desesperança, ritmo circadiano com piora dos sintomas no período da manhã, dores corporais difusas.

Fonte: Com base em American Psychiatric Association.[308]

A HAD tem sido amplamente utilizada tanto para rastrear o diagnóstico quanto para medir a gravidade da ansiedade e da depressão.[310] A versão em português foi validada em pacientes internados em uma enfermaria de clínica médica e em pacientes ambulatoriais e seus acompanhantes.[311,312] Em cada uma das subescalas, pontuações a partir de 8 são sugestivas de quadros de ansiedade ou de depressão. A escala HAD encontra-se no fim deste capítulo.

TRANSTORNO BIPOLAR

O transtorno bipolar afeta cerca de 1% da população. Se considerarmos as várias manifestações do que se considera espectro bipolar, temos por volta de 4% de pessoas afetadas.[313]

A hereditariedade tem considerável peso (80%) na determinação da doença. O transtorno caracteriza-se pela recorrência de episódios de elevação e de depressão do humor (Figura 5.2). Sem tratamento, os quadros de elevação do humor duram, em geral, de 6 a 12 semanas; os de depressão, de 12 a 24 semanas.[313,314,]

Não se trata apenas de altos e baixos do humor, com retorno à normalidade, mas de um processo patológico que inclui inflamação sistêmica e neurodegeneração. Quanto mais longos e frequentes os episódios da doença, maior o impac-

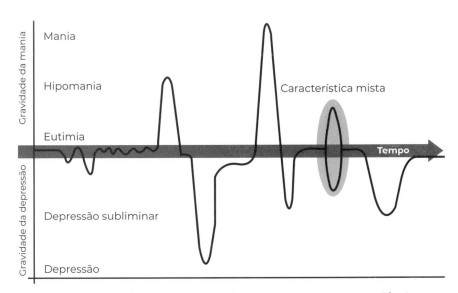

FIGURA 5.2 | **Possibilidades de oscilação do humor no transtorno bipolar**
Fonte: Com base em Gande e colaboradores.[313]

to na qualidade de vida e maior a mortalidade. Essa última ocorre em razão da frequente coincidência de outras doenças, bem como do suicídio.[313,314]

O risco de suicídio entre pacientes com transtorno bipolar é de 5%, 10 vezes maior do que se observa na população geral. Ao longo da vida, entre 20 e 60%, dependendo do estudo, das pessoas acometidas pelo transtorno tentam o suicídio.[315,316] A letalidade das tentativas também é maior (um suicídio para cada 10 tentativas) do que na população geral (um para cada 20 tentativas).[317]

Algumas situações clínicas no transtorno bipolar associam-se a maior risco de suicídio, como alta hospitalar recente, tentativa nos últimos cinco anos, abuso de álcool, períodos de transição de fases, estados mistos, fase depressiva com intensa ansiedade e inquietude motora.[315,316]

Diagnóstico

O diagnóstico do transtorno bipolar é feito a partir de critérios clínicos. Não há um marcador biológico para definir, por meio de exame laboratorial ou imagem cerebral, a presença da doença. Além de uma ou mais fases de depressão, deve haver a ocorrência de, pelo menos, um episódio de mania ou hipomania ao longo da vida.[308] O Quadro 5.3 apresenta as definições de mania e de hipomania.

Nos casos mais graves de mania, costuma haver o surgimento de sintomas psicóticos congruentes com a elevação do humor: ideias de grandiosidade, megalomania e messianismo. Às vezes o delírio maníaco envolve ideias de ser invejado e perseguido por inimigos.[313]

Algumas particularidades que cercam o diagnóstico merecem consideração. Em geral, os pacientes que sofrem de transtorno bipolar passam muito mais tempo deprimidos do que na fase eufórica/irritada. Além disso, antes do primeiro episódio de elevação do humor, pode haver vários períodos de depressão.

Os longos períodos de depressão podem confundir o médico, que diagnostica e trata esses pacientes como deprimidos, e não como bipolares. Ademais, os episódios hipomaníacos podem passar despercebidos por médicos, pacientes ou familiares, retardando o diagnóstico. A coincidência de outros problemas psiquiátricos também dificulta o correto diagnóstico. Por exemplo, o abuso de álcool pode chamar mais a atenção do que a alteração de humor subjacente.

Em decorrência do exposto, uma parcela significativa de pessoas permanece sem o diagnóstico de transtorno bipolar e recebe, inadequadamente, o tratamento para depressão. Este último, além de não controlar a crise, pode desencadear e agravar novos episódios da doença. Tal situação leva os médicos a procurarem em seus pacientes acometidos por depressão sinais presuntivos de bipolaridade, como eventual incidência da doença em familiares, recorrências frequentes, episódios de elevação do humor induzidos por antidepressivos, re-

QUADRO 5.3 | **Quadros clínicos de mania e de hipomania**

Mania é uma expressão da psicopatologia que inclui, ao longo de pelo menos sete dias, uma combinação dos seguintes sintomas: elevação do humor (exaltação, alegria, euforia, irritabilidade, hostilidade); hiperatividade, com aumento da energia; diminuição da necessidade de sono; aceleração do pensamento, com muitas ideias e planos grandiosos; fala rápida, com pressão para falar, com frequentes mudanças de assunto; distraibilidade; ideias de grandeza, com autoestima e otimismo exagerados; desinibição e indiscrição; maior interesse sexual; impulsividade; gastos insensatos ou excessivos.

Hipomania é a forma mais branda da mania. Deve ter a duração mínima de quatro dias, segundo critérios do DSM-5, com humor anormal e persistentemente elevado, expansivo ou irritável e aumento anormal e duradouro da energia.

Fonte: Com base em American Psychiatric Association.[308]

sistência ao tratamento comum de depressão, história de tentativa de suicídio, início ou término relativamente agudo dos sintomas.

O transtorno bipolar clássico (tipo 1), com padrão característico de fases de elevação e de depressão do humor, não é o mais frequente na população. O conceito de transtorno bipolar tipo 2 desenvolveu-se a partir da década de 1970 e é a forma mais frequente da doença. Costumam ocorrer episódios curtos de hipomania (de 1 a 4 dias até poucas horas), além das fases de depressão.[313]

As pessoas que sofrem de transtorno bipolar tipo 2 permanecem cerca de 50% do tempo da vida deprimidas, 1% com sintomas de hipomania e 2% em *estados mistos* (que combinam depressão com euforia ou agitação). Tais estados incluem o que se chamava anteriormente de "depressão agitada". O tratamento exclusivo com antidepressivos costuma piorar o quadro clínico, que, entre os agravantes, traz um maior risco de suicídio.[317]

Mais recentemente, a inclusão no DSM-5 do especificador *aumento do nível de energia e atividade* nos quadros de mania/hipomania elevou potencialmente o número de pessoas que podem ser diagnosticadas com transtorno bipolar tipo 2.[308] Outras variantes da forma clássica passaram a ser consideradas como transtornos do *espectro bipolar*. Isso ampliou de modo considerável a gama diagnóstica e o desafio terapêutico.

O Quadro 5.4 contém alguns dos itens incluídos no Hypomania Checklist (HCL-32).[318] A versão completa da escala está traduzida e validada para o português.[319] É útil ter algumas dessas perguntas em mente, considerando-se a dificuldade que enfrentamos, na prática, para caracterizar, junto a pacientes e familiares, um eventual quadro de hipomania.

QUADRO 5.4 | **Algumas perguntas que auxiliam no diagnóstico de fases de mania ou hipomania**

Em diferentes períodos durante a vida, todos sentem mudanças ou oscilações de energia, atividade e humor ("altos" e "baixos" ou "para cima" e "para baixo"). Por favor, tente lembrar de um período em que você esteve em um estado "para cima" e responda como se sentia na época.

- Precisava de menos sono?
- Sentia-se com mais energia e mais ativo?
- Seu humor estava melhor, mais otimista?
- Estava mais sociável (estava menos tímido, fazia mais ligações telefônicas, saía mais)?
- Queria encontrar ou se encontrava com mais pessoas?
- Tinha mais desejo sexual?
- Paquerava mais ou estava sexualmente mais ativo?
- Pensava mais rápido e pulava de assunto rapidamente?
- Fazia mais piadas ou trocadilhos?
- Envolvia-se mais em discussões e disputas?
- Queria viajar ou viajava mais?
- Dirigia mais rápido, ou se arriscava mais enquanto dirigia?
- Gastava mais dinheiro?
- Tinha mais ideias, estava mais criativo?
- Planejava mais atividades e projetos?
- Envolvia-se com muitas coisas novas?
- Fazia coisas mais rapidamente ou com mais facilidade?
- Ficava impaciente ou irritado com mais facilidade?
- Usava roupas (ou maquiagens) mais coloridas e extravagantes?
- Exagerava em café, álcool ou cigarros?
- Usava mais medicamentos (sedativos, ansiolíticos, estimulantes)?

Qual foi o impacto de seus "altos" em vários aspectos de sua vida?
Quais foram as reações e os comentários das pessoas sobre seus "altos"?
Via de regra, qual a duração de seus "altos", em média?

Fonte: Com base em Angst e colaboradores[318] e Leão e Del Porto.[319]

TRANSTORNOS DECORRENTES DO USO DE ÁLCOOL

Em pessoas que fazem uso nocivo de bebidas alcoólicas, o risco de suicídio, ao longo da vida, chega a 15%. Esse índice é cerca de seis vezes maior do que o observado na população geral. O uso abusivo de álcool ou de outras substâncias psicoativas prejudica a crítica e aumenta a impulsividade, além de elevar o grau de letalidade das tentativas de suicídio.[134]

Estudos de necropsia psicológica revelam que transtornos decorrentes do uso de álcool ou de outras substâncias psicoativas acometem, pelo menos, um quarto das pessoas que cometem suicídio.[320] A intoxicação por álcool no momento do ato suicida também é comum. A substância foi encontrada no sangue de um terço a metade das vítimas de suicídio necropsiadas.[321-323]

Tanto o uso nocivo de álcool quanto o uso de outras drogas psicoativas associam-se a condições que elevam o risco de suicídio: psicopatologia (depressão, transtorno bipolar, transtorno da personalidade e ansiedade), disfunção familiar, isolamento social e uso simultâneo de várias drogas.[134,298]

O uso abusivo de substâncias psicoativas em padrão de *binge* (altas doses em curtos intervalos) é bastante associado a transtornos depressivos e a comportamentos impulsivos. O problema agrava-se em mulheres e em adolescentes, grupos populacionais em que a ingestão de bebidas alcoólicas aumentou nos últimos tempos.

Usuários crônicos também têm risco aumentado, pois, com frequência, têm saúde física comprometida, sentimentos depressivos, vida pessoal conturbada e caótica, história de perdas pessoais, desemprego ou baixo rendimento funcional. Além disso, podem agir de forma impulsiva durante períodos de fissura e, no caso dos dependentes de álcool, desenvolver síndrome de abstinência, com quadros agudos de confusão mental, desorientação e até mesmo sintomas psicóticos (*delirium tremens*), o que aumenta de forma significativa o risco de suicídio.[320]

Diagnóstico

É importante questionar sobre o uso de bebidas alcoólicas ou de outras substâncias psicoativas. Lembre-se de que os pacientes costumam negar ou minimizar o problema. Desconfie de respostas evasivas, bem como de respostas que tentam transformar em natural um comportamento perigoso. Procure voltar ao assunto em outros momentos da avaliação, informe-se com o acompanhante, pesquise mudanças recentes de comportamento em adolescentes.

Para muitas pessoas, a ingestão de bebidas alcoólicas funciona como automedicação, a fim de diminuir a dor física ou psíquica. São exemplos a redução dos sintomas da depressão, a redução da ansiedade social e a redução da ansiedade sentida frente a certas situações. Por isso, é importante avaliar a existência de transtornos mentais subjacentes além do uso nocivo do álcool.

Para fazer uma investigação sobre o uso abusivo de bebidas alcoólicas, comece com uma simples pergunta: "Que tipo de bebida você gosta de beber...?". Se for o caso, acrescente: "E entre as bebidas alcoólicas?". A seguir, quatro perguntas padronizadas, inseridas no contexto da entrevista, são valiosas no diagnóstico de uso abusivo ou dependência de álcool (Quadro 5.5). Uma única resposta positiva já levanta suspeita e exige avaliação em profundidade.

Essas perguntas fazem parte de um questionário de *screening* tão simples quanto famoso e eficiente, conhecido pelo acrônimo CAGE, do inglês: *cut down* (cogitar diminuição da quantidade de bebida alcoólica costumeira), *annoyed* (sentir-se aborrecido devido a bebedeiras), *guilty* (sentir-se culpado após excesso de bebida) e *eye-opener* (precisar beber logo de manhã).[324] O CAGE já foi traduzido e validado em nosso meio.[325]

TRANSTORNOS DA PERSONALIDADE

Um transtorno da personalidade é um padrão persistente de experiência interna e de comportamento que se desvia acentuadamente das expectativas da cultura na qual se insere o indivíduo. É abrangente e inflexível, começando na adolescência ou no início da fase adulta, mas é estável ao longo do tempo e leva a sofrimento ou prejuízo.[308]

Um grupo de transtornos da personalidade incluídos no DSM-5 é conhecido por *transtornos da personalidade do grupo (cluster) B*. Quatro transtornos da personalidade formam esse grupo: *borderline* (ou personalidade emocionalmente instável, na Classificação Internacional de Doenças, CID-10), antissocial, histriônica e narcisista.[308]

Esse grupo de transtornos da personalidade tem como características marcantes a instabilidade nas emoções, a impulsividade e a tendência manipuladora do comportamento (Quadro 5.6). Destacam-se, ainda, a baixa autoestima e os sentimentos de desamparo e rejeição. História de comportamento impulsivo (incluindo tentativas de suicídio pregressas) e comorbidade, principalmente

QUADRO 5.5 | **Perguntas do questionário CAGE para uso abusivo ou dependência de álcool**

- Alguma vez você sentiu que deveria diminuir a quantidade de bebida alcoólica consumida ou parar de beber?
- As pessoas o aborrecem porque criticam seu modo de tomar bebidas alcoólicas?
- Você se sente chateado consigo mesmo pela maneira como costuma tomar bebidas alcoólicas?
- Você costuma tomar bebidas alcoólicas pela manhã para diminuir o nervosismo ou a ressaca?

Fonte: Mayfield e McLeod;[324] Masur e Monteiro.[325]

com transtornos afetivos e abuso de substâncias psicoativas, aumentam o risco de suicídio.

QUADRO 5.6 | **Principais características dos transtornos da personalidade do grupo B**

Borderline	Antissocial	Histriônica	Narcisista
Instabilidade afetiva	Insensibilidade, frieza, falta de compaixão	Dramaticidade, exagero das emoções	Grandiosidade, dá-se importância irreal
Relacionamentos intensos e instáveis (amor ideal X ódio)	Desrespeito a normas e obrigações sociais	Sugestionável e superficial	Demanda excessiva de admiração e "direitos"
Impulsividade	Irresponsabilidade e inconsequência	Mudanças emocionais rápidas	
Instabilidade da autoimagem	Inicia relacionamentos facilmente, mas não os mantém	Busca de atenção e admiração	Arrogância, insolência
Sentimento crônico de vazio			Fantasias de sucesso pessoal, brilho, beleza, amor ideal
Esforços para evitar o abandono	Baixa tolerância à frustração, com reações violentas	Desconforto quando não é o centro das atenções	
Raiva intensa e sem controle	Não sente remorso e tende a culpar os outros	Comportamento sedutor e manipulador	Crença de ser "especial" e único, difícil estar a sua altura
Autolesões repetitivas	Mentiras recorrentes	Infantilidade, puerilidade	Tendência a ser explorador, a buscar vantagens nas relações pessoais
Tentativas de suicídio	Aproveita-se do outro	Considera as relações pessoais mais íntimas do que na realidade são	
Ideação paranoide transitória	Não aprende com a experiência		Sem empatia por pessoas comuns
Sintomas dissociativos	Crueldade e sadismo	Tendência à erotização	Inveja do sucesso dos outros

Fonte: Com base em American Psychiatric Association.[308]

Entre as pessoas que têm transtorno de personalidade, 15% das que se encontram internadas e quase 12% das que se encontram em tratamento ambulatorial se suicidam.[134]

O transtorno de personalidade *borderline* é o que mais se associa ao suicídio e às tentativas. É também o único que lista, entre os critérios diagnósticos, a ocorrência de atos suicidas e de autoagressão. Cerca de 75% dos pacientes *borderline* tentam o suicídio; entre 3 e 9% se suicidam.[134]

Estressores psicossociais, como discórdia familiar, problemas no emprego e conflitos na relação amorosa, são importantes desencadeadores de tentativas de suicídio. O comportamento suicida também pode ocorrer como uma reação a acontecimentos ou mudanças ocorridas na relação transferencial com o médico ou psicoterapeuta (*acting out*).

Pessoas com personalidade antissocial, assim como os *borderline*, têm dificuldade para enfrentar problemas e elaborar planos para o futuro, e apresentam traços de impulsividade e agressividade. Têm, também, maior associação a risco de suicídio.[326]

A personalidade narcisista é encontrada em alguns homens que matam a parceira, ou ex-parceira, e, em seguida, se suicidam. Pode ocorrer em um contexto de violência doméstica ou de vingança. Há, nesses casos, a incapacidade de tolerar um rompimento amoroso, sentido como humilhação e agressão.[327]

DELIRIUM

Também denominado estado confusional agudo ou síndrome cerebral orgânica, o *delirium* é uma condição neuropsiquiátrica aguda, caracterizado por rebaixamento do nível da consciência, prejuízo na atenção e alterações cognitivas e sensoperceptivas. É bastante frequente no hospital geral, encontrado em cerca de 10% dos pacientes internados. Configura-se como uma das condições clínicas associadas ao suicídio nesse ambiente, principalmente nos casos acompanhados de agitação psicomotora e delírio.[242,243] O Quadro 5.7 apresenta exemplo de um caso clínico.

Em geral, existem evidências, na história, no exame físico ou nos exames complementares, de que o transtorno é uma consequência fisiológica direta de alguma doença, intoxicação ou abstinência de substâncias psicoativas, uso de medicação, exposição a toxinas ou uma combinação desses fatores (ver exemplos no Quadro 5.8). Por haver uma ampla variedade de etiologias subjacentes, o *delirium* é considerado uma síndrome e não um transtorno unitário.

Um instrumento útil para avaliar o comprometimento de funções cognitivas observado no *delirium* é o Miniexame do Estado Mental (MMSE – Mini-Mental

QUADRO 5.7 | **Tentativa de suicido na vigência de *delirium***

Um paciente do sexo masculino, 38 anos de idade, trabalhador rural, havia iniciado tratamento há três anos devido a um hipertireoidismo primário. Ele se submetera a três aplicações de iodo radioativo e, em consequência, acabou sofrendo de hipotireoidismo. Foi-lhe prescrita uma dose de 100 mcg de levotiroxina por dia. No entanto, ele não iniciou essa medicação, pois não conseguiu ler as instruções contidas na receita. A equipe assistencial do ambulatório de endocrinologia não tinha, por sua vez, conhecimento de que ele não estava fazendo a reposição hormonal.

Quando o paciente teve que ser internado devido a uma miopatia mixedematosa, a prescrição que constava no prontuário foi mantida e, portanto, ele, de fato, iniciou os 100 mcg diários da levotiroxina que nunca tomara anteriormente. Após dois dias, ele acordou confuso, desorientado, com agitação psicomotora. Passou a dizer que estava sendo perseguido, que queriam matá-lo. Quando uma cama vinha sendo empurrada ao longo do corredor pelos enfermeiros, considerou que aquilo era uma armadilha. Desesperado para fugir, ele se atirou do sexto andar no vão central do hospital (uma queda de 18 metros).

A queda foi parcialmente contida por uma tela de proteção, e o paciente não se machucou. O quadro de confusão mental (*delirium*) foi tratado com baixa dose de antipsicótico. O paciente recuperou-se bem e teve alta hospitalar após quatro dias, sem ideação paranoide ou suicida. A dose inicial elevada de levotiroxina precipitou ou exacerbou a confusão mental em um paciente que já não se encontrava em boas condições de saúde, levando-o, desesperadamente, a um ato que poderia ter-lhe custado a vida.

Fonte: Com base em Santos Júnior e Botega.[328]

Status Examination), que faz, em poucos minutos, uma exploração inicial de orientação, memória (imediata e recente), atenção, cálculo e linguagem, incluindo praxia e habilidade construtiva (ver Anexo 5.2). Alguns itens, como a orientação, são explorados mais detalhadamente. Outros, como a nomeação, no subteste de linguagem, são avaliados de modo superficial.[330]

O Miniexame, disponível no fim deste capítulo, foi validado no Brasil.[331,332] Valores abaixo dos pontos de corte sugerem déficit cognitivo. Os diagnósticos de demência ou de *delirium* são as maiores probabilidades; não podem ser estabelecidos apenas com o resultado do teste. Outras possibilidades, como depressão, ansiedade, desconfiança, falta de cooperação, limitações sensoriais e afasia, devem ser descartadas.

QUADRO 5.8 | **Condições geralmente associadas ao *delirium***

Doenças sistêmicas e infecciosas	
• Pneumonia • Infecção urinária • Septicemia • Embolia pulmonar • Choque • Período pós-operatório	• Doenças cardiovasculares (infarto do miocárdio, insuficiência cardíaca, endocardite) • Trauma grave • Controle inadequado da dor
Distúrbios toxicometabólicos	
• Distúrbios hidreletrolíticos (como desidratação, variações de sódio e potássio) • Distúrbios acidobásicos • Hiperglicemia ou hipoglicemia • Insuficiência renal, uremia	• Insuficiência hepática • Endocrinopatias (como hipertireoidismo ou hipotireoidismo) • Carências nutricionais (como deficiência de tiamina)
Doenças do sistema nervoso central	
• Acidente vascular cerebral • Doenças degenerativas • Encefalopatia hipertensiva • Convulsão, estado pós-ictal	• Traumatismo craniano, hematoma subdural • Encefalite, meningite • Tumor cerebral
Medicações e drogas	
• Agentes anticolinérgicos • Benzodiazepínicos e hipnóticos • Diuréticos • Digitálicos • Drogas anti-hipertensivas • Antiarrítmicos • Serotoninérgicos	• Lítio • L-dopa • Anti-inflamatórios • Narcóticos, opioides • Quimioterapia • Polifarmácia (uso concomitante de vários medicamentos)
Abuso ou abstinência de álcool ou de outras substâncias psicoativas	

Fonte: Com base em Silva e Santos Júnior.[329]

OUTROS TRANSTORNOS MENTAIS

A prevalência da **esquizofrenia** ao longo da vida encontra-se entre 0,5 e 1%. Entre 5 e 14% das pessoas que sofrem de esquizofrenia cometem suicídio, o que representa um risco 10 vezes maior do que o encontrado na população geral.[298]

O Quadro 5.9 resume os principais fatores de risco de suicídio em quadros psicóticos.

QUADRO 5.9 | **Fatores de risco em pacientes psicóticos**

- Idade jovem
- Estágios iniciais da doença
- Bom desempenho (acadêmico, profissional) antes de adoecer
- Presença de alucinações
- Boa capacidade intelectual
- Curso crônico com várias internações
- Consciência dos prejuízos funcionais acarretados pela doença
- Medo da deterioração mental
- Períodos de melhora que se seguem às recorrências
- Primeiros dias de internação e primeiro mês após a alta hospitalar
- Depressão
- Desesperança
- Agitação e inquietude motora (acatisia)
- Abuso e dependência de substâncias psicoativas
- Morar só
- Baixa adesão ao tratamento
- Tentativa de suicídio révia
- Comunicação de intenção suicida

Fonte: Com base em Bachmann;[134] Haw e colaboradores;[333] Hawton e colaboradores.[334]

A impressão geral é de que a comorbidade depressiva eleva o risco de suicídio, mais do que, supostamente, os sintomas positivos. Ainda assim, pacientes que se sentem aterrorizados por seus delírios persecutórios e por alucinações auditivas agressivas que comandam suas ações (incitando a agredir pessoas, ao homicídio, ao suicídio) têm risco aumentado de suicídio.

A prevenção do suicídio deve se intensificar no período pós-alta, principalmente ao longo do primeiro mês. Pacientes que tinham bom funcionamento pré-mórbido podem sofrer mais por temerem a deterioração mental, ou por se darem conta das perdas ocasionadas pela doença. Há alguma evidência de que o tratamento com clozapina possa diminuir o risco de suicídio.[335]

Nos **transtornos de ansiedade** em geral, a mortalidade por suicídio situa-se entre 2 e 6%, destacando-se nesse grupo o transtorno obsessivo-compulsivo e o transtorno do estresse pós-traumático; nos transtornos alimentares, 7,8%.[134]

EXAME DO ESTADO MENTAL

O diagnóstico de um transtorno mental requer uma história detalhada do paciente (anamnese) e a realização de um exame do estado mental, além de, em várias situações, testes psicométricos e exames laboratoriais e de imagem, esses últimos para se fazer o diagnóstico diferencial com outros transtornos orgânicos.

O exame do estado mental atual é um dos recursos de avaliação mais importantes da psiquiatria. Ele corresponde, por exemplo, à ausculta cardíaca em cardiologia, ou ao exame físico geral em medicina interna.

Apesar de fazermos o estudo analítico das funções psíquicas isoladamente, a separação da atividade mental em distintas "áreas" ou "funções psíquicas" é um procedimento essencialmente artificial. A rigor, não existem funções psíquicas isoladas e alterações psicopatológicas compartimentalizadas dessa ou daquela função. As alterações sugerem distúrbios subjacentes que englobam várias funções cerebrais. É sempre a pessoa em sua totalidade que adoece.[336,337]

De modo geral, o exame psíquico deve ser realizado e descrito na ordem que se segue. É importante, em todas as funções psíquicas, saber se as alterações observadas refletem mudanças recentes ou se estão presentes há mais tempo. Essa informação pode ser corroborada por pessoas que acompanham o paciente à consulta.

Aparência e postura. Já na sala de espera, observamos a *postura* do paciente e sua *interação* com quem o acompanha. Observamos, também, sua postura durante a entrevista. Em relação à *aparência*, deve-se observar cuidado pessoal, higiene e trajes. Exagero nos gestos e no discurso, na maquiagem e nos trajes pode ser indicativo de mania ou hipomania.

Nível de consciência. Pacientes aparentemente despertos, mas perplexos e com dificuldade de apreensão do ambiente, podem estar apresentando um quadro de *delirium*. O nível de consciência e as alterações cognitivas que acompanham esse quadro costumam piorar ao anoitecer.

Orientação. Verificar a orientação alopsíquica (quanto a tempo e espaço) e a orientação autopsíquica (quanto a si mesmo). A desorientação temporal ou espaçotemporal é comum no *delirium*, em quadros de apatia intensa (depressões graves), na demência e em quadros de desorganização mental grave (desagregação esquizofrênica, mania).

Atenção. Distratibilidade e diminuição da capacidade de fixar a atenção são típicos da síndrome maníaca (hipotenacidade e hipervigilância).

Memória. Memória imediata, recente e remota; memória de fixação (que implica percepção, registro e fixação) e memória de evocação. As amnésias orgânicas são menos seletivas psicologicamente; as psicogênicas são mais seletivas, envolvem conteúdos autobiográficos. Tanto os pacientes com quadros demenciais quanto os acometidos por depressão grave apresentam dificuldade mnêmica.

Sensopercepção. Ilusão é a percepção deformada de um objeto real. Alucinação é a percepção sem a presença de objeto estimulante, estímulo percebido como vindo de fora do corpo, de forma nítida e corpórea. Pode haver evidências, durante a consulta, de que o paciente responde a um estímulo interno (sorrindo, dialogando em voz baixa, voltando a atenção – olhar, ouvidos – para um canto da sala).

As ilusões e alucinações visuais são mais frequentemente de etiologia orgânica, enquanto as auditivas estão mais associadas às psicoses funcionais (esquizofrenia, mania e depressão psicótica). Pode haver alucinações de comando, que incitam ao homicídio ou ao suicídio; em ambos os casos, o desespero do paciente pode levá-lo ao suicídio.

Pensamento. Verificar o curso (velocidade e modo de fluir), a forma (estrutura do pensamento) e o conteúdo (temas principais) do pensamento. Verificar se o conteúdo do pensamento está ocupado por ideias de morte, desesperança, suicídio. Verificar se o pensamento está lentificado (síndromes depressivas, *delirium*, demências) ou acelerado (síndromes maníacas).

Nas psicoses, no transtorno bipolar (mania, estados mistos) e nas síndromes psico-orgânicas, o pensamento pode estar desorganizado, incoerente ou de difícil compreensão (fuga de ideias, afrouxamento de associações, descarrilhamento, desagregação, pensamento confusional). Não conseguimos seguir a linha de pensamento do paciente.

Linguagem. Alterações psiquiátricas da linguagem: bradifasia, loquacidade (aumento do fluxo sem incoerência), logorreia (aumento do fluxo com incoerência), mutismo, perseverações verbais, ecolalia, mussitação, pararrespostas, neologismos. As três últimas alterações são observadas na esquizofrenia. Fala acelerada, junto com hostilidade, pode implicar aumento do risco de suicídio. No caso de adolescentes, deve-se verificar com os pais se o comportamento representa uma mudança do estado normal. Aqui, fazemos menção a apenas algumas alterações orgânicas da linguagem: afasias, alexias e agrafias.

Juízo da realidade. Identificar se o juízo falso é um erro simples, uma crença cultural ou um delírio. Diferenciar o delírio de ideias prevalentes (ideias errôneas por superestimação afetiva) e de ideias obsessivas (egodistônicas, percebidas como absurdas pelo paciente). Verificar o grau de convicção do paciente, a extensão do delírio (em relação às várias esferas da vida do paciente), a pressão (para agir) e a resposta afetiva do paciente ao seu delírio.

Vida afetiva. A vida afetiva inclui o estado de humor basal, as emoções e os sentimentos predominantes. Uma simples pergunta ("Como está seu humor, ou estado de ânimo, ultimamente?") às vezes pode não ser útil, principalmente quando o paciente é lacônico. O entrevistador pode sugerir algumas opções de estados de ânimo (*triste, para baixo, apático, sem reação, animado, eufórico, irritado, exaltado*). Auxilia prestar atenção na linguagem não verbal, ver se esta condiz com o conteúdo da fala.

Labilidade ou incontinência afetiva pode ser observada nos estados de crise emocional. Ocasionalmente, em especial após a meia-idade, pode indicar a presença de quadro psico-orgânico.

Volição. O processo volitivo tem as fases de intenção, deliberação, decisão e execução. É importante diferenciar os atos impulsivos (descontrole; faltam as fases de deliberação e de decisão) dos atos ou rituais compulsivos (*obrigação para realizar o ato*). Evidência de impulsividade, incluindo abuso de substâncias psicoativas e agressividade dirigida a outros, é crítica para o aumento do risco de suicídio.

Verificar automutilações, agressividade dirigida a si ou a terceiros; ideias suicidas, planos ou atos suicidas; ideias homicidas. Verificar impulsos patológicos (parafilias). Verificar se há redução da vontade (hipobulia ou abulia) ou negativismo (recusa automática em interagir com as pessoas e/ou com o ambiente).

Psicomotricidade. Observar lentificação ou aceleração; ambas podem ocorrer na depressão e no transtorno bipolar. A agitação psicomotora aumenta o risco de suicídio e pode ser depressiva, ansiosa, maníaca, confusional, paranoide, sociopática. Na esquizofrenia, pode haver estereotipias motoras, maneirismos, ecopraxias.

Inteligência. Um quociente de inteligência (QI) inferior a 70 (aproximadamente dois desvios-padrão abaixo da média populacional) é esperado em indivíduos com retardo mental. Em nosso meio, a privação psicossocial representa um fator potencialmente relevante para a deficiência mental leve.

A regra é estimar que os indivíduos com retardo mental leve conseguem estudar até o sexto ou sétimo ano, podem ser independentes, mas têm problemas com leitura e escrita, acrescidos de dificuldades com conceitos abstratos. Indivíduos com retardo mental moderado conseguem estudar apenas até o segundo ano e realizam, no máximo, tarefas práticas simples e estruturadas.

Personalidade. Descrever os principais traços que marcam o perfil da personalidade do paciente ao longo da sua vida. Lembrar que a personalidade caracteriza-se por ser estável e corresponde ao modo de ser do indivíduo após a adolescência, nas suas relações interpessoais e nas formas de reagir ao ambiente.

Por fim, devem ser descritos os **sentimentos contratransferenciais** (provocados no entrevistador pelo encontro com o paciente; ver Capítulo 9, O cuidar) e a capacidade **crítica do paciente** em relação aos seus sintomas e comportamentos. A esse respeito, é importante lembrar que, quando uma pessoa enfrenta uma crise decorrente de algum acontecimento impactante, pode haver diminuição da capacidade crítica, com estreitamento das opções de enfrentamento (*constrição cognitiva*). Isso pode elevar o risco de suicídio. Deve-se ponderar, também, se o paciente apresenta **desejo de ser ajudado**, ou se rejeita o auxílio do profissional de saúde mental.

Ao final do exame do estado mental, deve ser redigida uma **súmula**, com uma linguagem simples, precisa e compreensível. O relato deve ser pormenorizado, mas não prolixo, detalhando aquilo que é essencial ao caso e sendo conciso naquilo que é secundário.

Anexo 5.1

Escala Hospitalar de Ansiedade e Depressão (HADS)

Nome: ._____
Data: _____

Por favor, leia todas as frases. Marque com um "X" a resposta que melhor corresponder a como você tem se sentido na <u>última semana</u>. Não é preciso pensar muito em cada questão. Vale mais a sua resposta espontânea.

A Eu me sinto tenso ou contraído.
3 ☐ A maior parte do tempo.
2 ☐ Boa parte do tempo.
1 ☐ De vez em quando.
0 ☐ Nunca.

D Eu ainda sinto gosto (satisfação) pelas mesmas coisas de que costumava gostar.
0 ☐ Sim, do mesmo jeito que antes.
1 ☐ Não tanto quanto antes.
2 ☐ Só um pouco.
3 ☐ Já não sinto mais prazer em nada.

A Eu sinto uma espécie de medo, como se alguma coisa ruim fosse acontecer.
3 ☐ Sim, de um jeito muito forte.
2 ☐ Sim, mas não tão forte.
1 ☐ Um pouco, mas isso não me preocupa.
0 ☐ Não sinto nada disso.

D Dou risada e me divirto quando vejo coisas engraçadas.
0 ☐ Do mesmo jeito que antes.
1 ☐ Atualmente, um pouco menos.
2 ☐ Atualmente, bem menos.
3 ☐ Não consigo mais.

A Estou com a cabeça cheia de preocupações.
3 ☐ A maior parte do tempo.
2 ☐ Boa parte do tempo.
1 ☐ De vez em quando.
0 ☐ Raramente.

D Eu me sinto alegre.
3 ☐ Nunca.
2 ☐ Poucas vezes.
1 ☐ Muitas vezes.
0 ☐ A maior parte do tempo.

A Consigo ficar sentado à vontade e me sentir relaxado.
0 ☐ Sim, quase sempre.
1 ☐ Muitas vezes.
2 ☐ Poucas vezes.
3 ☐ Nunca.

D Estou lento (lerdo) para pensar e fazer as coisas.
3 ☐ Quase sempre.
2 ☐ Muitas vezes.
1 ☐ De vez em quando.
0 ☐ Nunca.

A Tenho uma sensação ruim de medo (como um frio na espinha ou um aperto no estômago...).
0 ☐ Nunca.
1 ☐ De vez em quando.
2 ☐ Muitas vezes.
3 ☐ Quase sempre.

D Perdi o interesse em cuidar de minha aparência.
3 ☐ Completamente.
2 ☐ Não estou mais me cuidando como deveria.
1 ☐ Talvez não tanto quanto antes.
0 ☐ Me cuido do mesmo jeito que antes.

A Eu me sinto inquieto, como se não pudesse ficar parado em lugar nenhum.
3 ☐ Sim, demais.
2 ☐ Bastante.
1 ☐ Um pouco.
0 ☐ Não me sinto assim.

D	**Fico esperando animado as coisas boas que estão por vir.**	
0	☐	Do mesmo jeito que antes.
1	☐	Um pouco menos do que antes.
2	☐	Bem menos do que antes.
3	☐	Quase nunca.
A	**De repente, tenho a sensação de entrar em pânico.**	
3	☐	A quase todo momento.
2	☐	Várias vezes.
1	☐	De vez em quando.
0	☐	Não sinto isso.
D	**Consigo sentir prazer ao assistir à TV, ouvir música, ou quando leio alguma coisa.**	
0	☐	Quase sempre.
1	☐	Várias vezes
2	☐	Poucas vezes
3	☐	Quase nunca

Ponto de corte em cada subescala: ≥ 8

Anexo 5.2

Miniexame do Estado Mental (Mini-Mental)

Nome do paciente: _____ Data: _____
Idade: _____
Anos de escolaridade com sucesso: _____
Anos sem sucesso: _____

	Máximo	Pontuação
Orientação: em que ano, mês, dia do mês, dia da semana e hora aproximadamente estamos?	5	
Onde estamos: estado, cidade, bairro, hospital e andar?	5	
Atenção e registro: nomeie três objetos. Eu o ajudo a dizer cada um. Então pergunte ao paciente todos os três após tê-los nomeados. Conte 1 ponto para cada resposta correta. Então, repita-os até que ele tenha aprendido os três.	3	
Atenção e cálculo: subtraia a partir de 100 de 7 em 7. Dê um ponto para cada subtração correta. Pare após cinco respostas. Alternativamente, peça para soletrar *mundo* de trás para frente. (Para pacientes com nível de escolaridade inferior a quatro anos do ensino fundamental, peça para subtrair de 3 em 3 a partir de 20).	5	
Lembrança (memória imediata): pergunte os três objetos repetidos acima. Dê um ponto para cada objeto correto.	3	
Linguagem: mostre ao paciente uma caneta e um relógio e peça para que ele os nomeie.	2	

Peça para o paciente que repita: "nem aqui, nem ali, nem lá".	1
Linguagem e praxia	
Peça ao paciente que siga um comando de três estágios: "Pegue este papel com a sua mão direita, dobre-o ao meio (pode usar as duas mãos) e coloque-o no chão".	3
Escreva em uma folha a frase "Feche os olhos", mostre-a ao paciente e verifique se ele lê e realiza a ordem contida na frase.	1
Peça ao paciente que escreva uma frase completa (a frase será considerada correta se contiver pelo menos três elementos sintáticos, isto é, sujeito, verbo e predicado) (Por exemplo, "A vida é boa." = correto; mas "Liberdade, paz." = errado).	1
Desenhe para o paciente dois pentágonos com pelo menos um ângulo entrecruzado entre eles e peça a ele que copie o desenho.	1
Pontuação total	**30**

Um resultado **igual ou superior a 28** indica um estado cognitivo provavelmente normal. Resultados abaixo de 25, em indivíduos alfabetizados e não idosos, indicam déficit cognitivo, que pode ser devido a demência ou *delirium*. Em indivíduos analfabetos, o ponto de corte é 20. Relativize o valor do exame segundo o nível de consciência, motivação, concentração, depressão, ansiedade, idade e escolaridade.

Capítulo 6
Avaliação

Estamos entrevistando um paciente pela primeira vez. O que o traz à consulta é uma depressão grave, acompanhada de muita ansiedade e insônia. Em dado momento, o contexto clínico, e em especial uma frase, junto com a expressão em seu rosto alertam sobre o risco de suicídio. A partir desse ponto, tal percepção irá se tornar o foco de nossa preocupação e organizará o raciocínio clínico ao longo da entrevista.

A intuição a respeito de um risco de suicídio interrompe certa predisposição à passividade da escuta e nos põe em alerta. Assalta-nos o receio de *perder* o paciente. Agora será preciso encontrar uma resposta para a seguinte pergunta: qual é o risco de ele vir a se matar? Passaremos, então, a recordar uma série de dados de sua história, revisaremos as perguntas obrigatórias a serem feitas, ficaremos mais atentos aos detalhes do estado mental.

É uma experiência frequente por que passa um profissional de saúde mental. É também a tarefa na qual devemos ser especialistas: pôr em prática uma avaliação consistente do risco de suicídio e identificar e priorizar os alvos para uma ação terapêutica. Este capítulo centra-se na primeira dessas tarefas – a avaliação do risco de suicídio –, tendo por objetivo sua sistematização. Ao final do capítulo, um quadro resume os principais itens a serem avaliados.

O risco de suicídio, por mais cuidado que tenhamos em sua formulação, distancia-se da noção de *previsão* de quem irá, ou não, tirar a própria vida. Quando nos referimos a graus de risco – baixo, moderado ou alto –, estamos nos referindo a probabilidades, de menor ou maior monta, de que um suicídio venha a ocorrer em um futuro próximo.

Não há fórmula simples, nem escalas que possam fazer essa estimativa com precisão. A formulação de risco não é, portanto, uma previsão de quem irá ou não se matar. Ela tem a principal vantagem de orientar o manejo clínico e colocar as ações terapêuticas em ordem de prioridade.

A avaliação de que se ocupa este capítulo focaliza os riscos agudo e subagudo de suicídio, nos quais o potencial suicida é consideravelmente alto (Tabela 6.1).

O risco de suicídio não é estático. Em determinadas circunstâncias, um risco crônico transforma-se em agudo, e avaliações sequenciais costumam ser necessárias. Um adolescente que sofre de transtorno bipolar passa a ter um risco subagudo, ou mesmo agudo, em uma mudança de fase da doença ou caso sobrevenha uma reprovação escolar. Já um paciente com história de impulsividade e abuso de substâncias psicoativas pode ter risco crônico de suicídio, mais duradouro e sem um caráter iminente. Essa condição pode mudar rapidamente se, em dado momento, houver uma ruptura amorosa. Esse acontecimento, entre outros estressores, aumenta sobremaneira, durante um intervalo de tempo, o risco de suicídio.

SISTEMATIZANDO A AVALIAÇÃO

A postura do profissional, no modo de se dirigir ao paciente, na sua maneira de conduzir a entrevista, nas suas expressões verbais e não verbais, tudo isso faz parte do que ficou conhecido sob a denominação de *rapport*: um relacionamento cordial, de entendimento, de aceitação e de empatia mútua, capaz de facilitar

TABELA 6.1 | **Tipos de risco segundo a possibilidade de ocorrência de suicídio ao longo do tempo e aspectos clínicos mais relevantes**

Tipo de risco	Possibilidade de ocorrência	Aspectos clínicos mais relevantes	
AGUDO	Iminente	Crise suicida (*psychache*)	Colapso existencial: dor desesperadora
SUBAGUDO	Curto prazo	Fatores de risco clássicos	Transtorno mental, períodos de estresse agudo
CRÔNICO	Longo prazo	Impulsividade/ agressividade	Transtorno da personalidade, instabilidade

e aprofundar a experiência terapêutica. O estabelecimento do *rapport* é pré-requisito para uma boa entrevista. No caso da avaliação de risco de suicídio, é o que permite ao paciente confiar em nós e afirmar que *sim*, que tem pensado em se matar.

Tendo em vista a complexidade dos fatores que se associam ao comportamento suicida (a Figura 6.1 esquematiza o que abordamos em capítulos anteriores), a avaliação do risco de suicídio é um processo que reúne e pondera várias informações, tanto as singulares e íntimas, vindas do paciente (história, circunstâncias de vida, significados dos últimos acontecimentos), quanto as oriundas de estudos populacionais (fatores de risco e de proteção), as fortuitas (ter sido exposto a um caso de suicídio) e as ambientais (disponibilidade de meios letais). O Anexo 6.1 poderá ser utilizado como um roteiro de avaliação.

A fim de auxiliar na sistematização da coleta de um grande volume de informações, a Figura 6.2 contém as dimensões que devem orientar a avaliação do risco de suicídio.

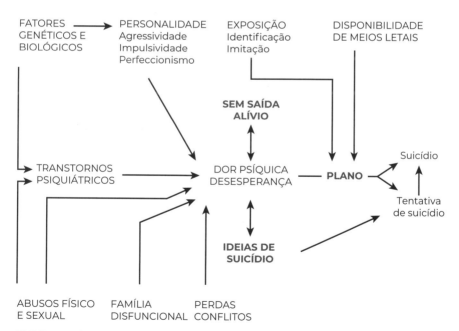

FIGURA 6.1 | **Interação de fatores que levam ao comportamento suicida.**
Fonte: Com base em Hawton e colaboradores.[338]

1. **O que está acontecendo?**
   Eventos precipitantes
   Estressores agudos e crônicos

2. **Estado mental atual**
   Afetos intensos
   Constrição cognitiva

3. **Intencionalidade suicida**
   Ideia
   Plano

4. **Principais fatores de risco e de proteção**
   Transtornos mentais
   Tentativa de suicídio pregressa
   História
   Personalidade

5. **Formulação do risco de suicídio**
   Registro
   Comunicação

FIGURA 6.2 | **Informações sequenciais constantes de uma avaliação de risco de suicídio.**

O QUE ESTÁ ACONTECENDO?

> Uma jovem de 17 anos, do sexo feminino, está internada na UTI após ter tentado o suicídio. Ela ingeriu dose desconhecida de vários medicamentos que encontrou em sua casa. Na manhã de hoje, saiu de um coma medicamentoso que durou três dias. Solicito avaliação e conduta. Grato.

Foi essa a solicitação de interconsulta que chegou à psiquiatria. Eram muitas as perguntas que o médico residente tinha enquanto caminhava até o local em que a paciente se encontrava: o que aconteceu na vida dessa pessoa? Qual foi o motivo para ela ter feito isso? Será que queria morrer? Foi algo impulsivo ou planejado? Tentou enfrentar os problemas de outra maneira e não conseguiu? Que significado teria para ela a própria morte? Ela tem um transtorno mental, será que usava drogas? Há risco de se matar e de fazê-lo durante a internação? Se eu lhe der alta hospitalar, teremos (ela e eu) com quem contar? Adolescente... vai se abrir comigo?

A regra é não se apressar em encontrar uma *explicação* rápida para o ocorrido! Isso pode até acalmar o profissional, mas irá afastá-lo do paciente, prejudicando o *rapport* e o vínculo. A entrevista inicial tem dois objetivos: um é semiológico, com coleta de várias informações; outro é relacional, com provimento de apoio emocional e de formação de vínculo.

Procure sempre compreender o ponto de vista do paciente, levando em consideração o contexto social, cultural e familiar em que ele se encontra inserido. Para algumas pessoas, por exemplo, perdas antecipadas pela imaginação (sentir-se rejeitado, ameaça de separação) são tão estressantes quanto o término real de um relacionamento. Então, não há lugar para comentários apaziguadores feitos de forma rápida, que pareçam desconsiderar o desespero de uma pessoa.

O primeiro contato pode ocorrer em condições pouco favoráveis, muitas vezes no pronto-socorro, estando o paciente reticente, sonolento ou ainda recebendo cuidados médicos intensivos. O paciente pode negar a autoagressão, embora familiares e equipe médica façam referência a uma tentativa de suicídio. Após se apresentar, você pode simplesmente perguntar: "Eu gostaria de saber o que está se passando com você... Poderia me contar o que aconteceu?".

É importante tomar como foco o conteúdo expressado pela pessoa, que pode ser uma frustração, um conflito, uma necessidade. O atendimento de crise exige isto: ouvir atentamente o que a pessoa precisa (consegue) dizer e identificar qual é sua urgência. Se for preciso começar com perguntas, faça-as de modo abrangente, não diretivo, incentivando o paciente a falar livremente, sobretudo acerca dos problemas atuais, de seus sentimentos e motivações.

Na fase inicial da entrevista, o paciente pode estar muito ansioso e usar manobras e mecanismos defensivos, como risos, silêncios, perguntas inadequadas, comentários críticos sobre o hospital e seus profissionais. São estratégias involuntárias ou propositais empregadas para evitar falar de si, de seu sofrimento, de suas dificuldades. O profissional deve lidar com tais situações, lembrando ao paciente, de forma cortês, que a entrevista tem por finalidade identificar seu problema, para, assim, tentar ajudá-lo da melhor forma possível.

É preciso obter um número considerável de informações em um espaço de tempo limitado. Por isso, em um segundo momento, o entrevistador passará a conduzir a entrevista por meio de questões diretivas. Deve-se esclarecer o que motivou a tentativa de suicídio (fator precipitante) e suas circunstâncias e explorar a existência de estressores psicossociais, recentes e crônicos, bem como de doenças mentais. Pode ser útil iniciar pelas áreas listadas a seguir, formulando questões introdutórias gerais:

- dificuldades e perdas (reais ou imaginárias) nos relacionamentos afetivos;
- mudança da situação socioeconômica (principalmente dificuldades financeiras);
- discórdia e violência no ambiente familiar;
- abuso ou negligência (física, sexual, emocional);
- fracasso e humilhação (relacionamentos, profissão, escola).

Para evitar respostas do tipo sim ou não, procure introduzir a palavra *como* ("Poderia me dizer como é sua família...?", "Como estão as coisas em seu casamento... na escola... no trabalho...?") e a expressão "Eu gostaria de compreender melhor como você tem se sentido..." (em casa, com o parceiro, na escola ou no trabalho).

São frequentes as situações em que, devido às más condições clínicas, o paciente não é capaz de relatar seus problemas. Necessitamos, então, de fontes secundárias de informação, em geral pessoas próximas a ele. Mas atenção: esses relatos costumam mesclar fatos com interpretações! Quando não houver essas fontes, poderá haver informações vagas e desencontradas, vindas de membros da equipe assistencial. O profissional precisará, então, tomar ainda mais cuidado para manter sua neutralidade e buscar informações confiáveis.

Fala-se muito a respeito da entrevista inicial. No entanto, no caso de um paciente hospitalizado por tentativa de suicídio, é a segunda entrevista que pode adquirir especial importância. É essa a experiência que temos a partir das atividades de interconsulta psiquiátrica. A segunda entrevista costuma ser combinada com o paciente, que, desse modo, irá dedicar-se à relação com o profissional. Ele poderá se abrir mais e depositar sua confiança em nós ao perceber que estamos realmente interessados e dispostos a ouvi-lo.

ESTADO MENTAL ATUAL

A sistematização do exame do estado mental é abordada no Capítulo 5. Aqui, destacamos alguns estados mentais que se associam ao risco de suicídio.

***Psychache* e constrição cognitiva.** O neologismo *psychache* foi idealizado para denominar uma dor intolerável, vivenciada como uma turbulência emocional interminável, uma sensação angustiante de estar preso em si mesmo, sem encontrar saída. Junto com esse desespero, costuma haver a sensação de que a vida entrou em colapso.[156] O suicídio passa a ser visto como a única saída, uma forma de cessação da consciência para interromper a dor psíquica.[194]

Ansiedade, inquietude e insônia. De modo geral, a inquietude motora, as preocupações excessivas e os sintomas corporais que acompanham a ansiedade levam ao desespero e à ideação suicida. O controle da ansiedade e das crises de pânico é sempre um objetivo terapêutico essencial no tratamento de pessoas sob risco de suicídio.

Também devemos dar atenção à insônia, um fator de risco igualmente modificável pelo tratamento. Em um estudo de necropsia psicológica, a insônia foi cinco vezes mais frequente em um grupo de 140 casos de suicídio do que em um grupo-controle, mesmo após a gravidade da depressão ter sido controlada, de acordo com os cálculos estatísticos.[339]

Impulsividade e agressividade. Atos impensados e explosões de raiva podem aparecer espontaneamente no relato, a ponto de o clínico não ter dúvidas de que se encontra diante de uma pessoa impulsiva e agressiva. É comum, no entanto, que os pacientes relutem em contar eventos dessa natureza. Precisaremos interrogá-los e, muitas vezes, contar com a informação complementar de um familiar.

Nas perguntas a seguir, é importante observar duas peculiaridades: a) procuramos favorecer uma resposta afirmativa, ao passar a ideia de que reações excepcionais podem acontecer com qualquer pessoa e que, por isso, não deveria haver constrangimento ao responder; b) em nenhuma das perguntas, usamos as expressões *impulsividade/impulsivo, agressividade/agressivo, violência/violento,* ainda que seja isso o que estamos investigando.

> Quando estamos sob muita pressão, podemos fazer coisas sem pensar; algo que, se tivéssemos um pouco mais de tranquilidade naquele momento, faríamos de um jeito diferente. Isso já aconteceu com você? Poderia me dar alguns exemplos?
>
> Você já se surpreendeu tão bravo e irritado que parecia estar fora de controle? Fez alguma coisa contra alguém, ou contra si mesmo, quando estava nesse estado?
>
> Como você reagiu depois de ter percebido que agiu dessa forma?

É uma regra geral, principalmente em uma avaliação inicial, evitar termos que tenham conotação negativa ou adjetivos que impliquem julgamento. Se o paciente empregar as palavras que inicialmente evitamos, podemos, então, passar a usá-las.

Desesperança. Alguns estudos mostraram que sentimentos de desesperança, bem como a falta ou o enfraquecimento de razões para viver, associam-se mais fortemente ao suicídio do que o humor deprimido:[191,340] "Como está sua expectativa em relação ao futuro? Você tem esperança de que sua situação vai melhorar?".

Ao avaliar a desesperança, procure, também, quais as razões que o paciente encontra para viver. Em geral, a responsabilidade pelos filhos, a relutância em expô-los ao suicídio, princípios religiosos ou uma data de comemoração esperada são razões que podem compor um plano de segurança. Por isso, é importante perguntar: "Faz algum plano para o futuro?", "Na sua visão, quais boas razões você tem para viver?".

Vergonha e vingança. É aconselhável não menosprezar o sentido de expiação de culpa, ou de ataque vingador, que um suicídio pode representar. O suicídio pode resultar da vergonha que se abate em quem teve um segredo descoberto, ou em quem falhou e frustrou a própria expectativa ou a de outra pessoa.

No contexto das relações humanas, o suicídio pode ser usado também como vingança. Atenção ao atender uma pessoa que, devido a uma ruptura amorosa, sente-se tão injustiçada e humilhada, tão vazia e impotente, que apenas uma ideia poderosa lhe vem à mente: a retaliação pelo suicídio. Considere alguns fatores agravantes:

- se a pessoa estiver morando sozinha;
- com pouco ou nenhum apoio de amigos e familiares;
- se estiver insistindo desesperadamente em uma reconciliação improvável;
- se sua forma de pensar e de agir for do tipo *tudo ou nada*;
- se houver história de impulsividade;
- se passou a ingerir bebida alcoólica em excesso, etc.

Nesses casos, mesmo na ausência dos principais fatores de risco (transtorno mental, tentativa de suicídio prévia), um contexto insuportável leva à necessidade de fazer alguma coisa definitiva. Para cessar a dor psíquica, ou para permanecer para sempre na lembrança do ser amado perdido, o suicídio pode ser visto como a melhor opção.

Regra dos Ds. "Estou cansado de viver, esse tormento não tem fim, estou dando muito trabalho para os outros, seria melhor se eu morresse...". No âmbito do hospital geral ou da atenção primária, essas são expressões que ouvimos com frequência de pessoas que sofrem de doenças dolorosas, incapacitantes, com prognóstico sombrio. Tais expressões implicariam risco de suicídio?

Devemos atentar para situações em que o paciente, já sobrecarregado pelo sofrimento da doença, encontra-se sob a influência de um dos estados mentais que viemos abordando ou de um transtorno psiquiátrico (principalmente depressão). É importante lembrar, ainda, que, na vigência de confusão mental e rebaixamento da consciência (*delirium*), os pacientes ficam mais propensos a atos impulsivos e descontrolados. Como auxílio mnemônico, temos sugerido a *regra dos Ds* (Figura 6.3), que inclui transtornos mentais e estados afetivos comumente associados ao suicídio.

INTENCIONALIDADE SUICIDA

A intencionalidade suicida diz respeito ao desejo e à determinação de pôr fim à vida. A gravidade da intencionalidade é determinada por dois fatores concorrentes: a intensidade da motivação suicida e o grau com que essa motivação é contrabalanceada pelo desejo conflitante de continuar vivendo.[341] Obviamente, esses dois fatores estarão na mente do avaliador e contribuirão para a formulação do risco de suicídio. De modo geral, consideramos que a intencionalidade suicida cresce a partir de ideias vagas sobre morrer, geralmente de forma passiva, chegando a planos detalhados de como se matar, incluindo providências tomadas antes da morte e cuidados para evitar eventual salvamento logo após a tentativa de suicídio (Figura 6.4).

Importante: não deixe a avaliação da intencionalidade suicida para o final da consulta! Você precisará de tempo, caso as primeiras respostas sejam afirmativas. Esse tempo deverá ser utilizado não só no aprofundamento da avaliação do risco de suicídio como também nas primeiras providências, no caso de alto risco, visando à segurança do paciente.

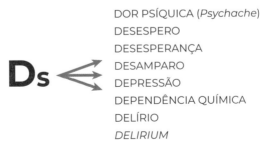

FIGURA 6.3 | **Estados afetivos que se associam a um maior risco de suicídio.**

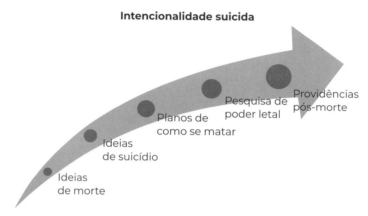

FIGURA 6.4 | **Características que acompanham o aumento da intencionalidade suicida.**

Se a temática do suicídio não aparecer de forma espontânea no relato do paciente, você poderá introduzi-la, dando a entender que é um cuidado a mais que se deve ter na avaliação clínica, já que certos pensamentos podem surgir em tempos de sofrimento angustiante. Em geral, isso é feito quando tratamos das perguntas usuais que avaliam o humor e os sintomas depressivos.

A melhor maneira de saber se uma pessoa tem pensado em suicídio é perguntando a ela. Ao contrário de uma crença comum, falar a respeito de suicídio não inocula essa ideia na mente de uma pessoa. Isso já foi comprovado cientificamente.*

De fato, os pacientes costumam ficar agradecidos e aliviados ao perceberem que fazemos com interesse uma pergunta tão importante quanto rotineira. Assim, sentem que poderão falar abertamente, sem vergonha ou receios, sobre um assunto tão perturbador. O profissional que não investiga a presença de ideação suicida pode, ao contrário da crença comum, contribuir para o aumento da angústia do paciente potencialmente suicida.

De início, pode ser feita uma pergunta geral sobre o valor dado à vida, ou sobre ideias passivas de morte. A seguir, o questionamento sobre comportamen-

---

* Um estudo norte-americano dividiu aleatoriamente 2.342 adolescentes em dois grupos. Todos responderam um questionário com questões sobre saúde mental, mas em apenas um dos grupos havia questões sobre ideação suicida. Após dois dias, a aplicação de novos questionários demonstrou não haver diferença nas frequências de ideação suicida entre os dois grupos, mesmo quando se consideraram subgrupos de adolescentes que sofriam de depressão ou que tinham história de tentativa de suicídio.[342]

to suicida deve ser feito utilizando-se uma linguagem clara e direta. Alguns exemplos:

> Diante das dificuldades que você vem enfrentando, algumas pessoas poderiam pensar que a vida ficou difícil demais... Você chegou a pensar que não vale mais a pena viver?
> Você pensa muito sobre morte, sobre pessoas que já morreram, ou sobre sua própria morte?
> Quando você diz que preferiria estar morto, isso é, por exemplo, um desejo de morrer devido a uma doença, ou chega a pensar em suicídio?
> Você pensou em suicídio durante essa última semana?

Observa-se que a primeira pergunta, a exemplo do que lembramos no item sobre impulsividade/agressividade, busca criar um contexto de normalidade e o favorecimento de uma eventual resposta afirmativa. Procura-se, dessa maneira, diminuir o receio ou a vergonha de revelar a ideação suicida. Recomendamos cautela para introduzir o assunto, mas, feito isso, as perguntas devem ser apresentadas de modo claro e objetivo.

Ao menos três perguntas devem ser feitas a respeito da ideação suicida; uma questão só não basta.* Com frequência, quando o paciente responde afirmativamente à primeira questão sobre ideação suicida, o profissional de saúde busca apaziguá-lo e tenta dissuadi-lo, chegando a mudar de assunto. Nada mais equivocado, pois deve seguir um encadeamento de perguntas que parte de algo mais amplo e que vai se afunilando em detalhes sobre eventual plano suicida (Figura 6.5).

A sequência de perguntas indica que estamos interessados em obter informações que se concentram em três áreas de interesse: presença e natureza das ideias de morte (passivas ou ativas); persistência e intensidade da ideação suicida (e que controle o paciente tem sobre ela); e plano suicida. Em geral, quanto maiores a intensidade e a persistência dos pensamentos suicidas, maior o risco de suicídio.[265]

---

* A situação é diferente quando se usam instrumentos de *screening*, que, por definição, devem ser concisos e preenchidos em pouco tempo. Num estudo realizado em atenção primária, a inclusão, em um questionário, de somente duas questões mostrou ser bastante eficiente para detectar adolescentes com risco de suicídio: "Você já sentiu que a vida não vale a pena ser vivida?" e "Você já pensou em se matar?".[343] *Screenings* realizados em atenção primária, serviços de emergência ou escolas desencadeiam uma situação que deve ser prevista e solucionada: após a detecção de um indivíduo com suspeita de risco, deverá haver alguém para prontamente avaliá-lo e, depois, se responsabilizar pelo acompanhamento.[344]

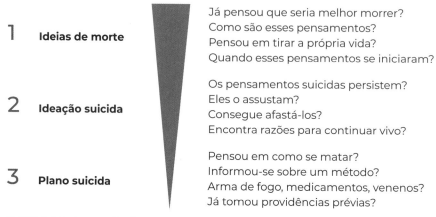

FIGURA 6.5 | **Sequência de perguntas que investigam o grau de intencionalidade suicida.**

Ideias passivas de morte. O paciente responde que pensa que seria melhor morrer devido a uma doença, por exemplo, mas não quer ou não teria coragem de se matar. Em pacientes com câncer, pode haver ideias fugazes ou persistentes de "morrer logo", mas sem intenção claramente suicida e sem um plano letal.

É importante lembrar que, na depressão, frequentemente se observa um autoabandono decorrente da hipobulia (ausência de motivação) e da anedonia (ausência de prazer). Não se trata de uma ideia ativa de se matar, mas de um deixar-se morrer, quando não mais se encontram motivação e satisfação para viver.

Ideação suicida egodistônica. De início, a ideação suicida costuma trazer desconforto. A ideia de pôr fim à vida, quando vêm à cabeça, parece perigosa e alheia ao indivíduo, provocando ansiedade. Caso persista na consciência, o paciente lutará contra ela. Dizemos, por isso, que a ideação suicida é *egodistônica*.

Ideação suicida egossintônica. A intensidade e a continuidade de uma crise, sentida como intolerável e interminável, fazem com que o suicídio passe a ser visto como uma possibilidade de alívio, uma saída. A ideação suicida torna-se *egossintônica* e abre as portas para o início de um plano. É por isso que sugerimos o detalhamento a respeito dos graus de incômodo e de controle frente à ideação suicida.

Ocultação da intenção suicida. Alguns pacientes respondem as nossas perguntas de modo evasivo. Outros ocultam deliberadamente a intenção suicida. Nessas condições, um clínico experiente tem boas razões para não confiar nas respostas do paciente (se ele intui que algo está errado, provavelmente algo está errado). Detalhes da anamnese, a existência de um transtorno mental grave, a dramática condição de vida ou o estado mental sugerem o contrário do que afirma o paciente. Alguns sinais:

- evidência de quadro psicótico;
- paciente evita contato visual durante a entrevista;
- incapacidade de se estabelecer um contato empático;
- paciente aparenta raiva ou distanciamento emocional;
- relutância em responder questões sobre ideação suicida;
- respostas do tipo "eu não sei...", "sei lá...".

É importante lembrar que:

- Pacientes psicóticos não costumam verbalizar suas ideias de suicídio. Estas se articulam com outras fantasias e objetos confusionais e dificilmente são discriminadas. O paciente psicótico vive dentro de uma indiscriminação que lhe causa intenso sofrimento, mas, em geral, não consegue expressá-la.
- Pacientes intoxicados por álcool ou outra substância psicoativa, avaliados em unidades de emergência, podem verbalizar ideação suicida quando suas defesas psicológicas estiverem enfraquecidas, porém negá-la quando sóbrios.

Intenção suicida inconsciente. Ocasionalmente, observamos que pessoas melancólicas passam a adotar comportamentos impulsivos, com risco de morte, que não lhe eram habituais, como dirigir em alta velocidade, principalmente em autoestradas. É como se depositassem a continuidade da existência nas mãos do destino: se morrer, melhor. Em geral, isso não é relatado de forma espontânea pelo paciente, pois ele não se dá conta do *componente suicida* que impregnou suas ações.

Plano suicida. Perguntar sobre os detalhes de um plano suicida (como, onde e quando) não é curiosidade mórbida, é conduta clínica imprescindível. Nunca se esqueça de questionar sobre a existência e a facilidade de acesso a meios letais, incluindo armas de fogo, venenos, pesticidas agrícolas, medicamentos estocados para uma *overdose*:

- Você já pensou em uma maneira de terminar com a própria vida?
- Chegou a se informar se o emprego desse meio é letal?
- O que motivou a escolha desse método para se matar?
- Você tem acesso a... (arma de fogo, veneno, medicamento)?
- Já estabeleceu um local e uma data, para se matar?
- Chegou a tomar alguma providência e a organizar coisas, tendo em vista sua morte?

A existência de um plano suicida já coloca o paciente em um grau moderado ou alto de risco de suicídio. Esse aumento de risco é ilustrado por um estudo norte-americano em que 6.483 adolescentes entre 13 e 18 anos de idade foram avaliados sequencialmente ao longo de cinco anos. No final desse período, 61% dos jovens que, além de ideação suicida tinham um plano de como se matar, tentaram o suicídio. Em contraste, apenas 20% dos que tinham ideação sem um plano tentaram o suicídio. Como pode ser observado na Figura 6.6, foi no prazo do primeiro ano de seguimento que ocorreu a maioria das transições de ideia para plano de suicídio (63%) e de plano para tentativa (86%).[264]

Poder letal. A crença de que um método escolhido para o suicídio levará a um desfecho fatal costuma ser mais relevante, em termos de intencionalidade, do que a letalidade potencial e objetiva. Por exemplo, um paciente pode ter tomado

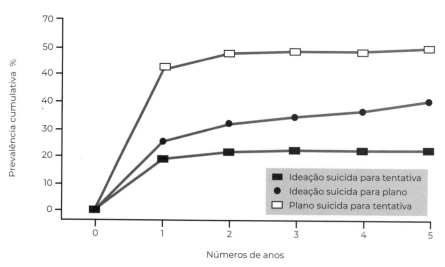

FIGURA 6.6 | **Curvas de transição ao longo do tempo.**
Fonte: Nock e colaboradores.[264]

10 comprimidos de benzodiazepínico e ter um risco elevado de suicídio, pois pensava que isso (um medicamento de tarja preta) seria suficiente para levá-lo à morte. Outro consistente indicador de risco é o fato de o paciente ter se informado sobre o poder letal de um método (em livros, na internet), assim como o pensamento de adotar o mesmo recurso empregado por uma pessoa próxima que se matou.

Quanto mais detalhado o plano, maior o risco de suicídio. O risco é aumentado pelas seguintes circunstâncias: escolha de métodos violentos altamente letais e irreversíveis, acesso ao meio letal e a capacidade para colocar o plano em prática, providências tomadas em preparação para a morte, exclusão da chance de socorro médico, proposta de pacto suicida a outrem e plano de homicídio seguido de suicídio.

A Escala de Intencionalidade Suicida (*SIS – Suicide Intent Scale*), de Beck e colaboradores,[345] muito utilizada em pesquisas, é útil também na prática clínica. Seus principais itens, resumidos no Quadro 6.1, podem orientar a anamnese quando da ocorrência de tentativas de suicídios. Costumamos assumir que, quanto maior a intenção letal de uma tentativa, maior o risco de futuro suicídio.

Outro instrumento padronizado para a avaliação de risco de suicídio bastante utilizado em pesquisa é o *Columbia-Suicide Severity Rating Scale* (C-SSRS). De modo geral, tais escalas têm razoável sensibilidade, mas baixa especificidade, o que traz sérias limitações para seu uso, em substituição a uma boa avaliação clínica.[296,346]

Outro recurso que se desenvolve nos dias atuais, ainda em desenvolvimento, é o uso de algoritmos e de inteligência artificial capazes de detectar indivíduos com risco de suicídio em redes sociais virtuais. Ainda não se pode concluir so-

---

QUADRO 6.1 | Circunstâncias que sugerem alta intencionalidade suicida

- Comunicação prévia de que irá se matar
- Mensagem ou carta de adeus
- Providências finais antes do ato
- Planejamento detalhado
- Precauções para que o ato não seja descoberto
- Ausência de pessoas por perto que possam socorrer
- Não procurar ajuda logo após a tentativa de suicídio
- Método violento, ou uso de drogas mais perigosas
- Crença de que o ato seja irreversível e letal
- Afirmação clara de que quer morrer
- Desapontamento por ter sobrevivido

Fonte: Com base em Beck e colaboradores.[345]

bre o papel desses modelos preditores para a detecção e prevenção de atos autoagressivos e suicídio.[347,348]

PRINCIPAIS FATORES DE RISCO E DE PROTEÇÃO

Esse componente da avaliação procura coletar e ponderar informações sobre fatores que aumentam ou diminuem o risco de suicídio. Tais fatores são abordados em mais detalhes no Capítulo 4, "Riscos". Aqui, vamos retomá-los sinteticamente, no sentido mais prático exigido por uma avaliação clínica.

Os fatores de risco são estabelecidos após tratamento estatístico de dados compilados a partir de grande número de casos de suicídio. Isso exige cuidados quando, no raciocínio clínico, fazemos a transposição desse referencial para um caso individual.

Os fatores de risco têm valores preditivos distintos e relativos. Seu impacto difere segundo várias características, entre as quais sua duração, fase da vida em que ocorre e intensidade. Nenhum fator de risco ou de proteção, de forma isolada, pode determinar ou evitar um suicídio. Assim, por exemplo, apesar de o sexo feminino, na maioria dos países, estar relacionado a menor risco de suicídio, a elaboração de um plano suicida interfere de modo consistente na elevação do risco, independente do sexo. Na prática clínica, um fator de risco relacionado à vida mental ou à história pessoal e familiar de um indivíduo tem mais peso do que os fatores sociodemográficos.[349]

De qualquer forma, a presença de um forte fator de risco (Quadro 6.2) ou a combinação de vários fatores é sempre um alerta: uma avaliação cuidadosa do risco de suicídio não pode deixar de ser feita!

Mesmo havendo escassez de estudos que evidenciem a real proteção que certas circunstâncias podem dar em relação ao suicídio, costumamos considerá-los quando da avaliação clínica. Muitos dos chamados *fatores de proteção* influenciam o desenvolvimento psíquico desde a mais tenra idade e protegem contra várias adversidades, não apenas contra o suicídio.

Quais fatores de proteção estariam presentes na vida do paciente? Perguntas sobre com quem ele reside, sobre *como* é o ambiente familiar e *como* está seu relacionamento em casa costumam ter boa abrangência, assim como perguntas sobre relacionamentos nas esferas escolar, profissional e social. Crença e frequência a cultos religiosos contribuem para formarmos uma ideia a respeito dos fatores de proteção contra o suicídio.

Em relação a apoio social e conexão com outras pessoas, aconselhamos estas duas perguntas simples e sintéticas que costumam funcionar bem: "Há alguém com quem você possa contar?" e "Você se sente importante na vida de alguém?". Podem ser acrescentadas outras perguntas, como, por exemplo, se o paciente

QUADRO 6.2 | **Alguns dos principais fatores de risco de suicídio**

Predisponentes	Precipitantes
Tentativa de suicídio	Desilusão amorosa
Transtornos psiquiátricos	Separação conjugal
Suicídio na família	Conflitos relacionais
Abuso físico ou sexual na infância	Derrocada financeira
Impulsividade/agressividade	Perda de emprego
Isolamento social	Desonra, humilhação
Doenças incapacitantes/incuráveis	Embriaguez
Desespero e inquietude	Acesso a um meio letal
Alta recente de internação psiquiátrica	

tem recebido apoio das pessoas mencionadas ou se ele pode dar apoio a pessoas a quem se encontra afetivamente ligado.[350,351]

Transtornos mentais

Os transtornos mentais, juntamente com a tentativa de suicídio pregressa, são os principais fatores de risco para o suicídio. A depressão, o transtorno bipolar, a dependência de álcool e de outras drogas psicoativas, a esquizofrenia e certos transtornos da personalidade (impulsividade, agressividade, labilidade) são os que mais predispõem ao suicídio. O assunto é abordado de modo mais extenso no Capítulo 5, "Transtornos mentais".

Algumas circunstâncias, listadas no Quadro 6.3, aumentam o risco de suicídio em indivíduos que sofrem de transtornos mentais. O risco é maior quando mais de um transtorno ou condições se combinam.

É necessário atentar para mudanças comportamentais ocorridas recentemente (por exemplo, o aumento da ingestão de bebidas alcoólicas ou a deterioração no comportamento social, escolar ou profissional) e formar uma ideia a respeito da personalidade do paciente. Além dos traços relativos à instabilidade e impulsividade/agressividade, devemos focalizar os mecanismos de defesa e de adaptação (*coping*) mais utilizados em situações de crise. É útil perguntar, por

QUADRO 6.3 | **Condições que aumentam o risco de suicídio em pessoas que sofrem de transtornos mentais**

- Sexo masculino
- Idade inferior a 45 anos
- Isolamento, com pouco ou nenhum apoio social
- Pouca capacidade de adaptação social
- Perda da posição familiar, social, profissional, acadêmica
- Perda de habilidades e competências prévias
- Perda interpessoal recente ou iminente
- Com a melhora do juízo crítico, abatimento frente à percepção das perdas ocasionadas pela doença
- Primeiras semanas de uma internação psiquiátrica
- Passeios no pátio, fugas do hospital
- Períodos de licença hospitalar
- Alta hospitalar recente
- Sintomas depressivos, desesperança
- Insônia grave
- Agitação psicomotora e acatisia (podem ser ocasionadas pelos medicamentos)
- Abuso de bebidas alcoólicas ou de outras drogas
- Períodos de ansiedade grave
- Baixa adesão ao tratamento psiquiátrico

exemplo, sobre adversidades sofridas no passado, como foram enfrentadas e o que ajudou a superá-las. Isso dará uma noção da capacidade do paciente para perceber a realidade, tolerar dores emocionais e conseguir atender suas necessidades psicológicas básicas.

Tentativa de suicídio pregressa

Uma única tentativa de suicídio, independente da intenção suicida, já aumenta o risco de novas tentativas. Lembremos, também, que, em cerca de metade dos casos de suicídio, houve uma tentativa prévia de pôr fim à vida. Por isso, perguntar sobre tentativas faz parte da avaliação sistemática do risco de suicídio. Tais eventos não devem simplesmente figurar como um item a mais e pouco explorado entre os antecedentes pessoais.

Muitas vezes, os clínicos pensam em tentativas de suicídio sem gravidade (intencionalidade e consequências físicas irrelevantes) contrapondo-as a tentativas graves. Dessa forma, se esquecem de que há muitos atos suicidas de gravidade intermediária quanto à intencionalidade ou à gravidade das lesões.

As circunstâncias e as consequências das tentativas de suicídio (e de outros atos de autolesão, sem intenção letal) devem ser detalhadas: frequência, contexto em que ocorreram, fatores precipitantes, grau de intencionalidade suicida (Tentativa planejada? Não planejada e impulsiva?), gravidade do evento (Necessidade de assistência médica? De internação hospitalar? Consequências físicas?), sentimentos após ter sobrevivido (Alívio? Frustração? Vergonha? Desejo de empreender nova tentativa?), consequências e mudanças ocasionadas pela tentativa de suicídio e a visão atual do indivíduo em relação a esses acontecimentos.

Ao questionar sobre tentativas de suicídio, deve-se aproveitar para perguntar sobre atos de autoagressão (como cortes superficiais ou queimaduras com cigarro). Eles também aumentam o risco de tentativas de suicídio.

Risco crônico de suicídio

Em certas ocasiões, atendemos pessoas com história de várias tentativas de suicídio com baixa intencionalidade, realizadas com métodos pouco letais, como cortes superficiais na pele ou ingestão de vários comprimidos que não chegam a representar um risco para a vida. Intenção letal ausente ou diminuta leva alguns autores a preferirem a expressão *autoagressão deliberada*, ou *parassuicídio*, em vez de *tentativa de suicídio*.

Um estudo realizado no Hospital de Clínicas da Unicamp revelou que, nesse grupo de *repetidores* de tentativas de suicídio, há maior porcentagem de mulheres, prática religiosa menos intensa ou inexistente, menor número de casados, maior frequência de depressão, maior número de internações psiquiátricas, mais pessoas com traços de raiva e impulsividade, mais casos de dependência de álcool ou drogas e de disfunção no desempenho de papéis sociais.[267]

Esses pacientes têm risco crônico para o comportamento suicida, quer seja para tentativas, quer seja para suicídios. Os períodos de exacerbação da ideação e de ocorrência de atos autoagressivos, com ou sem intenção suicida, coincidem com o aumento das dificuldades psicossociais, em geral associadas a conflitos no relacionamento interpessoal, em casa ou na vida amorosa.

A maioria desses pacientes tem traços de personalidade, ou mesmo transtornos da personalidade, do grupo B: instabilidade emocional, impulsividade, dramaticidade e tendência sedutora ou manipuladora do comportamento.[352,353] Muitos indivíduos fazem isso como forma de aliviar um estado de sofrimento psíquico intenso; alguns, para experimentar certo grau de excitação enquanto se cortam. Outros assim procedem como forma de se punir ou de descarregar a raiva.[344,354]

Há, ainda, outra situação de risco crônico de suicídio, em que o paciente parece erotizar a temática da morte, do morrer, do matar-se. A pessoa pensa diariamente em se matar, relata isso aos amigos, pergunta-nos se achamos que ela realmente corre o risco de fazê-lo e chega, com certa puerilidade, a nos questionar sobre quantos comprimidos (da medicação que estamos prescrevendo) deveria tomar para conseguir morrer. Em contrapartida, adere solicitamente ao tratamento e esforça-se para cumprir nossas recomendações.

Percebe-se que a insistência na temática de eventual suicídio insere-se na relação sedutora que mantém conosco. A temática do suicídio, exposta de forma aberta ou velada, nesse caso, é um meio de obter proximidade e atenção. Em resposta, familiares e amigos que, a princípio, corriam para resguardar a vida do paciente, vão se cansando e deixando de fazê-lo. Passam a nutrir sentimentos negativos e a se esquivar, o que, inadvertidamente, reforça o comportamento que desejavam coibir.

Esses pacientes de risco crônico para o comportamento suicida são desafiadores para os profissionais da saúde, uma vez que provocam as mais diversas e contraditórias reações, desde raiva e rejeição (que impedem o *rapport* e uma avaliação clínica cuidadosa), passando por sensações de impotência e insegurança, e até mesmo um esforço desmedido de proteção e salvamento.

A noção simplista de que o paciente faz menção ou tenta o suicídio somente para chamar a atenção e *manipular* as pessoas deve ser rejeitada. Esse pode até ser um componente de seu comportamento (mobilizar e controlar pessoas próximas, seduzir, escapar de situações adversas, fugir de responsabilidades), mas não é o único. Pode haver:

- um transtorno mental subjacente que não foi diagnosticado;
- um transtorno mental que não vem sendo adequadamente tratado;
- a influência de condições psicossociais passíveis de intervenção.

Menção a suicídio sempre deve ser levada a sério: exige uma investigação clínica cuidadosa e não condicionada pela emergência de fortes emoções ou por julgamentos apressados. É importante ter em mente que pessoas que repetidamente se autoagridem ou tentam o suicídio, ainda que com baixo grau de letalidade, têm, sim, maior risco de um dia acabarem tirando a própria vida.

Lembretes

Risco em quadros instáveis. Quadros clínicos em que a instabilidade é marcante (como *delirium*, abuso de substâncias psicoativas – tanto intoxicação quanto abstinência –, transtornos da personalidade, estados mistos do transtorno bipolar e depressão ansiosa) podem lançar para o suicídio um paciente que, em vários momentos, incluindo o da avaliação realizada durante a consulta, parecia tranquilo. Isso implica cautela na formulação do risco de suicídio e no manejo de certas condições clínicas, mesmo quando o paciente nega ideação suicida.

Internação psiquiátrica. Os primeiros dias de internação e o período de um mês após a alta hospitalar exigem redobrada atenção, assim como quando houver autorização de licença hospitalar para passeios no pátio do hospital, ou quando houver mudança no esquema de tratamento (p. ex., saída de uma enfermaria de emergência para outra unidade de internação).

Falsas melhoras. Dois lembretes finais sobre falsas melhoras devem ser enfatizados.

- **Início de recuperação da depressão.** Os períodos de início de recuperação de quadros depressivos graves, quando o paciente volta a ter iniciativa e aumento de energia, também são críticos. Ficamos aliviados ao ver o início da melhora e nos esquecemos de repetir a avaliação de risco de suicídio. É preciso considerar, também, que, no início do tratamento com antidepressivos, principalmente em adolescentes, podem surgir pensamentos suicidas ou comportamento autoagressivo.
- **A crise perdura e o paciente transmite calma repentina.** Deve-se desconfiar das falsas melhoras, especialmente quando situações de crise ainda continuam sem solução, ou foram temporariamente apaziguadas pela internação hospitalar. Alguns pacientes experimentam e transmitem um sentimento de alívio e prazer a partir do momento em que, íntima e secretamente, tomam a decisão de se matar.

A opção do suicídio, com as diferentes representações que ele pode ter para uma pessoa, é capaz de produzir essa transformação repentina em alguém que se apresentava sempre angustiado e pedindo uma solução para seu sofrimento. É desejável, portanto, observar melhor e intrigar-se com a súbita *melhora* de uma pessoa que, até há pouco, deixava-nos tão preocupados.

FORMULAÇÃO DO RISCO DE SUICÍDIO

Um conjunto de informações relevantes e articuladas permite um parecer final, embasado cientificamente, que chamamos de formulação do risco de suicídio. Não custa relembrar que uma formulação de risco não é uma predição sobre quem poderá ou não se matar. Trata-se de um julgamento clínico que permite priorizar as ações dirigidas ao paciente.

Um risco moderado, por exemplo, faz da prevenção do suicídio um dos objetivos mais importantes do tratamento. Já um risco muito alto e iminente de o paciente se matar exige que a prevenção seja prioritária em relação a outros objetivos terapêuticos. A formulação de um baixo risco de suicídio, por sua vez, não significa que o potencial suicida seja insignificante; apenas não há evidência de intenção letal ou de um plano suicida.

A formulação de risco só é possível após uma avaliação clínica cuidadosa e sistemática. Basear-se apenas na intuição, após breve entrevista sem informações detalhadas, é temerário. Ainda assim, há nessa tarefa algo de intuitivo, uma *impressão clínica*, como dizemos, que forma-se a partir de considerações ligadas à personalidade e ao estado mental do paciente e de aspectos intersubjetivos que se estabelecem entre o profissional, o paciente e a dinâmica familiar em que ele se encontra inserido.

O esquema didático da Figura 6.7 aparece em vários manuais de prevenção do suicídio destinados a profissionais da saúde. Alguns parâmetros são combinados, de forma ilustrativa, em três configurações de risco de suicídio.

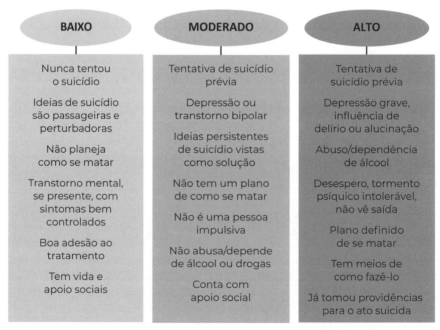

FIGURA 6.7 | **Esquema didático com três gradações de risco de suicídio.**
Fonte: Com base em Brasil.[355]

Esses exercícios classificatórios, ao oferecerem modelos, ajudam a pensar, mas também suscitam críticas e desacordos. Deve-se lembrar que o risco é mutável. Fatores de risco e de proteção mudam e interagem ao longo da vida de uma pessoa. Em um modelo dinâmico e transacional, a formulação de risco é uma configuração única, para determinada pessoa e em dado momento.

Registro. A formulação do risco de suicídio, juntamente com as principais medidas e recomendações realizadas, deve ser documentada no prontuário do paciente da forma mais completa possível. Se não foi possível fazer ou esclarecer algo, isso também deve constar no registro. Após a autorização do paciente ou de seus familiares, a formulação deve ser compartilhada com outros profissionais envolvidos no tratamento.

Deve-se registrar que a formulação de risco traz algumas vantagens, entre as quais: permite ao profissional pensar na avaliação que conduziu e, eventualmente, dar-se conta de algo que ficou faltando; auxilia outros profissionais que futuramente tenham acesso às anotações; e, sob um ponto de vista legal, não há qualquer evidência de que o profissional concluiu a avaliação de risco se ele não a escrever no prontuário.

À medida que avançamos na avaliação e concluímos a formulação de risco de suicídio, nos conscientizamos a respeito dos problemas, das características pessoais e das circunstâncias de vida do paciente. Mentalmente, passamos a montar uma estratégia de manejo imediato do risco e de tratamento a curto e médio prazos. O manejo da crise suicida, que envolve risco iminente de o paciente se matar, é o foco do próximo capítulo.

Apêndice 6.1

Risco de suicídio entre adolescentes

No espectro do comportamento autoagressivo, o suicídio é a ponta de um *iceberg*. Estima-se que o número de tentativas de suicídio supere o de suicídios em pelo menos 10 vezes. Há também as autoagressões sem clara intenção letal e as ameaças de suicídio que tanto mobilizam os adultos que convivem com os adolescentes.

As autoagressões sem clara intenção letal são um problema que vem crescendo e que tem aparecido já nos primeiros anos da adolescência. O *cutting* (cortes superficiais na pele), além de recurso desesperado para lidar com a dor psíquica, tornou-se uma forma de comunicação de sofrimento e de pertencimento a grupos de jovens que se comunicam virtualmente.

O grau variável da intenção letal é apenas um dos componentes que modula o ato autoagressivo. Não se deve julgar de forma apressada e superficial a tentativa de suicídio como um ato puramente *manipulativo*. Mesmo em casos de tentativa de suicídio que denotam baixa intenção letal, pode haver, futuramente, a ocorrência de tentativas com intencionalidade mais pronunciada.

O comportamento suicida também representa uma comunicação, que pode funcionar como denúncia, grito de socorro, vingança ou fantasia de renascimento. Por isso, ideias, ameaças e tentativas de suicídio – mesmo aquelas que parecem calculadas para não resultarem em morte – devem ser encaradas com seriedade, como um sinal de alerta a indicar sofrimento e atuação de fenômenos psíquicos e sociais complexos. Não devemos banalizá-las.

O mundo psíquico de um adolescente está em ebulição, ainda não se atingiu a maturidade emocional. Há maior dificuldade para lidar com conflitos interpessoais, término de relacionamentos, vergonha ou humilhação e rejeição pelo grupo social. A tendência ao imediatismo e à impulsividade implica maior dificuldade para lidar com a frustração e digerir a raiva. Perfeccionismo e autocrítica exacerbada, problemas na identidade sexual, bem como *bullying*, são outros fatores que se combinam para aumentar o risco de comportamento suicida.

Um adolescente pode ter centenas de *likes* na rede social virtual, mas pouquíssimos, ou nenhum ser humano real com quem compartilhar angústias. O mundo adulto, como um ideal cultural alcançável por pequena parcela de "vencedores", fragiliza a autoestima e a autoconfiança de quem precisa encontrar o seu lugar em uma sociedade marcada pelo individualismo, pelo exibicionismo estético, pela satisfação imediata e pela fragilidade dos vínculos afetivos.

Quando dominados por sentimentos de frustração e desamparo, alguns adolescentes veem na autoagressão um recurso para interromper a dor que o psiquismo não consegue processar. Quando o pensar não dá conta de ordenar o mundo interno, o vazio e a falta de sentido fomentam ainda mais o sofrimento, fechando-se assim um círculo vicioso que pode conduzir à morte. Nos suicídios impulsivos, a ação letal se dá antes de haver ideias mais elaboradas capazes de dar outro caminho para a dor psíquica. O ato suicida ocorre no escuro representacional, como um curto-circuito, um ato-dor. (Veja o que se entende por ato-dor no Capítulo 3).

Momentos de tristeza e pensamentos suicidas são frequentes na adolescência, principalmente em épocas de dificuldades frente a um estressor importante. Na maioria das vezes, são passageiros; por si só não indicam psicopatologia ou necessidade de intervenção. No entanto, quando os pensamentos suicidas são intensos e prolongados, o risco de levar a um comportamento suicida aumenta.

O quadro a seguir reúne alguns sinais que alertam sobre a existência de sofrimento psíquico e, também, de possível risco de suicídio. Muitos desses sinais são inespecíficos, pois também aparecem quando do surgimento de alguns transtornos mentais que podem ter início na adolescência (esquizofrenia, depressão, drogadição e transtorno afetivo bipolar).

Sinais de alerta em relação a risco de suicídio em adolescentes

- Mudanças marcantes na personalidade ou nos hábitos
- Comportamento ansioso, agitado, ou deprimido
- Piora do desempenho na escola, no trabalho e em outras atividades que costumava manter
- Afastamento da família e de amigos
- Perda de interesse em atividades de que gostava
- Descuido com a aparência
- Perda ou ganho inusitado de peso
- Mudança no padrão comum de sono
- Comentários autodepreciativos persistentes
- Comentários negativos em relação ao futuro, desesperança
- Disforia marcante (combinação de tristeza, irritabilidade e acessos de raiva)
- Comentários sobre morte, sobre pessoas que morreram, e interesse por essa temática
- Doação de pertences que valorizava
- Expressão clara ou velada de querer morrer ou de pôr fim à vida

Fonte: Com base em Hawton e colaboradores.[338]

E por estarmos falando em "sinais de suicídio", é mais fácil detectar ou inferir a sua presença após um desenlace fatal. Na realidade, nem todas as pessoas que põem fim à vida dão sinais. Mesmo profissionais de saúde mental experientes e cuidadosos, de tempo em tempo, amargam a perda de um paciente que não dera sinais de que iria se matar. "O suicida sempre dá sinais!". Esse é mais um dos novos mitos exaustivamente repetidos durante o Setembro Amarelo, que, além de falso, traz muita culpa a familiares e amigos enlutados por um suicídio.

Durante a entrevista, o adolescente pode estar relutante em falar sobre pensamentos de pôr fim à vida ou sobre casos de suicídio na família. A relutância é maior quando vem consultar-se a contragosto, ou quando teme que revelemos a seus pais algo que mantém em segredo. Se não aparecer espontaneamente, a temática pode ser introduzida, de modo a deixar claro que certas coisas podem acontecer e que podemos conversar sobre elas: algumas vezes, quando somos jovens e nos sentimos mal, podemos pensar que seria melhor não ter nascido, ou que seria preferível morrer...

Ao perguntar sobre ideias de morte, com frequência, ouvimos como resposta expressões vagas como "sei lá...", ou "mais ou menos...". Nessas situações, o entrevistador deve repetir a expressão que terminou de ouvir como resposta, com ar de interrogação e de abertura para o diálogo, ou reafirmar sua preocupação e desejo de conversar e ajudar, mesmo que isso implique tocar em assuntos difíceis, como suicídio.

Instrumentos de autopreenchimento que incluam questões sobre ideias e tentativas de suicídio são ferramentas úteis que podem ser utilizadas durante a consulta com um adolescente. Quando explicamos o papel complementar de um questionário ou escala, sua utilização não costuma atrapalhar o *rapport*. Discrepâncias entre as respostas assinaladas e a comunicação verbal com o terapeuta devem ser esclarecidas prontamente, logo que o adolescente termine de preencher suas respostas.

É importante, também, garantir confidencialidade ao adolescente, a menos que algo muito grave, que possa prejudicá-lo seriamente, esteja acontecendo. Nesse caso, seus pais serão comunicados e envolvidos na situação com todo o cuidado, a fim de que o adolescente receba proteção e apoio, e não julgamento e castigo.

Os pais, ou outros informantes, dão dados adicionais essenciais para a avaliação do risco de suicídio, como desenvolvimento, desempenho escolar, problemas psiquiátricos no adolescente e na família, história de comportamento autoagressivo e de tentativas de suicídio. São assuntos sobre os quais os adolescentes pouco falam. Entrevistar um genitor ou outro familiar também amplia a visão do profissional a respeito da dinâmica e da capacidade de continência da família. Isso será importante na tomada de decisão relativa ao manejo da crise suicida do adolescente.

No Capítulo 4 abordamos em profundidade a temática dos fatores de risco de suicídio. O quadro a seguir condensa aqueles que estão especialmente associados ao comportamento suicida em adolescentes, entre os quais se destacam baixo rendimento escolar, humilhação, perfeccionismo e autocrítica exacerbada, história de discórdia e de comportamento suicida na família, dificuldades nos relacionamentos interpessoais, rompimentos amorosos, comportamento imitativo e traços impulsivo/agressivos de personalidade.

Fatores de risco para comportamento suicida em adolescentes

Fatores sociodemográficos e educacionais

- Sexo (feminino para tentativas; masculino para suicídio) – maioria dos países
- Nível socioeconômico baixo
- Orientação sexual (homossexual, bissexual, transgênero)
- Baixo rendimento escolar

Estressores psicossociais e vida familiar

- Separação ou divórcio dos pais
- Morte de um genitor
- Abuso físico e sexual
- Transtorno mental nos pais
- Comportamento suicida na família
- Discórdia no ambiente familiar
- *Bullying* (vítima ou perpetrador)
- Sentir-se humilhado por ter sofrido ações disciplinares
- Exposição a casos de suicídio ou de tentativas de suicídio
- Dificuldades nos relacionamentos interpessoais

Fatores psicológicos e psiquiátricos

- Transtornos mentais (depressão, ansiedade, déficit de atenção/hiperatividade, transtorno da conduta)
- Tentativa de suicídio prévia
- Autoagressão deliberada
- Abuso de álcool e drogas
- Alta hospitalar recente
- Mudança recente no tratamento psiquiátrico
- Impulsividade ou comportamento agressivo
- Baixa autoestima
- Pouca capacidade de solução de problemas sociais
- Sentir-se enclausurado, sem conexão, um peso
- Perfeccionismo
- Desesperança

Fonte: Com base em Hawton e colaboradore[338] e Bozzini e colaradores.[356]

A influência da história familiar sobre a determinação do comportamento suicida é mediada tanto por fatores genéticos quanto ambientais. A propensão ao suicídio associa-se mais fortemente à herança de traços de impulsividade/agressividade do que a doenças mentais. Há também fatores ligados à identificação psicológica com entes que se suicidaram e à dinâmica conturbada de certas famílias. Deve-se ficar alerta quando há violência doméstica e relato de abuso físico ou sexual.

O suicídio de parentes, de amigos ou de personalidades cultuadas parece fornecer, para adolescentes vulneráveis, um modelo de comportamento a ser seguido frente às adversidades. Nessa eventualidade, fala-se do caráter de *contágio* (ou de *imitação*) de certos suicídios. É algo relevante a ser questionado durante a avaliação clínica. É importante lembrar, aqui, a influência que reportagens inadequadas na mídia podem ter sobre o comportamento suicida, especialmente as que transformam o suicídio em espetáculo e as que dão detalhes sobre o método letal. *Websites*, mídias sociais e salas de bate-papo que encorajam pactos suicidas também têm grande impacto sobre os adolescentes. Ver Capítulo 13 a esse respeito.

Certas orientações sexuais (homossexualidade, bissexualidade, transgênero) aumentam o risco de suicídio. Com frequência, esses adolescentes têm transtornos mentais comórbidos, estão sujeitos a mais estressores psicossociais, como o *bullying*, e contam com menos fatores de proteção, em relação a heterossexuais, contra o suicídio.

Problemas nos relacionamentos interpessoais, incluindo dificuldades para fazer amizades, discussões frequentes com pais, autoridades ou colegas, isolamento social e *bullying* (face a face ou pela internet), são fatores de risco revelados em várias pesquisas com adolescentes.

Perfeccionismo e autocrítica exacerbada costumam levar à frustração e a abalos na autoestima. Associam-se a tentativas de suicídio especialmente na adolescência. Uma dimensão do perfeccionismo a ser explorada durante a avaliação clínica é a crença do indivíduo a respeito do alto desempenho que ele próprio e também as pessoas esperam dele.

Há, também, os suicídios que se vinculam a transtornos mentais que incidem na adolescência, como a depressão, o transtorno afetivo bipolar e o abuso de drogas. Deve-se considerar, também, o déficit de atenção/hiperatividade e o transtorno de conduta, que aumentam a ocorrência de condutas de risco.

Diagnóstico tardio, carência de serviços de atenção à saúde mental e inadequação do tratamento agravam a evolução da doença e, em consequência, o risco de suicídio. A prevenção do suicídio, ainda que não seja tarefa fácil, é possível. Não podemos nos silenciar sobre a magnitude e o impacto do suicídio de adolescentes em nossa sociedade. Não todas, mas considerável porção de mortes pode ser evitada.

Anexo 6.1

Roteiro para avaliação do risco de suicídio

AVALIAÇÃO DO RISCO DE SUICÍDIO

Paciente: _____ Sexo: ____ Idade: ____ Data: ____ Avaliador: _____

O que está acontecendo?

☐ Desencadeante _____
☐ Motivação _____
☐ Significado do morrer _____

Estado Mental Atual

☐ Delírio/alucinação
☐ Depressão
☐ Desesperança
☐ Desespero (*psychache*)
☐ Colapso existencial

☐ Incontinência afetiva
☐ Instabilidade do humor
☐ Ansiedade/inquietude
☐ Impulsividade/agressividade
☐ Raiva

☐ Constrição cognitiva
☐ Vergonha/humilhação
☐ Insônia
☐ Dor/incapacitação

Intencionalidade Suicida

IDEIAS DE MORTE → IDEIAS DE SUICÍDIO → TENTATIVA DE SUICÍDIO PRÉVIA → PLANO SUICIDA

☐ Passivas
☐ Rejeita o suicídio

☐ Persistentes
☐ Intensas
☐ Incontroláveis
☐ Vistas como alívio
☐ Aceitáveis

☐ Quantas ____
☐ Última ____
Motivação
Intencionalidade
Letalidade

☐ Em preparação
☐ Detalhado
☐ Conhece poder letal
☐ Possui meios letais
☐ Providências

Principais Fatores de Risco

☐ Transtorno mental
☐ Tentativa de suicídio
☐ Álcool ou outra droga
☐ Abuso físico ou sexual
☐ Exposição a um suicídio
☐ Isolamento
☐ Falta de apoio social

☐ Suicídio na família
☐ Discórdia familiar
☐ Desilusão amorosa
☐ Relações conflituosas
☐ Desemprego
☐ Derrocada financeira
☐ Desonra

☐ Acesso a meio letal
☐ Rigidez cognitiva
☐ Perfeccionismo
☐ Conflito de identidade
☐ Dor/incapacidade
☐ Alta hospitalar recente
☐ Não adere a tratamento

Formulação do Risco e Manejo

☐ Risco baixo _____
☐ Risco moderado _____
☐ Risco alto _____

Capítulo 7

Primeiras providências

Os objetivos essenciais do manejo da crise suicida são: a curto prazo, manter o paciente seguro; a médio prazo, mantê-lo estável. Não se deve passar rapidamente pela simplicidade óbvia dessa afirmação. Ela implica prioridades que não podem ser confundidas.

Quando há risco iminente de suicídio, é preciso manter o paciente a salvo, objetivo para o qual todo esforço deve se voltar. A curto prazo, ações rápidas e objetivas são necessárias. A internação psiquiátrica, muitas vezes necessária, ou não está prontamente disponível, ou não se adapta ao requerido para o manejo da crise. Para complicar a situação, a indicação de uma internação não raro encontra a negativa do paciente e da família. Como proceder?

Além do estado crítico do paciente, existem também familiares atônitos, em geral tomados por sentimentos contraditórios. Eles precisarão de apoio prático e emocional. O momento é de crise e exige do profissional, além de reflexão e intuição, maior prontidão para a ação. É nesse contexto clínico tenso e nas primeiras providências a serem tomadas que se concentra o conteúdo deste capítulo.

Imaginemos a seguinte situação: em um pronto-socorro, um jovem médico atende uma mulher de meia-idade em crise suicida. Avalia que o risco de ela se matar é alto, então não a deixa voltar para casa. Decide ligar-lhe um soro para mantê-la restrita à maca, até que o psiquiatra a avalie. Ao final de seu plantão, os familiares convocados ainda não haviam comparecido ao hospital.

Voltando para sua casa, o olhar desesperado daquela mulher não lhe sai da cabeça. Ele então repassa tudo o que foi feito: "Será que esqueci de alguma coisa? O familiar não me pareceu tão interessado ao telefone, acho que não adiantou convocá-lo... E o psiquiatra, será que ele já chegou para avaliar a paciente? Foi tudo tão corrido, nem pude trocar ideias com o pessoal do serviço social... E se essa mulher fugir do hospital...?".

Todos *carregamos* para casa algumas das pessoas que atendemos, como acontece com esse médico no fim de seu plantão. Ele está suportando, solitariamente, o ônus emocional de se sentir o único responsável pelo que vier a acontecer e teme que a paciente se mate. Ao mesmo tempo, lembra que novos pacientes chegarão no dia seguinte, talvez novas situações de risco de suicídio, e se pergunta: "O que deveria ser feito para garantir a segurança desses pacientes, para a gente poder dormir em paz depois?".

Ainda voltaremos, neste capítulo, às angústias do médico. Vejamos, primeiro, quais providências devem ser tomadas quando atendemos alguém que, segundo nossa formulação, tem um risco agudo de suicídio, ou seja, que poderá se matar em horas ou em poucos dias. A Figura 7.1 esquematiza um plano terapêutico geral para alcançar o objetivo de manter o paciente seguro, com estratégias e ações de prevenção que devem ser desencadeadas de forma sequencial.

MANTER O PACIENTE SEGURO

No pronto-socorro

No pronto-socorro, antes mesmo de ter finalizado a avaliação e a formulação de risco de suicídio, deve-se atentar ao comportamento do paciente e zelar por sua segurança, evitando a evasão e o acesso a meios letais. Em casos mais graves, recomenda-se que uma pessoa esteja permanentemente ao lado do paciente. Em outros ambientes assistenciais, toma-se o mesmo cuidado. Deve-se evitar, por exemplo, que o adolescente em crise suicida permaneça sozinho na sala de espera enquanto os pais são entrevistados no consultório.

Em raros casos, o paciente pode agir de forma hostil e ameaçadora, com potencial para se tornar agitado e agressivo. Nessas situações, o ideal é fazer a avaliação na presença de funcionários da segurança do hospital, ou mesmo contê-lo temporariamente. A restrição, nesse caso, é feita para a própria segurança do paciente e das outras pessoas presentes no local. A justificativa para esse procedimento de exceção deve ser bem explicada ao paciente e aos seus acompanhantes.[357,358]

O indivíduo contido que se recusa a interagir até que sejam removidas as restrições deve ser lembrado sobre a importância da avaliação. Pode ser estimulado a cooperar com afirmações do tipo "Gostaria de poder ajudar, mas não posso fazer isso sem obter algumas informações sobre você. Nós dois concordamos que a contenção deve ser interrompida se você não precisar mais dela. Mas estou

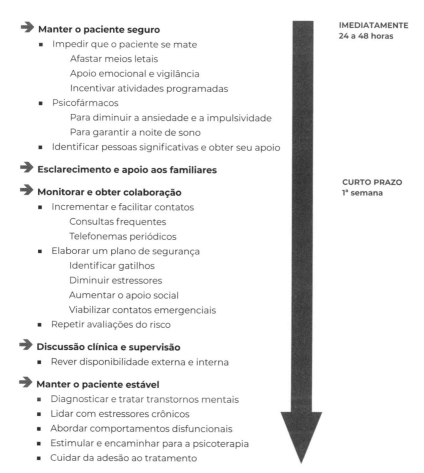

FIGURA 7.1 | **Sequência de ações que compõem um plano terapêutico geral de amparo na crise suicida.**

muito preocupado com sua segurança e preciso que você responda algumas questões antes de eu decidir se é seguro removê-la".

Internação psiquiátrica

Nos casos de risco iminente de suicídio, recomenda-se a internação psiquiátrica, ainda que involuntária. A indicação de uma internação nem sempre é bem recebida, e nem sempre há uma vaga hospitalar prontamente disponível. Costuma ser difícil a negociação com pacientes ou familiares contrários à internação. O ideal é conversar francamente sobre as condições que justificam a permanência em uma instituição psiquiátrica (Quadro 7.1) e sobre os riscos de não se proceder assim.

Esgotados os recursos de negociação, uma internação involuntária pode ser necessária. Nesse caso, familiares e autoridades judiciais devem ser comunicados. No Capítulo 12, são abordados aspectos éticos e legais relacionados ao comportamento suicida.

Durante a internação hospitalar, algumas precauções devem ser tomadas, como a remoção de objetos perigosos que possam ser utilizados em ato de autoagressão (como cintos, cadarços de sapatos, tesouras e medicamentos trazidos de casa). O paciente deve ocupar um leito de fácil observação pela enfermagem, que favoreça o monitoramento e, se possível, em andar térreo ou em local com proteção nas janelas. Em alguns casos, pode haver a necessidade de uma pessoa constantemente a seu lado.

Deve-se enfatizar o risco de suicídio para a equipe assistencial e registrá-lo no prontuário médico e de enfermagem. A atenção precisa ser redobrada em alguns períodos, como na troca de turnos da enfermagem, nos passeios no pátio e na licença hospitalar (quando ocorre de um terço a metade dos suicídios de pacientes internados). Os suicídios são mais frequentes na primeira semana após a internação e no primeiro mês após a alta hospitalar. Por isso, é importante reavaliar o risco imediatamente antes da alta, bem como em uma consulta marcada logo após a alta e nas visitas ambulatoriais subsequentes.[241]

Em situações de fuga, a vigilância do hospital, a polícia militar e os familiares devem ser comunicados. Posteriormente, o indicado é analisar as circunstâncias do ocorrido, a fim de se aprimorar a segurança oferecida pelo serviço.

A disponibilidade e a capacitação da equipe assistencial são mais importantes do que as barreiras físicas. O contato pessoal com o paciente precisa ser mais

QUADRO 7.1 | **Circunstâncias que indicam a necessidade de internação psiquiátrica**

- Estado mental crítico, cuja gravidade impeça a boa condução ambulatorial.
- Exigência de se obter história mais acurada ou completa.
- Necessidade de um período mais longo de observação do paciente.
- Reavaliação do tratamento psiquiátrico que vinha sendo realizado.
- Ausência de uma rede de apoio social.
- Família claramente disfuncional ou sem condições de dar continência emocional.
- Familiares mostram-se cansados de cuidar do paciente.

frequente; deve vir como uma atitude de apoio, não como intrusão e vigilância. O diálogo acolhedor e o engajamento do paciente em atividades estruturadas da enfermaria aumentam o sentimento de estar conectado e de ser cuidado. Discussões regulares entre os participantes da equipe assistencial aprimoram a capacidade de lidar com esses casos.

Mesmo com todo o cuidado dispensado, alguns pacientes se suicidam enquanto estão sob cuidados médicos intensivos. Tal fato causa um impacto muito grande nos demais pacientes, nos familiares e na equipe assistencial, com sentimentos de culpa, raiva e ansiedade. Reuniões com esses grupos de pessoas são importantes para que o ocorrido possa ser discutido e elaborado.

Quebra da confidencialidade

A crise suicida é uma condição clínica muito grave, em que a segurança do paciente toma precedência sobre a confidencialidade. Temos que, desejavelmente, obter sua anuência e comunicar um familiar ou uma pessoa que lhe seja significativa. Essa comunicação é feita com o intuito de criar uma rede de proteção da qual participem pessoas próximas ao paciente. Entrar em contato com um familiar ou responsável é mandatório não apenas no caso de adolescentes. Se o paciente não concordar com essa proposta, ainda assim temos que nos comunicar prontamente com um familiar ou amigo seu e falar sobre o risco de suicídio.

Em casos de tentativa de suicídio, o próprio curso dos acontecimentos pode abalar o espaço de comunicação do qual participavam apenas o paciente e seu médico ou psicoterapeuta. Isso porque, em geral, serão os familiares que entrarão em contato com o profissional para comunicar a tentativa.

Durante o telefonema, ou no momento de uma visita ao paciente recém-internado, os familiares farão várias perguntas ao profissional. Ele deverá respondê-las com muito tato, considerando a angústia e a psicodinâmica da família, bem como o direito do paciente de ter sua intimidade preservada.

Internação domiciliar

Em várias circunstâncias, uma internação psiquiátrica, inicialmente cogitada, não se realiza. Pode ser que a vaga hospitalar não esteja disponível, o hospital psiquiátrico não se adapte ao requerido para o manejo da crise ou a família se comprometa a cuidar do paciente em crise. A permanência de um paciente com alto risco de suicídio em casa configura-se como o que chamamos de *internação domiciliar*. Daí decorrem várias implicações.

Antes, porém, de analisarmos tais implicações, vale o alerta, feito por Cassorla,[359,360] ao escrever sobre a psicanálise de pacientes potencialmente suicidas. Ele se dirige a psicanalistas, mas penso que o mesmo valha para o psiquiatra que indica e assume as responsabilidades de uma internação domiciliar. Na decisão de manter o paciente em casa, pode ocorrer de o profissional estar impelido a efetuar um conluio perverso com a família, devolvendo-lhe a carga dos necessários cuidados: "penso que, nestas condições, o analista está procurando uma vítima (a família) para acusar quando sua onipotência sucumbir".[359,360]

A família que se propõe a cuidar do paciente pode fazê-lo por sentimentos de culpa ou até, de forma inconsciente, para permitir que o suicídio se consume. Antes de concordar com uma internação domiciliar, o profissional deve ter ideia da dinâmica familiar, e isso nem sempre é possível nas circunstâncias de um atendimento emergencial.

Na verdade, ao responsabilizar ou corresponsabilizar a família pelos cuidados, o profissional pode sobrecarregá-la. Não é toda família que tem capacidade de conter e de cuidar. Com frequência, temos que encaminhar a família toda, ou alguns de seus membros, para tratamento.

Retomemos a temática das implicações de uma internação domiciliar: precauções de segurança devem ser tomadas. Enquanto o paciente for mantido em casa, deve-se impedir o acesso a armas de fogo, venenos e medicamentos. Estes últimos serão mantidos e administrados por outra pessoa. Quando há história de impulsividade ou quando o quadro clínico é instável e o paciente reside em apartamento, deve-se considerar uma internação psiquiátrica ou a permanência temporária em um ambiente menos arriscado.

É preciso conversar claramente – com objetividade, sem eufemismos ou rodeios – com o paciente e seus familiares sobre um risco muito consistente de suicídio e as medidas a serem tomadas. Ao mesmo tempo em que é preciso desenvolver um ambiente de compreensão e apoio, deve-se ser capaz de agir caso as condições do paciente – e dos familiares – se deteriorem.

A rotina da família mudará de forma substancial. Todos, incluindo a pessoa a ser cuidada, terão de se adaptar à nova condição. Isso demandará, de parte do profissional, disponibilidade de tempo e capacidade para gerenciar a crise. Por isso, as regras que envolvem o essencial do manejo clínico precisam ser apresentadas pelo profissional e acatadas por todos, em um momento da consulta em que se compartilham responsabilidades.

Outra implicação é que a crise suicida abala a autonomia do paciente. Temporariamente, alguns de seus hábitos e a liberdade de ir e vir terão de ser suspensos. Pode ser difícil para o paciente – e também para seus familiares – a interdição de atos tão simples quanto fechar a porta do quarto, sair sozinho e manter consigo os próprios medicamentos.

O mal-estar vivenciado pelo paciente quanto à quebra de sua autonomia costuma diminuir se lhe afiançarmos o seguinte:

- Ele sempre foi uma pessoa autônoma, e a ideia é que logo possa reassumir sua rotina.
- Trata-se de protegê-lo em um momento difícil e passageiro, não de querer mandar nele.
- As medidas, além de temporárias, serão revistas dentro de alguns dias.
- Elas trazem a vantagem de ele permanecer em casa, e não em uma instituição psiquiátrica.
- Além de ser monitorado, ele será convidado a participar de algumas atividades programadas.
- O combinado só dará certo se pudermos contar com sua colaboração.

O paciente permanecerá em casa, sem fazer nada a maior parte do tempo? Isso não é recomendável nem para ele, nem para seus familiares. A exemplo do que se costuma fazer durante uma internação psiquiátrica, é importante programar o que poderia ser incluído em seu dia como atividade de caráter terapêutico. Preferencialmente, indicam-se coisas de que ele goste, que não exijam esforço demasiado e que possam incluir, se pertinente, a participação de alguém.

As atividades devem ser programadas com bom senso e de forma escalonada. Não se trata de *forçá-lo* a melhorar por meio da ocupação. Deve-se respeitar a condição do paciente, como, por exemplo, a sonolência decorrente da medicação ou a falta de motivação e de energia inerentes à depressão. Deve-se lembrar que, com frequência, a pessoa deprimida sente-se um pouco mais disposta no final da tarde, quando, então, uma atividade pode ser realizada com mais facilidade, do que no período da manhã.

Recomenda-se construir com o paciente uma narrativa significativa sobre o resultado das atividades. É comum, por exemplo, o paciente deprimido não valorizar algo que conseguiu fazer ou que continua a fazer apesar da crise. Lembro-me de uma paciente que estava muito mal, atormentada por ideação suicida, um pouco lentificada pelos medicamentos, mas que nunca deixou de preparar as refeições da família. Ela não valorizava uma das coisas que mais comovia seus familiares e promovia neles um grande reconhecimento e o desejo de ajudá-la ainda mais.

A curto prazo, psicofármacos devem ser usados, tendo-se em mente dois objetivos: reduzir a ativação do paciente durante o dia e ajudá-lo a dormir à noite. A ansiedade e a inquietude motora, e também a impulsividade e a insônia, aumentam a sensação de desespero e, por extensão, o risco de suicídio.

A insônia, além de afetar o paciente, desgasta os familiares, que se mantêm apreensivos e inseguros, não conseguem descansar e chegam mais facilmente ao esgotamento. Muitas internações psiquiátricas são devidas a uma família esgotada e amedrontada, em que ninguém sabe o que o paciente insone poderá fazer no meio da noite.

O psiquiatra que prescreve medicamentos não deverá reagir à angústia repentina do paciente ou à insegurança dos familiares, nem mudará, sob pressão e intempestivamente, o esquema medicamentoso há pouco instituído. Sabe-se que o ideal é manter os medicamentos instituídos por um tempo mínimo e evitar manobras bruscas na condução do caso. Em contrapartida, é imprescindível esclarecer o significado e os determinantes de uma piora imprevista.

Isso só se consegue quando conversamos abertamente com pacientes e familiares. Atitudes como reafirmar a disponibilidade, fazer com que a medicação seja mantida por mais um determinado tempo antes de fazer mudanças repentinas e emitir uma palavra final sobre a boa expectativa em relação ao tratamento costumam renovar a esperança de pacientes e familiares.

A pessoa designada para ministrar os medicamentos poderá se sentir insegura caso ocorram efeitos adversos, mudanças do quadro clínico ou negativas do paciente em aceitar a medicação prescrita. Por isso, precisará de esclarecimentos a respeito de como agir. Esta é outra tarefa do médico quando se opta por uma internação domiciliar: esclarecer as dúvidas e dar apoio emocional aos familiares.

ESCLARECIMENTO E APOIO AOS FAMILIARES

Quando a família entra em contato com a crise suicida de um de seus membros, há uma explosão de sentimentos e de reações, geralmente de natureza contraditória: preocupação, medo, raiva, acusação, frustração, banalização, esperança, culpa, disponibilidade, superproteção, cansaço, irritação e hostilidade.

Ao mesmo tempo em que amigos e familiares se preocupam, eles podem se sentir muito desconfortáveis diante do comportamento do paciente. É normal a ambivalência, é normal não saber ao certo como agir e também é normal dizer ou fazer algo e logo depois se arrepender.

Insegurança, cansaço e desgaste emocional costumam acompanhar a família que assume a tarefa de vigiar um de seus membros e, ao mesmo tempo, dar-lhe apoio emocional. É uma situação de crise, que exige mudança de rotina e provisão de cuidados intensivos, uma função para a qual seus membros não se encontravam preparados. O nível de ansiedade pode ser reduzido por meio de uma ou mais reuniões da família com o profissional.

Reunião com a família

Deve-se organizar uma reunião com as pessoas do núcleo familiar, levantando duas questões importantes: como estão se sentindo e quais estratégias devem ser adotadas durante a internação domiciliar. Essa conversa é importante, pois nossos sentimentos, muitas vezes turbulentos em um momento de crise, precisam ser compartilhados e acalmados. Temos que transformar em pensamentos e em compreensão o que nos deixa tão exasperados e confusos.

Estabeleça o tempo de duração da reunião (que não deve exceder 60 ou 75 minutos), comunique isso a todos e cumpra o horário. A primeira parte desse encontro deve ocupar cerca de um terço do total de tempo: será a fase dos desabafos, das comparações, das dúvidas. Reserve um segundo tempo da reunião para esclarecimentos, para uma troca menos acalorada de ideias. Faltando 10 minutos para o término, deverá haver a tomada de decisões. A reunião se encerra recordando-se, de forma sintética, as principais medidas a serem tomadas, preferencialmente com a concordância de todos.

Ninguém pode monopolizar a conversa; é importante todos se expressarem, inclusive os que costumam ser mais calados. O profissional deve atentar para isso: solicitar a um prolixo para concluir, ceder a palavra para quem gesticula discordando, perguntar o que acham daquilo que alguém acabou de dizer, garantir que o outro lado expresse seu ponto de vista. É importante apontar expressões verbais ou chistes que provocaram *insight* (repara-se nisso pelas expressões não verbais: gestos de concordância, geralmente acompanhados de sorrisos e descontração postural; segue-se uma sensação de alívio, frequentemente com mudança no foco da conversa).

Como já enfatizamos, é preciso ficar claro que as decisões da reunião deverão ser respeitadas e que ninguém, sozinho, poderá alterá-las. Todos devem zelar pelo cumprimento das regras estabelecidas, falar a mesma linguagem e não se dividir, perante o paciente, entre *malvados* e *bonzinhos*. Seguem outras sugestões de manejo para a reunião com a família:

- Normalizar sentimentos expressados e reorganizá-los de forma mais realista.
- Se necessário, e sem espírito de condenação, abordar crenças errôneas e falsas expectativas.
- Solicitar exemplo de uma situação de conflito ocorrida recentemente.
- Procurar a melhor solução possível para a situação e ensaiá-la com os participantes.
- Definir uma pessoa para centralizar a comunicação com o médico.
- Esclarecer dúvidas quanto a medicamentos, incluindo eventualidade de dose extra.

- Repassar e aprimorar o plano de segurança (ver adiante do que se trata).
- Combinar procedimentos a serem adotados em contingências emergenciais.

Após ter realizado uma reunião com a família, deve-se ter cuidado caso o paciente ou um familiar telefone e proponha uma mudança no que foi previamente combinado. Entre várias possibilidades, pode haver nessa atitude um desejo de assumir o controle, de punir a outra parte ou de obter maior deferência do profissional. Essa eventualidade é mais frequente nos casos de discórdia familiar ou quando os pais são separados e se instala uma disputa em relação a quem é mais culpado e quem é mais dedicado.

Lembre-se: o risco de suicídio deixa todos mais sensíveis, mais sujeitos a sentimentos de culpa e de ambivalência. Mesmo pequenas mudanças no que foi combinado costumam ser o estopim para explosões raivosas da parte que se sente traída, com muita raiva projetada no profissional. Evite permanecer em uma posição de fogo cruzado: novas conversas ou telefonemas, com a presença de todos, tendem a apagar o incêndio.

Outra dificuldade que costuma se apresentar é a de como lidar com o jovem paciente que insiste em descumprir as regras previamente estabelecidas para uma internação domiciliar, como, por exemplo, não sair de carro sozinho. Costumo ensinar aos familiares o conteúdo do Quadro 7.2, sobre a intervenção verbal em dois tempos.

A estratégia tem ajudado, e os familiares parecem ficar aliviados ou reconhecer nela uma maneira de agir que um ou outro já vem utilizando e que parece funcionar. A forma sugerida de como lidar com o conflito pode ser treinada durante a reunião, por meio de uma rápida dramatização (*role playing*), que deve se dar a partir de uma situação concreta trazida à reunião.

As tarefas do *cuidar* podem ser divididas de acordo com a personalidade e a disponibilidade de cada um. De forma ideal, quem relembra e fixa os limites deve ser um familiar capaz de manter a calma e que tem alguma ascensão sobre o paciente. Isso costuma ser mais difícil quando quem adoece é uma pessoa enérgica e dominadora. A família sofrerá mais para assumir o controle da situação de crise.

Como em toda crise, o momento também é de aprendizagem e reorganização, com aproximação entre as pessoas e fortalecimento de laços. Quando houver dificuldades de comunicação, o profissional de saúde, como um intermediário, tentará ajudar a superá-las, pensando junto, fazendo sugestões, incentivando. Pode ser desgastante, mas é recompensador!

Uma palavra final sobre o que designo aqui como internação domiciliar: se até agora enfatizei que não é fácil nem simples para os familiares, também é preciso reconhecer o custo emocional (além do risco profissional) para o psi-

QUADRO 7.2 | Intervenção verbal em dois tempos

A intervenção verbal em dois tempos é, de modo geral, uma estratégia para lidar com exigências pouco razoáveis vindas de uma pessoa "geniosa". Ela também pode ser adotada, de modo geral, na comunicação empreendida com pessoas que, por estarem mergulhadas em uma crise, regridem emocionalmente e se tornam exigentes demais. Nossa resposta a suas urgências e reivindicações deve ter as duas partes, ou "tempos", a seguir.

Tempo 1: RECONHECIMENTO. Ouvir, com respeito e atenção, as dificuldades, os sentimentos e as opiniões expressados pela pessoa:

> Eu compreendo que é muito chato você ser impedido de dirigir, principalmente diante dos motivos que me expôs e também porque, realmente, você sempre foi um bom motorista...

Tempo 2: LIMITE. Estabelecer ou relembrar as restrições que visam a sua proteção:

> ... no entanto, já conversamos sobre como está sua impulsividade e sua dificuldade para se proteger. Você também está tomando medicamentos fortes, que alteram os seus reflexos. A restrição quanto a dirigir, além de temporária, é para proteger a si próprio e também aos outros. Por favor, colabore e aceite o que já combinamos!

Diante do inconformismo da pessoa, responda com firmeza, mas, ao mesmo tempo, com delicadeza e respeito: "Agora eu gostaria que você me escutasse por um momento". Quando falar, faça-o com concisão, não se alongue em justificativas. Valendo-se de frases curtas, seja objetivo e enfatize expressões como *por preocupação, para proteção, circunstancial, temporário*. Lembre-se: não entre em disputas verbais, não altere a voz.

Se o paciente se exasperar, interrompa e avise: "Quero continuar ajudando, mas você está muito nervoso. Vou me afastar por um minuto para você se acalmar. Em seguida, a gente volta a conversar". E se afaste calmamente; não se pode agir com menosprezo, nem raiva.

quiatra. Numa era em que o WhatsApp permite comunicação a toda e qualquer hora, será preciso tomar cuidados, combinar regras de disponibilidade, horários de comunicação, providenciar um "plano B", caso haja impedimento temporário do profissional ou agravamento da condição do paciente ou dos familiares. O mundo foi ficando digital, mas somos seres analógicos que precisam de um tempo para descanso e reciclagem emocional das angústias em nós depositadas. Há mais sobre esse assunto no Capítulo 9, "O cuidar".

MONITORAR E OBTER COLABORAÇÃO

Ao terminar a primeira consulta com uma pessoa em crise suicida, o profissional deve pensar em como viabilizar a continuidade do atendimento, quer seja em uma instituição psiquiátrica, quer seja em um espaço que deverá abrir em sua agenda pessoal.

Além da imprescindível disponibilidade interna – de acolher o paciente, de ouvi-lo com atenção e de com ele iniciar um trabalho conjunto –, deve haver horários reservados na agenda que possam ser abertos apenas para casos de crise. Isso requer tanto compreensão institucional quanto determinação profissional. Manter bom controle sobre seu esquema de trabalho é uma condição a ser conquistada tanto na clínica particular quanto em espaços institucionais que atendem pessoas em crise suicida.

Não se deve cometer o seguinte equívoco: em uma temporada aparentemente calma, fazer encaixes, de menor gravidade e urgência, nos espaços reservados para atendimentos de crise. Melhor será ocupá-los, por exemplo, com leitura, arrumação de gavetas, discussão clínica ou com um tempo maior para uma refeição. Acrescento que isso deve ser feito sem culpa, pois já sabe o que espera você de um momento para outro!

Além de consultas frequentes, é aconselhável fazer telefonemas periódicos para um paciente em crise. Se você mencionar que fará um telefonema, anote em sua agenda. Isso evitará o esquecimento e o pensamento recorrente "não posso me esquecer de...". Ao anotar na agenda, considere o tempo adicional que gastará nos telefonemas. Ao final dos atendimentos presenciais, costuma ser cansativo entrar em contato telefônico com várias pessoas.

Receber o telefonema prometido tem efeito terapêutico. Nossos pacientes não estão acostumados a receber telefonemas agendados por profissionais de saúde, sempre tão ocupados. Fazendo isso, você fortalecerá o vínculo e a aliança de trabalho com aquela pessoa e, com esperança, o risco de suicídio diminuirá.

Plano de segurança

As consultas mais frequentes permitem, dependendo da forma de trabalho do profissional e das características do paciente, a adoção de algumas estratégias cognitivo-comportamentais bastante úteis. Trata-se do que se chama de plano de segurança, ou plano de crise.[361,362]

O Quadro 7.3 reúne os principais itens que compõem um plano de segurança, cuja elaboração dá-se em conjunto entre profissional e paciente. Atenção especial é dada à identificação de situações (gatilhos) que desencadeiam pensamentos suicidas e às estratégias que podem ser usadas (*coping*) para enfrentá-los.

QUADRO 7.3 | **Itens que compõem um plano de segurança a ser elaborado e trabalhado em conjunto por terapeuta, paciente e, eventualmente, familiares**

- Lista de situações (gatilhos) que costumam desencadear ideação suicida
- Sugestões de como lidar com tais pensamentos e momentos de angústia
- Lembrete para afastar meios que possam ser usados para se autoagredir
- Registro de uma ou mais "boas razões para continuar vivo"
- Sugestão de atividades que costumam reduzir a ansiedade
- Duas ou mais pessoas que costumam dar apoio e como acessá-las rapidamente
- Informações sobre como contatar o médico ou o psicoterapeuta
- Telefone de centros de crise (no Brasil, CVV) e de serviços médicos de emergência

São tarefas incentivadas pelo profissional, que auxilia o paciente a descobrir e a registrar no papel maneiras positivas de reagir. Em sua forma final, produz-se um documento, de uma ou duas páginas, que o paciente mantém consigo e de que poderá se valer em momentos de maior angústia e risco.

É de se considerar o forte embasamento teórico e empírico que sustenta esses planos. Eles contêm estratégias já validadas em modalidades de psicoterapia utilizadas com adultos em risco de suicídio, particularmente nas linhas cognitivo-comportamental[363,364] e comportamental dialética.[189]

O recurso parece ser especialmente útil para adolescentes, a partir da construção do plano, em que paciente e terapeuta trabalham juntos. Há, também, a possibilidade de os familiares, de alguma forma, participarem do aprimoramento do plano e usá-lo como recurso para ajudar o filho.

Além das estratégias específicas para lidar com a ideação suicida, o plano de segurança propõe atividades estruturadas, apreciadas por adolescentes, que podem ajudar o paciente a se descontrair um pouco e a mudar o foco da atenção, como música, dança, internet e atividades físicas. O Quadro 7.4 apresenta a estrutura de um plano de segurança para adolescentes.

Reavaliação rotineira do risco de suicídio

Em quadros clínicos em que a estabilidade emocional, a capacidade de julgamento e o autocontrole estejam afetados, a eficácia dos chamados *contratos de não agressão* é questionável (Quadro 7.5). Tal acordo dá ao clínico e aos familiares uma falsa sensação de segurança. É temerário atribuir tanto poder à robustez da aliança terapêutica.

QUADRO 7.4 | **Estrutura de um plano de segurança para adolescentes**

PLANO DE SEGURANÇA

Nome: _____

1. O que provoca o desejo de me matar ou de me autoagredir?
   _____
   _____

2. Como perceber que preciso dar os primeiros passos para me cuidar e me manter em segurança?
   _____
   _____

3. Quando eu perceber que uma dessas coisas aconteceu ou quando eu sentir que quero morrer ou me machucar, vou:
   a. afastar os meios que já usei ou possa vir a usar para me machucar e pedir para alguém em quem confio me ajudar nisto:
      _____
      _____

   b. tentar relaxar por meio de:
      _____
      _____

   c. fazer alguma atividade física, por exemplo:
      _____
      _____

   d. desviar minha atenção por meio de:
      _____
      _____

   e. repetir para mim mesmo os seguintes pensamentos:
      _____
      _____

   f. entrar em contato com pessoas que me dão força:

NOME	TELEFONE
_____	_____
_____	_____

   g. telefonar para meu psiquiatra e para meu psicoterapeuta:

NOME	TELEFONE
_____	_____
_____	_____

4. Coisas pelas quais vale a pena continuar vivo:
   _____
   _____

Data e assinaturas: paciente, psiquiatra, pais

Fonte: Com base em Wenzel e colaboradores[192] e King e colaboradores.[344]

QUADRO 7.5 | **Razões que desaconselham o emprego dos contratos de não agressão**

- O paciente pode não estar em plena capacidade mental para firmar um contrato.
- O terapeuta pode não ter se tornado importante o suficiente a ponto de requerer, da parte do paciente, compromisso tão significativo.
- O contrato pode tranquilizar mais o profissional do que o paciente.
- O profissional pode ficar menos atento às condições clínicas do paciente.
- O profissional pode julgar que o contrato transforma o paciente em uma pessoa à prova de suicídio.

Fonte: Com base em Gutheil.[365]

É melhor confiar em reavaliações frequentes do risco de suicídio, acompanhadas de ações apropriadas, que, de fato, proporcionem segurança. Algo que pode ser dito ao paciente é: "Vamos trabalhar em conjunto. Você me dirá como está se sentindo, se sente que ainda há o perigo de um suicídio. Eu manterei contato e farei todo o possível para ajudá-lo ao longo do tratamento".

Sabemos que as condições clínicas são mutáveis e que algumas se caracterizam por marcante instabilidade. Por essa razão, em cada atendimento, é aconselhável reavaliar o risco de suicídio. Considere o estado mental do paciente e o que ele e seus acompanhantes relatam. Dê a atenção devida, solicitando uma boa descrição das reações que acompanharam certos acontecimentos. Lembre-se de perguntar com objetividade e simplicidade: "Os pensamentos de suicídio persistem? Como se sente em relação ao que aconteceu na semana passada?".

Pare, olhe-se, pense!

Até aqui, concentramo-nos nas ações que devem ser iniciadas para manter o paciente a salvo: medidas de proteção à vida, reuniões para gerenciar a crise e melhora na comunicação. Tudo acaba convergindo para a impressão de que, na circunstância de uma crise suicida, *alguma coisa tem que ser feita*. Sim, tem que ser feita, mas também tem que ser pensada – as duas coisas ao mesmo tempo. E nem sempre conciliar isso é fácil.

É inegável que, diante da urgência e da angústia que o ato ou a intenção suicida nos impõem, somos tentados a conduzir o paciente para algo em que realmente acreditamos, como uma fé, uma ideologia ou um protocolo de atendimento. Não deixe de considerar que todas as precauções e estratégias de manejo podem resultar no fortalecimento de um aspecto potencialmente letal de um suicida: sua tendência a transformar uma pessoa – você, no caso – no responsável por sua sobrevivência.

Fora do contexto de uma crise de suicídio, encorajar um paciente a continuar vivo em nome do tratamento, do terapeuta ou de sua família é reforçar a sensação de que ele só deve viver por causa dos outros. Esse sentimento mais encoraja do que previne o suicídio.[366] Identificar e separar os fatores que modulam o comportamento suicida e perceber sua força contingencial sobre nós faz parte do treinamento, geralmente sofrido, dos profissionais de saúde mental.

Com exceção das eventuais medidas de proteção à vida, é preciso ponderar sobre a urgência de fazer algo concreto pela pessoa que atendemos. O essencial é ouvi-la com atenção, estar ao lado dela. Isso significa não tentar mudar prontamente, e a qualquer custo, os sentimentos e as ideias de nossos pacientes.

Se uma pessoa sentir que estamos ao seu lado, ela poderá se acalmar e, consequentemente, pensar em vez de agir. Falar sobre sua vontade de morrer é diferente de colocar a vida em risco. A partir disso, ela própria poderá nos ajudar a continuar fornecendo-lhe assistência.

Capítulo 8
Psicoterapia de crise

As primeiras providências que visam à segurança de um paciente agudamente suicida já foram tomadas. Agora, durante a internação ou em uma série de consultas, haverá tempo para aprofundar o contato e compreender, com ele, sua situação de vida. O psiquiatra agendará novos encontros, engajando o paciente no que chamamos de psicoterapia de crise. Essa modalidade de tratamento é distinta de uma psicoterapia de longo prazo. Seu objetivo é de curto prazo, e o seu referencial teórico é eclético; sua prática combina entendimento psicodinâmico com abordagem de distorções cognitivas e intervenções comportamentais. Este capítulo liga-se estruturalmente ao capítulo anterior e ao que o sucede. Foi por razões didáticas que o manejo da crise suicida foi dividido em três partes. Abordamos mais longamente em um capítulo um tema que é relembrado em outro. Conto com a compreensão do leitor em relação às redundâncias. Procurei reduzi-las ao mínimo.

Recordemos onde estávamos há dois capítulos: havíamos tomado contato com as condições atuais do paciente e com sua história pessoal e familiar; então, ponderamos as informações obtidas, lembrando os fatores de risco e de proteção, a fim de chegarmos a uma formulação do risco de suicídio. O risco muito elevado (o paciente poderia se matar em horas ou em poucos dias) configurou uma crise suicida.

Sabíamos que, a curto prazo, o manejo clínico deveria manter o paciente seguro e, a médio prazo, estável. Assim, logo após a identificação de uma crise suicida, tivemos que tomar as primeiras providências para garantir a segurança do paciente. Investimos bastante esforço na comunicação com os familiares (esclarecimentos, tomada de decisões, responsabilidades compartilhadas) e na viabilização de condições ambientais acolhedoras e seguras.

Neste capítulo, estamos no meio do caminho entre o curtíssimo e o médio prazo, quando, consulta após consulta, realizadas em intervalos de tempo pequenos, passamos a conhecer nuances do mundo interno do paciente a partir de relatos pessoais sobre sua vida.

A CRISE

Retomaremos aqui algumas ideias esboçadas já na introdução deste livro. Em seguida, aprofundaremos aspectos teóricos e técnicos da psicoterapia de crise.

Uma crise psíquica é o que sobrevém a uma catástrofe psicológica, a um desabamento existencial. O que pode sobrevir a esse desabamento? O desespero, o reforço da negação, o buraco melancólico-depressivo, as regressões sem fim, o suicídio... A catástrofe pode levar ao colapso existencial, com vivências de angústia, aniquilamento, desamparo, incapacidade e esgotamento, com falta de perspectiva de solução. Se ultrapassar a capacidade pessoal de reação e de adaptação, a catástrofe pode aumentar a vulnerabilidade para o suicídio, que passa a ser visto como única saída para uma situação insuportável.

Após a catástrofe, pode vir uma crise existencial, o que não é negativo, nem se afasta do que podemos considerar normal. O desespero se transformará aos poucos em palavras, ainda de forma desordenada, mas já com alguma "luz no fim do túnel". A vivência de catástrofe vai se enfraquecendo.

Trata-se de um começar a pensar. Em meio a temores e inseguranças, haverá, também, intensa movimentação psíquica direcionada para a sobrevivência e, junto com esta, a necessidade de fazer um balanço de vida. Será preciso definir ou modificar as prioridades, não só no mundo externo, mas, principalmente, no mundo interno.

Na solidão dos pensamentos ou na proximidade repentina de parentes e amigos, reavivam-se os conflitos silenciados. As pendências consigo mesmo e com os outros vêm à tona e caracterizam esse momento de crise. Em uma fase seguinte, de elaboração e tomada de posições, é preciso encontrar algumas certezas, apoio e esperança.

Há certa "temporalidade típica" nas situações de crise: primeiro, vem a catástrofe com muito medo e desorganização psíquica; segundo, o aprendizado trazido pela crise; e terceiro, uma fase de crescimento pessoal, com elaborações e reorganizações possíveis (Figura 8.1). De fato, no curso habitual, ou "normal", observamos que, a partir de algum momento da crise, há gestação de ideias e de planos. Isso representa um importante passo para a recuperação do equilíbrio pessoal.

A palavra "crise" deriva do grego *krisis*, que significa separação. O verbo *krinein* significa separar, escolher, julgar. *Krisis* é a ação ou a faculdade de distinguir

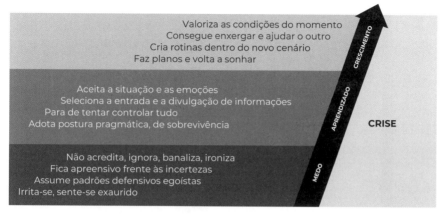

FIGURA 8.1 | **As fases da crise psíquica.**

e tomar uma decisão. Por extensão, é o momento decisivo, difícil de separar, decidir, julgar.

A crise, tal como a concebemos aqui, é uma das consequências subjetivas possíveis da catástrofe. É o momento do balanço de vida, de se colocar em questão, de decidir novos caminhos. No entanto, às vezes a crise se prolonga, as ideias não se organizam, e o sujeito não consegue criar uma narrativa significativa para compreender o que lhe aconteceu. Em decorrência disso, podem sobrevir o esgotamento e a depressão.

Deve-se lembrar que há um **caráter contagioso** nas crises. Pessoas próximas ao paciente – familiares, amigos e membros da equipe assistencial – podem ser afetadas. No âmbito do hospital geral, por exemplo, não é raro o interconsultor entrar em uma enfermaria e, de imediato, ter de acolher a demanda de várias pessoas que, ansiosas, a ele se dirigem com queixas e questionamentos.

O treinamento e a sensibilidade do profissional permitirão uma postura calma de acolhimento, observação e reflexão. É preciso suportar essa pressão e manter a capacidade de analisar e agir em um ambiente de forte impacto emocional.[367] Mas às vezes o profissional de saúde não dá conta, teme o "contágio" representado pela crise psíquica de um paciente. Vários mecanismos de defesa psicológica são ativados e se combinam com a finalidade de evitar a interação com dramas humanos e, consequentemente, nos proteger. Ao auxílio dos chamados mecanismos de defesa da psique, vêm os preconceitos, as construções teóricas pessoais, a impessoalidade do cumprimento de protocolos, a repulsa automática. Abordamos essa temática no Capítulo 1, "Atitudes".

Esses elementos contribuem para a noção que construímos a respeito do que deve permanecer fora de nossa responsabilidade profissional. Tal construção funciona como uma couraça de proteção que enrijece a maneira como nos conduzimos diante dos pacientes.

O problema é que, a ausência de uma postura acolhedora impede a valorização de aspectos essenciais para o diagnóstico, a adesão e a recuperação da pessoa. Contudo, é interessante como, antes mesmo de quaisquer perguntas e respostas sobre assuntos mais íntimos e delicados, algo opera na relação estabelecida entre profissional e paciente, às vezes logo nos primeiros minutos: quão à vontade e confiante um se sente diante do outro.

De alguma forma, o paciente percebe se há espaço para se abrir, ou seja, se o profissional lhe garante esse espaço. Nunca vai além do espaço que percebe que o médico lhe permite. Algumas pessoas tentam "forçar a porta", mas logo diagnosticam – com razão – a incapacidade do médico de acolher aquilo que desejam expressar.

Trata-se, na realidade, não de um espaço que um proporciona ao outro, mas de um campo relacional intersubjetivo que envolve e condiciona os encontros humanos, que envolve trocas emocionais. É a qualidade desse espaço de interação que permite uma boa avaliação clínica e, posteriormente, o estabelecimento de uma aliança terapêutica. Esta, em si, é um importante fator para enfrentar a crise.

MANEJO INICIAL DA CRISE

A partir desse ponto, abordaremos o manejo da crise sob três perspectivas: dar continência, gerenciamento prático e psicoterapia de crise.[367]

Dar continência. Quem pode cuidar da saúde mental do paciente da melhor forma é, quase sempre, seu próprio médico, por meio de *atitudes* psicoterapêuticas. Em termos práticos, ainda que se conte com não mais do que 20 minutos, pode-se oferecer ao paciente uma escuta privilegiada. Privilegiada nos seguintes sentidos:

- **É uma escuta ativa**. Escuta ativa significa estar presente, disponível e conectado à pessoa, sem interrupções, enquanto você ouve, observa os gestos dela e deixa o pensamento, ao mesmo tempo, solto e focalizado nela. É um privilégio conhecer nuances do mundo interno de uma pessoa a partir do que nos conta de sua vida.
- **É uma escuta calma 1**. Se forem apenas 20 minutos, e principalmente por isso, é melhor estar sentado, com o telefone celular no modo silencioso.

- **É uma escuta receptiva.** Lembre-se de que esse é um momento especial para o paciente, pois é um privilégio servir-se da presença de um profissional para falar sobre o que quiser. Não o interrompa e respeite seu silêncio, mas o ajude, com delicadeza, a sair dos silêncios angustiantes, que se prolongam demais.
- **É uma escuta respeitosa.** Respeite a forma de ser da pessoa, suas concepções e seus valores, seu momento de vida. Não julgue nem rapidamente apazigue, por meio de gestos, chavões ou leituras pretensamente edificantes. Em geral, um apaziguamento na forma de sabedoria exterior, sem que nada brote de dentro do profissional, é totalmente ineficaz e deixa no paciente a sensação de, no fundo, estar em um "papo vazio".
- **É uma escuta silenciosa.** Jovens profissionais comumente se sentem premidos a dizer algo inteligente, que faça sentido para o paciente, para serem prontamente reconhecidos como capazes. Com o tempo, aprendemos a importância de uma atitude silenciosa. Mantenha em mente as perguntas que lhe surgirem, mas não as faça; é melhor ouvir, "dar continência".
- **É uma escuta paralisante.** Angustiar-se e, em alguns momentos, não saber o que pensar, ficar paralisado, é normal. Isso costuma ocorrer nos minutos iniciais da primeira entrevista ou em momentos mais agudos da interação. Precisamos dessa angústia, afinal, ela é um valioso instrumento de trabalho, para depois transformá-la em pensamentos calmos e aceitáveis.
- **É uma escuta calma 2.** É preciso respeito aos limites, não ser invasivo. Não pergunte o que não precisa ser perguntado, não comente nem emita opiniões apressadas. Nem você, nem o paciente vão resolver ali, naquela conversa, toda a crise.
- **É uma escuta calma 3.** Não se deve logo encaminhar o paciente para uma psicoterapia. Isso poderia soar como abandono e rejeição. Ele requer a sua atenção. Em contraposição a isso, um colega médico assim nos disse certa vez, sem se dar conta do paradoxo entre sua fala e sua conduta: "Aqui valorizamos muito o emocional das pacientes e o trabalho das psicólogas; diante da primeira lágrima da paciente, já encaminhamos pra Psicologia!".
- **Às vezes, é um não saber.** No fundo, nunca entendemos ao certo o que se passa com o outro. Essa é a maior garantia de que estamos escutando o outro como outro, e não como mera extensão de nossos fantasmas e nossas visões do mundo. Aceitar essa contingência ajuda muito o clínico a recuperar certa serenidade diante do impacto sentido ao escutar um paciente para quem o mundo acaba de desabar. Trata-se de ouvir, de verdade, sem a pretensão de "entender", mas com atitude de acolhimento e presença de fato.

Gerenciamento prático. Em situações de crise, tudo acaba convergindo para a impressão de que alguma coisa tem de ser feita. Na verdade, pode ser feita, mas também precisa ser pensada, e nem sempre é fácil pensar e agir ao mesmo tempo. Com exceção das eventuais medidas de proteção à vida do paciente com alto risco de suicídio, é preciso ponderar sobre a urgência de fazer algo concreto pela pessoa que atendemos. No capítulo anterior, abordamos algumas providências que devem ser prontamente tomadas na vigência de uma crise suicida.

PSICOTERAPIA DE CRISE

Na vigência de uma crise suicida, os pacientes estão demasiadamente desesperados, deprimidos ou fragilizados para tolerar a ansiedade gerada por psicoterapias psicanalíticas ou para participar ativamente de uma estratégia cognitivo-comportamental. Seu estado mental e o forte vínculo estabelecido com o psiquiatra implicam que não seria sábio encaminhá-los prontamente para uma psicoterapia de longo prazo com outro profissional. Isso poderia ser vivenciado como um abandono ou uma rejeição em um momento tão delicado e arriscado. O psiquiatra agendará novos encontros com seu paciente, e ambos se engajarão no que chamamos de *psicoterapia de crise*.

A psicoterapia de crise – alguns talvez prefiram chamá-la de psicoterapia *na* crise – deve orientar-se para as circunstâncias pessoais e sociais emergentes que colocam o paciente em risco. Paciente e terapeuta, juntos, procuram identificar e selecionar os principais problemas correntes que serão o foco* de um tratamento emergencial de curto prazo, com duração média de 6 a 8 semanas.

O objetivo é reduzir a perturbação mental e, consequentemente, o risco de suicídio. Não há ênfase em mudanças de personalidade ou na abordagem de conflitos inconscientes. Procura-se descobrir *o que pode ser mudado*, e não as

---

* A utilização do termo "foco" não implica coincidência com o construto de mesmo nome empregado estrategicamente nas psicoterapias breves psicodinâmicas, ou focais. Nelas, o foco psicodinâmico diz respeito a temas ou conflitos específicos, definidos no início da psicoterapia, e liga-se a uma hipótese psicodinâmica feita em relação à problemática do paciente.[368] Já na psicoterapia de crise, o foco concentra-se nos estressores atuais relatados por ele. Estes são, a curto prazo, nossos alvos terapêuticos. Ressalte-se, no entanto, que, mesmo na psicoterapia breve, dá-se mais importância a fatos da vida atual do que aos da infância do paciente. Essa premissa foi defendida originalmente por Ferenczi, psicanalista contemporâneo de Freud e considerado o pai da psicoterapia breve psicodinâmica.

razões mais profundas para a existência de comportamentos ou sentimentos. Envidamos esforços para:

- reforçar mecanismos de defesa adaptativos e aspectos sadios da personalidade;
- afastar pressões ambientais que estejam incrementando a crise;
- adotar medidas que visem ao alívio de sintomas e de condutas impulsivas;
- aumentar a autoestima do paciente;
- restabelecer habilidades adaptativas e um nível aceitável e seguro de funcionamento.

A técnica e o referencial teórico da psicoterapia de crise são ecléticos. Mais do que opção do terapeuta, poderíamos afirmar que se trata de uma fatalidade, pois, no auge de uma crise suicida, uma postura de neutralidade, desinteressada e passiva seria, no mínimo, desumana – e suicidógena. As ações psicoterapêuticas conformam um manejo flexível e realista, cujos primeiros passos costumam ser dados por um único profissional. Este, tacitamente, move-se pelo desejo de impedir um suicídio (Quadro 8.1).

Depreende-se que a situação de crise suicida é, portanto, distinta daquela em que o paciente, já mais contido emocionalmente e com maior capacidade de reflexão, é capaz de suportar o *setting* de uma psicoterapia tradicional. Passemos a examinar algumas características dessa modalidade de psicoterapia que em muito se avizinha com o que se convencionou chamar de psicoterapia de apoio.[370]

REFERENCIAL TEÓRICO

O comportamento suicida tem sido abordado sob diferentes perspectivas e escolas da psicologia. Todas elas, de alguma forma, influenciam nosso pensamento e ação terapêutica. Essas perspectivas não são mutuamente excludentes. Elas têm um núcleo comum relacionado às reações do ser humano frente a um sofrimento profundo. Não raro, pode-se olhar um mesmo sujeito sob várias dessas perspectivas, ainda que uma ou outra favoreça a compreensão de uma pessoa ou de uma situação clínica em particular.

Pelo fato de a psicoterapia de crise combinar o entendimento psicodinâmico com intervenções cognitivas e intervenções comportamentais, faz-se necessária uma base de conhecimento que inclua diversos modelos teóricos e procedimentos técnicos. O Capítulo 3 dedica-se, mais detalhadamente, aos referenciais teóricos que aqui se encontram resumidos no Quadro 8.2.

QUADRO 8.1 | **Em uma psicoterapia de crise, espera-se um psicoterapeuta mais ativo**

Na crise suicida, os recursos egoicos e a esperança do paciente encontram-se enfraquecidos. A capacidade de avaliar a realidade, de vislumbrar saídas diferentes, de examiná-las criticamente e de selecionar a mais conveniente está comprometida. Algumas intervenções do terapeuta são mais proativas do que em condições normais.

Sugestão. Indicam-se novas estratégias, condutas e alternativas para lidar com os problemas. Emite-se uma opinião na tentativa de modificar crenças errôneas do paciente. Isso é feito de forma explícita e direta. Para tanto, o psicoterapeuta deve guiar-se não por seus próprios valores, mas por seu conhecimento sobre as necessidades efetivas e a capacidade do paciente.

Controle ativo. O terapeuta assume funções de ego auxiliar, decidindo e executando ele próprio, ou delegando a outro da equipe assistencial, funções que o paciente, no momento, é incapaz de desempenhar. Vale-se de sua própria experiência e autoridade, tomando decisões emergenciais sobre a vida pessoal do paciente.

Reforço da autoestima. O terapeuta expressa aprovação ou concordância a respeito de ideias e atitudes do paciente que podem ser consideradas realistas e adaptativas. Estimula, dessa maneira, a autoestima e a tomada de decisões.

Fonte: Com base em Cordioli e colaboradores.[369]

Expresso o reconhecimento e a gratidão a autores que, embora não tenham se dedicado especificamente à temática do suicídio, adotam uma visão e uma postura que julgo imprescindíveis à psicoterapia de crise: Carl Rogers, Alfred Benjamim e Irvin Yalom. Os dois últimos, é de se ressaltar, também reconhecem em seu trabalho a influência rogeriana.

Os livros desses três autores se inserem no referencial da chamada *psicologia humanista*, uma perspectiva que, a partir da fenomenologia e do existencialismo, procura sustentar os valores humanos e resistir a uma tendência atual de reduzir o comportamento e as pessoas apenas a objetos e a eventos naturais.[159]

Carl Rogers, psicólogo norte-americano, acreditava que alguns indivíduos reprimem suas próprias necessidades com o intuito de receber *consideração positiva condicional* de figuras de autoridade. Em consequência, passam a ter baixa autoestima e a se sentir incapazes de autorrealização.[371,372]

Ao criar a psicoterapia centrada no cliente e a abordagem não diretiva, Carl Rogers apresentou importante alternativa às psicoterapias freudianas e behavioristas, então dominantes nas décadas de 1950 e 1960. Sua técnica procurava oferecer uma atmosfera terapêutica de *consideração positiva incondicional,* afeto e

QUADRO 8.2 | **Um referencial teórico eclético inspira a psicoterapia da crise suicida**

A **psicanálise** ocupou-se do conflito entre viver e morrer, das forças e fantasias do inconsciente,[156,161] das relações objetais de caráter narcisista,[162] da tentativa desesperada de manter vínculos afetivos simbióticos[167] e da irrepresentabilidade do que é traumático.[169,172] Ao abordar questões relacionadas ao suicídio, a perspectiva psicanalítica enriquece nossa visão sobre a condição humana, chegando às raízes inconscientes do psiquismo.

O **cognitivismo**, cuja origem se confunde com a proposta de uma psicoterapia mais pragmática para pessoas que sofrem de depressão, mostrou como as distorções cognitivas modulam nossas concepções e comportamentos. No contexto de constrição cognitiva (estreitamento da visão) presente na crise suicida, torna-se imprescindível abordar o pensamento dicotômico, que deixa apenas duas alternativas ao paciente: viver como o imaginado e desejado, ou se matar.[192,345]

O **behaviorismo** defende que o comportamento suicida responde não somente a uma propensão – impulsividade, por exemplo – mas também à aprendizagem condicionada pelo ambiente social.[174] De fato, observamos, na prática clínica, como uma tentativa de suicídio provoca mudanças ambientais (reforçadores) capazes de aumentar ou diminuir a probabilidade de novos atos suicidas.[178]

A noção de **psychache** – uma dor psíquica insuportável que leva o indivíduo à busca de cessação da consciência, a fim de interromper um sofrimento visto como interminável – é uma formulação prática e consensual. Seu autor, Edwin Shneidman, dedicou sua vida profissional a sintetizar e a aplicar as contribuições de várias escolas do pensamento psicológico.[194]

inquestionabilidade. Com isso, acreditava, o paciente teria as condições necessárias para o crescimento pessoal e a realização de seu potencial.[371,372]

Alfred Benjamin, no fim da década de 1960, escreveu uma obra-prima em forma de livro didático e sincero, que dialoga com o leitor. Adotado no programa teórico do Ambulatório de Crise do Hospital de Clínicas da Universidade Estadual de Campinas,[373] o livro *A entrevista de ajuda* sempre produzia discussões enriquecedoras e impregnava a todos com o entusiasmo para fazer melhores entrevistas:[374]

> Em qualquer caso, a questão fundamental para o entrevistador deve ser sempre a seguinte: qual será o melhor modo de ajudar essa pessoa? Não estou certo de poder definir *ajuda* satisfatoriamente para mim mesmo. Essa talvez seja uma razão da existência deste li-

vro. Ajudar é um ato de capacitação. O entrevistador capacita o entrevistado a reconhecer, sentir, saber, decidir, escolher se deve mudar. Esse ato de capacitação exige doação da parte do entrevistador. Precisa dar uma parte de seu tempo, de sua capacidade de ouvir e de entender, de sua habilidade, de seu conhecimento e interesse – parte de si mesmo. Se essa doação puder ser sentida pelo entrevistado, o ato de capacitação encontrará receptividade.

A postura clínica de Benjamin reflete-se em sua formulação quanto à existência de três modos alternativos de se compreender uma pessoa:[374]

Um deles é saber *sobre* ela. Leio sobre ela, ouço falarem dela, participo da discussão sobre ela em reuniões de equipe – eu sei a respeito dela. Compreendo-a, por assim dizer, por meio dos olhos dos outros, e não pelos meus ou pelos seus. [...] A segunda maneira de se compreender uma pessoa é compreendê-la não por meio dos olhos dos outros, mas pelos nossos... [A compreensão] é em meus termos, conforme meus conhecimentos, minha experiência, minha imaginação. [...] A terceira é a mais significativa, embora simultaneamente a mais difícil. Trata-se de compreender com a outra pessoa... É necessário deixar tudo de lado, menos nosso senso comum de humanidade, e somente com ele tentar compreender junto com a outra pessoa como ela pensa, sente e vê o mundo ao seu redor. Significa nos livrarmos de nossa estrutura interna de referência e adotar a do outro.

Irvin Yalom registrou sua experiência de psiquiatra e psicoterapeuta em várias obras científicas e de ficção. Tornou-se, além de um escritor famoso, um autor respeitado em terapias individual e grupal.[375-377] Alguns de seus livros, de leitura estimulante para quem inicia em psicoterapia, refletem claramente sua postura profissional:[375]

Que aparência tem, na prática, a terapia existencial? Para responder a essa pergunta, é necessário atentar tanto ao *conteúdo* quanto ao *processo*, os dois principais aspectos do discurso terapêutico. *Conteúdo* é simplesmente o que se diz... *Processo* se refere a uma dimensão inteiramente diferente e imensamente importante: o relacionamento interpessoal entre o paciente e o terapeuta. [...] Se minhas sessões terapêuticas fossem gravadas, muitas vezes o espectador poderia procurar em vão por longas discussões explícitas sobre morte, liberdade, significado ou isolamento existencial. Tal conteúdo existencial pode se evidenciar somente para alguns (mas não para todos os) pacientes, em alguns (mas não em todos os) estágios da terapia. De fato, o terapeuta eficiente nunca deve tentar forçar uma discussão em nenhum terreno de conteúdo: a terapia *não deve ser impulsionada pela teoria, mas sim pelo relacionamento*. Recomendo enfaticamente que deixe que seus pacientes sejam importantes para você, que deixe que eles entrem em sua mente, que o influenciem, que o modifiquem – não esconda isso deles.

PRINCÍPIOS

O Quadro 8.3 traz alguns princípios da psicoterapia de crise. É uma visão pessoal, e a lista certamente não está completa, uma vez que ela se encontra aberta à experiência clínica e ao referencial teórico predominante de cada profissional.

QUADRO 8.3 | **Alguns princípios da psicoterapia de crise**

- Considerar sua disponibilidade interna.
- Reservar tempo na agenda, pois as crises surgem de forma inesperada.
- Ouvir com atenção e sem julgar.
- Preparar-se para transfusão de esperança e de recursos egoicos.
- Tolerar a ambivalência.
- Reavaliar rotineiramente o risco de suicídio.
- Se o risco for grande, permanecer com a pessoa até conseguir ajuda.
- Identificar e obter o apoio de pessoas significativas.
- Viabilizar uma reunião com familiares ou pessoas significativas.
- Psicofármacos devem ser usados regularmente para diminuir a inquietude e a impulsividade e para garantir a noite de sono.
- Observar reações emocionais e distorções cognitivas, pontuando-as quando pertinente.
- Resumir o que compreendeu até dado momento e solicitar algum esclarecimento.
- Respeitar momentos de silêncio e de choro, mas, com delicadeza, ajudar o paciente a sair deles.
- Definir um problema e, junto com o paciente, buscar soluções alternativas.
- Explorar como o paciente enfrentou e superou crises no passado (*coping*).
- Propor uma moratória e objetivos escalonados.
- Revisar um plano de segurança.
- Fazer telefonemas periódicos (programá-los na agenda).
- Compartilhar sua angústia com colega ou supervisor.
- Preparar e encaminhar o paciente para psicoterapia de longo prazo.

Considerar sua disponibilidade interna

Para lidar com uma situação de crise suicida, além de capacidade pessoal, é necessário ter disponibilidade interna. Trata-se de um espaço psíquico preservado e calmo, aberto a interações, por meio do qual é possível acolher uma pessoa desesperada, em colapso existencial. Essa disponibilidade costuma variar e depende do momento de vida e das pressões que enfrentamos.

Reservar tempo na agenda, pois as crises surgem de forma inesperada

O atendimento de crises requer disponibilidade na agenda. Não raro, a próxima consulta precisa ser no dia seguinte; no máximo, em dois ou três dias. Se sempre trabalhar com a agenda lotada, aceitando encaixes, o profissional não terá condições satisfatórias para atender uma pessoa em crise suicida. Isso devido ao pouco tempo que lhe resta e, provavelmente, à exígua disponibilidade interna que a rotina de trabalho lhe deixa.

Mesmo em épocas de aparente calma, recomenda-se evitar encaixes de menor gravidade e urgência nos espaços destinados a atendimentos de crise, mas empregar o tempo disponível com leituras e outras atividades pessoais.

Estou consciente do caráter angustiante dessas ideias e sugestões, principalmente ao se considerar a sobrecarga de trabalho nos primeiros anos da profissão e, em grande parte, dos serviços públicos de saúde mental. No entanto, é preciso reafirmar: lidar com um paciente agudamente suicida exige, além de disponibilidade interna, disponibilidade na agenda, com horários que permaneçam reservados para atendimentos emergenciais.

Portanto, se você deseja ser um terapeuta de crise, responder a esse *caráter de urgência* faz parte do seu trabalho. A chegada de um paciente potencialmente suicida não deve representar um tumulto incontornável.

Ouvir com atenção, paciência e sem julgar

Deixar o paciente se expressar livremente tem um valor terapêutico. Uma atitude receptiva, tranquila, de não julgamento, costuma bastar para acalmá-lo. Dependendo do paciente e da situação, o profissional deve agir de modo distinto, sendo mais ativo, fazendo mais perguntas e propostas de diálogo.

O estilo de acolher pacientes potencialmente suicidas foi analisado em um estudo que examinou a gravação de 617 chamadas telefônicas feitas a dois centros de prevenção do suicídio. Concluiu-se que uma postura sem julgamento e não diretiva (*escuta ativa*) foi eficaz na redução da intenção suicida apenas em pessoas que telefonavam pela primeira vez. Em pessoas que telefonavam com frequência, uma abordagem mais ativa (*solução de problemas*) produziu mais benefícios.[378] O Quadro 8.4 resume esses dois estilos de entrevista.

Tolerar a ambivalência

Em geral, há um conflito entre o desejo de morrer e o desejo de viver. O terapeuta não deve se valer da ambivalência para *denunciar* ao paciente a incoerência ou a incerteza de suas manifestações, mesmo porque a ambivalência é diferente da incerteza. Na realidade, é a ocorrência de duas forças opostas: o desejo de morrer coexiste com o desejo de ser resgatado e salvo. Nesse embate, a consequente dissonância cognitiva aumenta a ansiedade e a agitação, o que eleva o risco de suicídio.

Em contrapartida, é a ambivalência que dá a chance de intervir, aliando-nos com o lado do paciente que quer viver. Lembre-se de que, quanto mais abertamente a pessoa puder falar sobre perda, isolamento e desvalorização, menos confusas suas emoções se tornarão. Quando a confusão emocional ceder, o paciente poderá se tornar mais reflexivo e ponderador, procurando alternativas para continuar a viver.

Reunião com familiares ou pessoas significativas

A regra é convocar a família. Situações críticas (como agravamento do quadro clínico, mudança de medicação ou decisão de internação hospitalar) sempre devem ser comunicadas aos familiares. A exceção fica para os casos de famílias altamente disfuncionais, sem condições de dar apoio prático e emocional a um de seus membros.

É aconselhável sempre haver a concordância e a presença do paciente nas reuniões com a família. Há casos, em especial quando a aliança terapêutica é forte, em que o paciente, geralmente um adolescente, prefere que seus pais se reúnam com o médico sem a sua presença. Não há problema nisso, desde que não se mantenha segredo sobre o teor da conversa. A reunião de família, ainda que tensa, tende a aliviar a todos. Essa temática foi abordada com mais detalhes no capítulo anterior.

QUADRO 8.4 | **Principais características de dois estilos de entrevista observados em chamadas telefônicas feitas a centros de prevenção do suicídio**

ALIANÇA TERAPÊUTICA
O vínculo que se estabelece entre as duas pessoas assegura a comunicação e possibilita o processo de ajuda.

AVALIAÇÃO DO RISCO DE SUICÍDIO
Tarefa obrigatória em todo telefonema. As respostas dadas a perguntas básicas orientam a ação do entrevistador.

Escuta ativa	Solução de problemas
Escuta ativa: o profissional escuta com calma e respeito, não conduz a conversa. Sentir-se compreendido e perceber que alguém se importa consigo acalma o paciente e ajuda-o a entender a situação.	**Investigação**: o profissional investiga os principais problemas enfrentados pelo paciente, pergunta mais e é mais diretivo. Junto com o interlocutor, elege um problema principal e foca-se nele.
Descoberta de soluções: ao compreender melhor a situação, o paciente muda seu ponto de vista e encontra soluções.	**Busca por recursos**: o profissional identifica novas possibilidades de solução e inicia, com o paciente, uma busca de recursos para a solução dos problemas.
Principais intervenções: • ter uma postura acolhedora; • fazer perguntas gerais e raras; • resumir compreensivelmente o relato; • sugerir reformulações de ponto de vista; • perguntar sobre sentimentos e emoções; • estimular a reflexão sobre sentimentos ambivalentes; • incentivar a busca de soluções.	**Principais intervenções:** • ter uma postura investigativa; • fazer perguntas diretas sobre os problemas; • explorar fatores precipitantes; • dar aconselhamento, sugestão; • perguntar sobre recursos externos de ajuda; • elaborar um plano de ação.

FECHAMENTO
Ao término do telefonema, o paciente sente-se menos só, menos ansioso em relação a sua situação e ganha esperança ao perceber os recursos (pessoais e externos) com que pode contar. Ele tentará, assim, encontrar outras soluções que não o suicídio.

Fonte: Com base em Mishara e colaboradores.[379]

Resumir o que compreendeu até dado momento

Se precisar de um esclarecimento, aproveite para resumir o que compreendeu até então. Essa forma de proceder aproxima o paciente do profissional e fortalece a aliança terapêutica. Por exemplo:

> Pelo que entendi, há dois anos, ao entrar na universidade, você veio morar nesta cidade e, ao contrário de suas expectativas, não conseguiu fazer amizades. Nos fins de semana, seu namorado passa a maior parte do tempo com os pais, e isso faz você se sentir mal, como se estivesse em segundo plano. É isso mesmo...? Como você é com seus colegas de classe, quando tem que trabalhar em grupo, quando os encontra no intervalo...?

Um problema e soluções alternativas

Não devem ser procuradas, precocemente, explicações psicológicas para os problemas atuais. De modo geral, é preciso identificar as fontes de estresse mais imediatas às quais o paciente está reagindo. Comece pelos fatores desencadeantes: *o que está acontecendo?*

Nos primeiros encontros de uma psicoterapia de crise, o paciente manifestará pouco interesse em explorar camadas mais profundas de sua vida mental, ao passo que ficaria feliz se tivesse alguns de seus sintomas e preocupações conscientes solucionados ou amenizados. O intuito é ajudá-lo a ampliar a visão a respeito de sua problemática em um nível consciente.

Os eventuais *insights* do psiquiatra devem auxiliar seu raciocínio, orientar o manejo do caso e nunca se transformar em interpretações ou formulações rebuscadas. Um profissional sensível e sensato pondera o que, ao seu entendimento, deve ser comunicado ao paciente. Já as conjeturas de um profissional inseguro e apressado costumam agravar a confusão do paciente e, assim, o risco de suicídio.

Métodos que favoreçam o *insight*, em um sentido mais estrito, devem ser deixados para um segundo momento. Aliás, uma das *soluções* encontradas durante os atendimentos de crise pode ser, por exemplo, a necessidade de o paciente iniciar, o mais rápido possível, uma psicoterapia de longo prazo.

Como o paciente enfrentou crises no passado

As circunstâncias da crise atual costumam tomar a maior parte do tempo das consultas, e é preciso que assim seja em um primeiro momento. As perguntas-

-chave podem ser: "Você já passou por momentos difíceis no passado? Como fez para superá-los?". É útil questionar sobre tal assunto sempre que houver espaço para tanto. Isso nos permite conhecer as estratégias já empregadas pelo paciente.

Essa temática pode auxiliar, também, a pôr a crise atual em uma perspectiva relativizada. Mas atenção! Não lance mão de sofrimentos do passado ou de outras pessoas para minimizar os de agora! O intuito é focalizar a força positiva da pessoa e recuperar sua autoconfiança.

Moratória e objetivos escalonados

É inegável que, já ao fim de um primeiro contato com um paciente em crise, necessitamos de um *ponto*, como uma boia à qual se agarrar em meio a um mar revolto, para tomar fôlego e continuar depois. É preciso vislumbrar um ponto por onde começar a organizar o caos emocional. Um ponto de esperança, poderíamos também dizer, que possa ser compartilhado por terapeuta e paciente.

Por ora, entenda-se por ponto uma combinação de sentimentos de conforto e de esperança em meio ao desamparo e à desesperança, com o vislumbre de uma área com menos conflitos; o esboço de um pequeno passo que se possa dar, adaptativo, nada muito difícil de ser alcançado. Algo que funcione como um porto seguro, que funcione, temporariamente, até a próxima consulta, como apoio ou reforçador da esperança. Seria como começar a arrumação de um quarto todo bagunçado pela gaveta. Ao longo do tempo, objetivos escalonados podem ser construídos pela dupla terapeuta-paciente.

No contexto de uma crise psicológica, é aconselhável postergar decisões importantes. Nisso, o psicoterapeuta vale-se de sua autoridade para influenciar o paciente. Uma moratória psicológica deve ser acordada entre os dois, como: "Até determinada data, não me obrigarei a dar uma solução para tal problema; até lá, procurarei me fortalecer e me proteger".

Na tentativa de conter a ansiedade do paciente que quer melhorar rápido demais, ou para contê-lo na ânsia de chegar rapidamente às soluções de seus problemas, costumo dizer algo do tipo: "Se você tivesse sido atropelado por um caminhão e sobrevivesse, já imaginou como seria sua recuperação? Então... De certa forma, você agora foi atropelado por um caminhão...".

Os objetivos devem ser escalonáveis e passíveis de alcance a curtíssimo, curto, médio e longo prazos (respectivamente: uma semana, dois meses, seis meses e um ano). Não podem ser ambiciosos, já que a impossibilidade de cumpri-los tem potencial para reduzir ainda mais a autoestima. Deve-se ajudar o paciente nisso. Todavia, é preciso ser realista, visto que a crise suicida comumente encontra-se inserida em um contexto de sérias dificuldades pessoais, familiares e sociais.

Encaminhamento para psicoterapia de longo prazo

A psicoterapia do paciente em crise suicida move-se em dois tempos. De início, empregamos técnicas de apoio, aliadas a psicofármacos (para diminuir o desespero, a impulsividade e a insônia). É o que chamamos de psicoterapia de crise. Em um segundo momento, é necessária uma psicoterapia de longo prazo, com abordagens que privilegiem o *insight* ou que se destinem especificamente a mudanças de comportamento.

Desde o início da psicoterapia de crise, deve-se mencionar a provável necessidade de, mais adiante, iniciar uma psicoterapia de longo prazo. Ainda assim, quando sugerirmos outro profissional para continuar o trabalho terapêutico, alguns pacientes poderão se sentir perseguidos, deprimidos, abandonados e confusos. São estados de espírito que podem desencadear um ato suicida. Esses sentimentos devem ser trabalhados, e o encaminhamento a outro profissional precisa ser elaborado.

Há aqui a questão de encaminhar para quem ou para que tipo de psicoterapia. As controvérsias derivam, em grande parte, de duas fontes: dos distintos referenciais teóricos em que se baseiam os autores e do tipo de paciente (e de sua condição clínica) que nos propomos a tratar. As abordagens empregadas variam desde técnicas psicanalíticas clássicas ou modificadas até estratégias de solução de problemas e de psicoeducação. A maior parte dos trabalhos refere-se, em um sentido amplo, a pacientes *borderline*.*

PROPOSTAS DE DIÁLOGO

Lembre-se de que é recomendável primeiro ouvir e acolher sem pressa. Acolher significa, também, respeitar os momentos de silêncio do paciente e, delicadamente, ajudá-lo a sair deles. A habilidade de um entrevistador, em parte apren-

---

* Foge do escopo deste livro a abordagem psicoterapêutica direcionada a pacientes *borderline*. A título de exemplos, Kernberg,[380] inspirado pela psicanálise, propõe o uso da psicoterapia expressiva: não se interpreta a transferência, valoriza-se mais a realidade imediata. Os mecanismos de defesa devem ser apontados e interpretados. Evita-se o reasseguramento, prefere-se a neutralidade. As atuações (*acting out*) são contidas por meio do estabelecimento de limites ou por outras intervenções psicossociais preferencialmente conduzidas por outro profissional. Já a terapia comportamental dialética procura compreender o indivíduo em sua relação com o ambiente. Com vários componentes, a abordagem vale-se de estratégias comportamentais (análise de reforçadores e de padrões de esquiva, técnicas de resolução de problemas), do *zen* (exercícios de meditação) e da psicoeducação. Combinam-se sessões individuais e grupais. A duração é de 6 a 24 meses.[189,363]

dida, em parte intuitiva, "revela-se pelas perguntas que formula, por aquelas que evita formular e pela decisão de quando e como falar ou apenas calar".[337]

As intervenções verbais a seguir são sugestões que podem ser usadas na psicoterapia de crise. Elas se adéquam a pacientes cujo estado mental permita que se expressem razoavelmente bem. Isso nem sempre é possível no auge de uma crise suicida, quando, muitas vezes, há incontinência das emoções e bastante dificuldade para ordenar o pensamento.

As propostas de diálogo aqui sugeridas não devem ser tomadas como receita simplificadora, nem conclamação para um duelo de lógicas distintas que deve se instalar entre duas pessoas. Elas têm um único objetivo: auxiliar o paciente a encontrar soluções existenciais alternativas ao suicídio. É aconselhável utilizá-las com discrição e critérios. Se repetidas em exagero, mostrarão mais a pressão do terapeuta para convencer e apaziguar do que sua capacidade para ouvir e pensar junto com o paciente.

Significado simbólico

A ideia da própria morte e a maneira escolhida para se matar guardam um significado simbólico a ser explorado. O aprofundamento nesse tema costuma ser um caminho produtivo ao longo do trabalho terapêutico. É possível que se encontrem outras vias que representem, em termos psicodinâmicos, uma alternativa à autodestruição. O objetivo é refletir, junto com o paciente, que talvez o suicídio não ofereça, nem de fato seja, uma boa solução para o problema.

O efeito sobre os outros

"Qual efeito você acredita que seu suicídio provocará nas pessoas?... E em Fulano, em particular?" As perguntas exploram a perspectiva relacional. O suicídio é tomado como uma mensagem que se quer passar, como uma marca que se pretende deixar na vida de outra pessoa. E é justamente dentro dessa temática que se encontra, muitas vezes, uma das boas razões para não se matar: o efeito deletério, o ônus que o suicídio deixará sobre pessoas queridas, que não gostaríamos de ver sofrendo.

No entanto, tal efeito protetor – do indesejável ônus que o suicídio impõe sobre os que ficam – pode sucumbir pouco tempo depois da consulta, em momentos de desespero. A preocupação com o futuro dos filhos, por exemplo, pode ser relegada a um segundo plano, ou nem aparecer no campo da consciência. O suicídio volta a se insinuar como a melancólica redenção que aplacará o sofrimento de todos, de quem se mata e dos que aqui permanecerão.

O pior inimigo do bom é o ótimo

Essa frase pode ser inserida em uma pergunta que convida a pensar: "Você sabia que o pior inimigo do bom é o ótimo?". A ideia central é explorar, junto com o paciente, alternativas ao suicídio. Identifique mesmo aquelas que não sejam a *solução ideal*, na esperança de que o paciente considere pelo menos uma delas.

Com essa estratégia, procura-se analisar e enfraquecer o pensamento dicotômico (*ou isto, ou aquilo*). Essa é uma noção importante a ser trabalhada com o paciente em um contexto de crise: "Será que estamos preparados para aceitar, circunstancialmente, uma alternativa que não seja a ideal, mas a possível e real?".

Havia uma pedra no meio do caminho, no meio do caminho havia uma pedra

É uma variação do tema anterior, porque também se refere à constrição cognitiva que, junto com a incontinência afetiva, bloqueia a capacidade de pensar de forma mais ampla e tomar decisões. Agora, com o auxílio da poesia de Drummond, falamos de um bloqueio que nos obriga a parar na estrada e no tempo. Só enxergamos a pedra, só temos olhos para a pedra da crise. Parece que não há força para transpô-la. É preciso tomar distância e mapear o terreno, procurar atalhos.

Já utilizei, algumas vezes, o seguinte símile: "Imagine que você está na órbita da terra, que pode acompanhar uma pessoa dessa distância e na linha do tempo. Sua tarefa é transmitir para a nave-mãe, que está em algum ponto mais distante do universo, o que vem acontecendo nos últimos tempos com essa pessoa. Imagine, agora, que essa pessoa seja você! O que narraria?".

Valendo-se desse recurso, procure reconhecer os sentimentos vivenciados pelo paciente e, junto com ele, nomeá-los. Busque, ainda, identificar as distorções cognitivas, mostrá-las com delicadeza e, se possível, enfraquecê-las.

Mudança de foco

Um aspecto peculiar do masoquismo é que ele rende mais valor à existência e dignidade ao sofrimento. Por isso é tão poderoso e precisa ser trabalhado, em psicoterapia, a longo prazo. Mas aqui estamos preocupados com as reações imediatas à perda, geralmente uma perda amorosa, e com intervenções a curto prazo, enquanto pensamentos suicidas não saem da mente. Haveria como amenizar essa situação?

Uma tentativa a ser feita é ajudar o paciente a mudar o foco da atenção. Não é fácil, é verdade, mas qualquer ganho poderá significar um pouco menos de sofrimento e, em consequência, uma diminuição do risco de suicídio. Para mudar o foco, costumo sugerir, além das atividades estruturadas, movimento, mudanças de ação: se estiver sentado, levantar-se e beber um copo d'água; se estiver ouvindo uma música, mudar de música.

Sugiro, também, que o paciente pare de monitorar, nas redes sociais virtuais, um amor perdido. Essa recomendação custa a ser atendida, pois luta-se contra um comportamento condicionado, semelhante ao da drogadição: o desejo e a gratificação já não são como antes, mas o querer e o sentimento de necessidade condicionam a busca por alívio e prazer; este último, atuante mais na memória do que na realidade.[381]

Espiritualidade e religiosidade

Em geral conduzidas por um amigo ou por um familiar, muitas pessoas conseguem manter um fio de esperança em meio a uma crise suicida ao abraçar uma vida de espiritualidade e de prática religiosa. Esta última, além da crença, costuma incluir a participação em cultos e em reuniões de fiéis. Independente de questões dogmáticas, a prática religiosa fortalece a esperança, bem como os sentimentos de pertencer a um grupo e de estar conectado às pessoas. São fatores de proteção contra o suicídio.

Psicoeducação: lembrar sempre o caráter transitório dos sintomas da depressão

O paciente costuma ficar aliviado quando mencionamos algumas das várias limitações que ele vem sentindo e que, por causa da depressão, não consegue articular em pensamento e comunicar por palavras. É preciso enfatizar o caráter transitório de um tormento que parece insuportável e interminável. A ideação suicida e a sensação de "falta de luz no fim do túnel" fazem parte de uma experiência sofrida, mas limitada no tempo. Repita isso em cada consulta.

O paciente também deve ser prevenido sobre as oscilações que tendem a ocorrer durante o processo de recuperação. Há dias bons e há dias ruins; estes últimos, quando interrompem um período de esperançosa melhora, costumam ser devastadores. Para se avaliar o resultado do tratamento, paciente e familiares devem ponderar, com o terapeuta, e "tirar a média" dos dias.

Às vezes, lembro que, naquele momento em que o piloto nos avisa para apertar o cinto de segurança, pois atravessaremos uma área de turbulência, temos que manter a esperança de que aquilo vai passar e que conseguiremos chegar aonde havíamos planejado.

Encerramos este capítulo acrescentando que, infelizmente, não podemos garantir em que medidas as intervenções de apoio e de reasseguramento aqui sugeridas de fato funcionarão. O que devemos alertar (e nesse ponto deve-se tomar o maior cuidado) é que, em certas situações, elas são capazes de acalmar mais o terapeuta do que o paciente – cada caso é um caso.

Capítulo 9
O cuidar

Cuidar de um paciente com intenções suicidas é uma tarefa desafiadora e estressante. É preciso suportar a angústia e circular pelo inferno pessoal do paciente, conhecê-lo. Ainda que o caráter potencialmente letal da crise suicida exija ação – providências para manter o paciente a salvo –, em muitos momentos deve-se simplesmente ouvir, mantendo o silêncio atento digno de um companheiro de jornada. Ao mesmo tempo, em uma atitude de introspecção, vamos examinando os sentimentos que aquela situação desperta em nós.

Ainda que o atendimento de crise distancie-se das condições requeridas pelo *setting* psicanalítico, consideramos, neste capítulo, algumas contribuições da psicanálise para o entendimento da relação terapêutica. O profissional da saúde poderá ampliar sua visão e, assim, tranquilizar-se ao reconhecer os dilemas e a força que os fenômenos contratransferenciais, com seus impulsos amorosos e destrutivos, impõem à relação estabelecida com o paciente.

DE ONDE VOCÊ TIRA SUA CAPACIDADE DE CUIDAR?

As reflexões feitas a seguir derivam das discussões de um grupo de estudos que realizamos na Universidade Estadual de Campinas. Estávamos interessados em aprofundar sobre o que nos movia e poderia nos sustentar psicologicamente quando atendíamos pessoas em crise suicida.[382]

Decidiu-se que cada um dos membros de nosso grupo de estudo faria a pergunta que abre esta seção para duas pessoas admiradas por sua capacidade de *cuidar*. A seguir, destacam-se trechos significativos de alguns depoimentos. São reveladores e levam à reflexão de como escolhemos e exercemos a profissão, integrando-a ao nosso dia a dia, ao sentimento que nutrimos a respeito de nós mesmos:[382]

> **Psicóloga, 28 anos:**
> Desde meus 12 anos, lembro de gostar de ouvir minhas amigas e suas dores... Gostava de acolhê-las, tentar dizer algo que aliviasse, mostrando que eu estava ali com elas. A sexta série do ginásio foi um ano muito importante para a descoberta de quem eu era. Eu ainda morava em minha cidade natal e tinha três amigas na escola que estavam sofrendo por motivos diferentes. Uma delas descobriu que não tinha o útero; a outra, a mãe tinha ido morar na Austrália; e a última, o pai batia muito nela por não tirar boas notas. Bem, daí comecei a perceber que eu poderia fazer alguma coisa por elas, mesmo que não fosse trazer o que elas tinham perdido, ou mudar algo que estava fora do meu controle [...] Simplesmente estando de verdade com elas, sensibilizada com suas dores. Sempre me sensibilizei com o sofrimento das pessoas. Quando minha mãe me contava uma história dela, da minha avó, de uma prima, de uma amiga... me tocava muito! Minha mãe e minha avó conversavam sobre a vida e as pessoas. Eu ficava perto, adorava ouvir essas histórias, ficava fazendo perguntas [...] Desde cedo fui ouvindo as *tragédias humanas* [...] Eu me sinto viva cuidando do outro, me sinto bem comigo mesma. Parece que vou conhecendo cada vez mais a minha própria humanidade também!

> **Médica, 25 anos:**
> Acho que existem alguns *pilares* ou pontos de partida. Uma vez preenchidos esses requisitos, a capacidade de cuidar é algo que mais ou menos brota. São eles:
>
> *Sentir-se capaz*. Acredito ser fundamental a pessoa que cuida de alguém (ou de algo) sentir-se capaz de fazê-lo [...] Ela tem que achar que efetivamente é algo que pode fazer, seja por ser natural da pessoa, seja após anos de treinamento e de estudo [...] Mas veja que são duas coisas diferentes: sentir-se capaz e ser gabaritado para tanto.
>
> *Ter o mínimo de amor pelo outro, compaixão, empatia*. Isso que vai ser a força motriz em direção ao cuidado. Alguém que simplesmente não sente nada por outro ser humano ou que não se sente minimamente tocado com a *desgraça* de outro – desprovido de sentimentos – não terá o estímulo de ajudar ou de cuidar. Aquele completamente egocêntrico sequer verá o outro [...]

> *Ter satisfação pessoal ao ajudar alguém*. Simplificando: o que eu ganho com isso? Essa é a parte um pouco egoísta do processo. Querendo ou não, quando cuidamos de alguém e nos sentimos felizes por tê-lo feito, parte dessa felicidade se dá porque a outra pessoa ficou feliz (e gratificada). A outra parte da felicidade é porque nós fizemos algo "bonito", algo valorizado pela sociedade, por alguma Igreja ou por nós mesmos, algo que nos aproxima do ser ideal que todos imaginamos... Ou seja, eu vejo o meu reflexo na ação. Acho que essa capacidade de se alegrar quando fazemos algo de bom ao outro tem a ver também com o sentimento de utilidade [...] Alegro-me porque me sinto útil e, assim, mereço existir; faço parte de algo maior [...] Acho que isso é a tal transcendência.
>
> **Pedagoga, 47 anos:**
> De verdade mesmo, esta capacidade surgiu quando me descobri maravilhada com o fato de me tornar mãe. Lembro-me do espanto que sentia ao perceber a fragilidade de um bebê. Essa relação me encantou, me transformou. Sou muito mais capaz de cuidar porque aprendi com o amor profundo. E não digo que este amor brotou, não. Isso foi sendo construído, e eu fui aprendendo a cuidar. Também aprendi a cuidar sendo cuidada. Fui muito bem cuidada por outras pessoas com quem cruzei na vida. Me salvaram. Sou grata e sei que uma pessoa pode fazer a diferença na vida de outra.

Discutiu-se muito, durante os encontros desse nosso grupo, a visão psicodinâmica sobre a *necessidade de reparação*, sobre algo *dentro* de nós do qual cuidamos ao cuidar de nossos pacientes. Teríamos nós, os profissionais da saúde, maior capacidade para reagir frente a situações de desamparo, justamente por termos vivenciado, um dia, esse sentimento? Cuidar do outro tem a ver com cuidar de mim, do meu próprio desamparo?

Certas experiências, como as aqui relatadas, provavelmente nos conduziram para profissões da área da saúde: acontecimentos que geraram uma sensação de desamparo, as vivências que produziram uma aprendizagem do cuidar, como tornar-se mãe ou ter sido objeto de cuidado. A identificação com cuidadores, principalmente figuras maternas e paternas, reais ou idealizadas, faz acreditar na relação de ajuda. Essa identificação proporciona confiança, paciência e determinação, que são, afinal, fundamentais para a capacidade de cuidar.

Acolher a experiência de um paciente, necessariamente, faz-nos passar por uma experiência, remete-nos à recordação de vivências e a sentimentos. Isso acontece sempre que estamos em condição de manter abertos os canais de nossa sensibilidade – nosso principal instrumento de trabalho. Desse modo, o profissional também é invadido por afetos que podem ser muito hostis, uma vez que não se pode ignorar o nível de agressividade envolvido no suicídio.

O paciente nos transmite seu estado afetivo, mas não o faz apenas falando, de forma organizada, adulta. Muitas vezes, usa também recursos primitivos para que *nos mexamos*, a fim de descobrirmos suas necessidades e ajudá-lo a tolerar estados emocionais insuportáveis. Esse reconhecimento é fundamental para que o profissional não seja levado ao ato, isto é, a agir tomado por irritação, raiva, desprezo, medo, culpa, dedicação missionária, ou mesmo ficar paralisado pela sensação de impotência, desânimo e desvitalização.

Esse conjunto de sentimentos que invadem o profissional constitui matéria-prima para o entendimento do que o paciente procura comunicar e que, muitas vezes, não consegue transmitir em palavras. Da mesma forma, o profissional deve tolerar seus próprios sentimentos difíceis e confusos até que possam virar pensamentos e, posteriormente, palavras a serem conversadas.

CAPACIDADE PARA EXERCER UMA FUNÇÃO

O profissional que atende uma pessoa em crise suicida deveria ter a *capacidade de exercer essa função*. Essa expressão reúne uma série de atributos pessoais, desde características de personalidade até experiência de vida e treinamento profissional. Vejamos a seguir alguns desses atributos.

Empatia. A capacidade de ajudar emocionalmente reúne qualidades inatas e aprendidas, aprimoradas com a experiência. Tem por base a *empatia*, ou seja, colocar-se na situação do outro e permitir-se sentir o que ele sente. É bom lembrar que há um perigo aí: o de identificar-se tão intensamente com a pessoa a ponto de com ela se confundir e não conseguir mais separar o que é de si próprio do que é do outro.

Espontaneidade. Desde que seja temperada pelo comedimento, a espontaneidade também é importante. Isso significa a presença de algo genuíno da pessoa que se coloca como cuidador, alguém que se faz presente como um ser humano interessado em outro ser humano.

Calma confiante. Há a necessidade de um *setting interno*, percebido como uma calma confiante, a fim de que o terapeuta, tranquilizado pela *capacidade de exercer sua função*, possa sentir em si o que procura oferecer ao outro. É algo que, com frequência, ainda que de forma não consciente, fazemos logo antes de chamar um paciente para o atendimento; ou um estado que procuramos retomar em algum momento da interação, em que nos sentimos envolvidos por sentimentos e emoções desconcertantes.

Limites. O investimento em proteção e em potência não deve chegar a um grau de cisão, em uma espécie de couraça, que leve à frieza ou à onipotência. Na situação em que se lida com risco de suicídio, por exemplo, deve ficar claro para o terapeuta o limite de sua responsabilidade, de forma a tomar todas as iniciativas e a procurar todos os recursos que resultem em ações de proteção à vida, incluindo a ajuda do outro.

FICAR PARALISADO

Angustiar-se diante dos tormentos avassaladores de uma pessoa em crise e, em alguns momentos, não saber o que pensar, ficar paralisado, *é normal*. Isso costuma ocorrer nos minutos iniciais da primeira entrevista ou em momentos mais agudos de uma psicoterapia de crise. É algo que faz parte contingencial do atendimento e, ao mesmo tempo, um valioso instrumento de trabalho.

Precisamos dessa angústia, afinal, para depois transformá-la em pensamentos calmos e aceitáveis. Ainda que imerso em tensão, o acompanhamento de pessoas que enfrentam uma crise tão aguda costuma enriquecer a experiência de vida e exercer um efeito positivo na identidade profissional e pessoal.

SENTIR-SE RESPONSÁVEL PELA VIDA DO PACIENTE

Muitas vezes, o medo de o paciente vir a se matar bloqueia nossa capacidade de lidar com esse perigo. Pode ser difícil para um profissional da saúde perceber isso e, dessa forma, acalmar-se com a sutil, mas importante, diferença que existe entre ser responsável pelo tratamento de um paciente suicida e ser responsável pela vida – e mesmo pelo suicídio – de um paciente.

Quando se permite aceitar que o paciente, apesar de todos os seus esforços, poderá, sim, matar-se, o profissional consegue, paradoxalmente, se sentir mais seguro, tranquilo e capaz. Isso acontece cada vez que redescobre que ele não é Deus. Outro bom efeito dessa relativização dos sentimentos de onipotência é o fortalecimento da aliança terapêutica, pois o paciente percebe que não assumiremos total responsabilidade e controle sobre sua vida.

De fato, nenhuma pessoa, incluindo o psiquiatra ou o psicoterapeuta, pode carregar o ônus da total responsabilidade pela vida de uma pessoa potencialmente suicida. Temos uma limitada capacidade para prever, tratar e prevenir o suicídio. É a mensagem que o terapeuta deve se repetir. É também a mensagem que deve ser passada ao paciente e a seus familiares, ao mesmo tempo em que transmitimos nossa preocupação e nosso desejo de ajudar na superação da crise.

SENTIR-SE MANIPULADO

Lembro-me de uma paciente que atendi durante três anos. Ela aparecia ocasionalmente, três ou quatro vezes ao longo de um ano. Tinha traços histriônicos marcantes, trazia um rosário de queixas contra um marido que, afinal, não me parecia tão distante e desinteressado quanto era por ela apresentado. Ela não aceitava se engajar em uma psicoterapia, queixava-se e pedia medicamentos.

Certa vez, quando a vi no último atendimento do dia, senti-me, além de cansado, bastante irritado e desconsolado. Apenas permaneci mais calado, imagino. Todavia, ela deve ter captado meus sentimentos e sentido que eu não lhe dava a atenção esperada, nem mesmo quando ameaçou que um dia tomaria um monte de comprimidos para se livrar *do marido*.

Na madrugada do dia seguinte, me ligaram do hospital. Ela havia tomado uma *overdose* de medicamentos, mas não corria risco de vida. De manhã, dirigi-me ao pronto-socorro onde ela se encontrava tomando soro em uma maca. Ao me aproximar, ela olhou bem para mim, sorriu e respondeu assim ao meu cumprimento: "Eu não disse...?!".

Entre as várias leituras que podemos fazer desse acontecimento, é preciso considerar que muitos pacientes aprenderam a usar ameaças suicidas de maneira coerciva e manipuladora, como um meio de controlar as pessoas. Isso porque eles se sentem seguros apenas quando se valem disso para obter a atenção desejada. Esses pacientes verificarão se podem fazer isso também com o profissional que os atende. Se este reagir com distanciamento ou indiferença, provocará sentimentos de desvalorização na pessoa que está sendo atendida, às vezes alimentando uma necessidade de vingança.

Com frequência, o paciente impõe condições para continuar vivo: "Se você não me salvar, eu morrerei; se eu não puder fazê-lo feliz, eu me matarei". Às vezes, o paciente constrói um cenário que procura envolver ativamente o terapeuta em uma tentativa de suicídio. Não examinar essa tendência à responsabilização que o paciente impõe sobre o terapeuta, por meio de uma resposta /de rejeição e desprezo, é perigoso.

Sentimentos de desprezo e aversão podem, ainda, mobilizar o profissional, que, de forma inadequada, desafia o paciente a empreender o ato suicida, na esperança de demovê-lo dessa ideia. Em contrapartida, certa inclinação do terapeuta a ver-se como um salvador pode levar à perpetuação do comportamento suicida. Um terapeuta colocado em uma posição de escravidão forçada, não importa quão bem intencionado esteja, não conseguirá ajudar o paciente:[366]

> Durante um ano, todas as manhãs, um psicoterapeuta sentiu-se coagido a telefonar para uma de suas pacientes, pois, se não o fizesse, ela poderia se matar. Apesar desses telefonemas, a paciente acabou se matando, deixando o terapeuta sentindo-se tão perturbado quanto traído. Se mais esforço tivesse sido empreendido para questionar e compreender como a paciente tentava estruturar a vida e a maneira de seu terapeuta demonstrar-lhe atenção, em vez de gratificar suas demandas, a psicoterapia teria tido maior chance de sucesso.

No contexto de um atendimento de crise, é preciso lembrar que essa maneira de o paciente proceder pode estar presente não apenas nos *manipuladores* que não se suicidam, mas também nos que terminam por tentá-lo e, até mesmo, por consegui-lo. Considere, então, que o cão que ladra pode morder, sim! Consequência prática do que examinamos nesta seção: no atendimento de crise, tenha em mente o eventual caráter manipulativo de uma ameaça suicida, mas nunca deixe de levar o paciente a sério.

ESTAR NO CONTROLE OU DAR AUTONOMIA

Cada um de nós suporta e enfrenta ansiedade, ambiguidade e risco de uma maneira característica. Alguns procuram manter, ao máximo, o controle da situação, minimizando o grau de incerteza. Outros suportam melhor a ansiedade e assumem maior risco, na esperança de promover a autonomia do paciente. É importante que cada um de nós saiba onde se encontra ao longo desse *continuum* (Figura 9.1).

As condutas que se opõem ao desejo suicida do paciente, como a restrição física e a internação involuntária, podem, eventualmente, ser reflexo de insegurança, medo ou hostilidade do profissional. No paciente, podem suscitar desde raiva até sentimentos de dependência e infantilização. Uma postura no extremo oposto, de estímulo à autonomia, pode subestimar o risco de suicídio, ao julgar que o paciente, apesar da crise, é plenamente capaz de gerir a própria vida.

É importante reconhecer os próprios vieses, aprender a interpretar as próprias reações e atentar-se ao momento de pedir ajuda. Pode ser durante uma troca de ideias com colegas, pode ser por meio da supervisão de um profissional

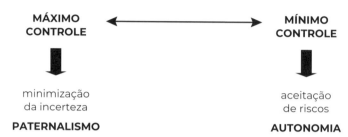

FIGURA 9.1 | **Representação do dilema controle *versus* autonomia e as implicações contidas nele.**
Fonte: Com base em Maltsberg e Buie.[62]

experiente. Um recurso que costuma ser muito valioso na rotina dos serviços assistenciais é a realização de reuniões clínicas rotineiras; não reuniões administrativas, geralmente já presentes com frequência e duração excessivas, mas verdadeiras e boas reuniões clínicas. Nesses momentos, todos param para refletir sobre a prática do dia a dia e sobre as repercussões psíquicas que o atendimento da crise suicida mobiliza nos profissionais.

CONTRATRANSFERÊNCIA

No encontro terapêutico, à semelhança da relação pai-filho da infância, o médico passa a ser o depositário de fantasias repletas de elementos mágicos que configuram a *transferência*. Espera-se reencontrar no médico a capacidade materna de acolher fantasias aterrorizantes e devolvê-las transformadas, elaboradas e mais aceitáveis.[383]

Em outros momentos, espera-se encontrar no médico alguém que se assemelhe à *imago paterna*, investida de força e habilidade, dotada de poderes mágicos capazes de controlar e domar os perigos:[375]

> Mais de um de meus pacientes evocou a metáfora do Mágico de Oz para descrever sua preferência pela crença feliz de que o terapeuta conhece o caminho para casa – um caminho livre e seguro, sem dor. De forma alguma eles querem olhar por trás da cortina e ver um falso mágico perdido e confuso. [...] Talvez existam ocasiões em que precisamos oferecer *magia, mistério e autoridade* – ocasiões de grande crise ou ocasiões em que nossa prioridade é tranquilizar o paciente para a terapia. Mas se precisar flertar com o papel de mago,

aconselho manter o flerte breve e voltado para ajudar o paciente a fazer rapidamente a transição para um relacionamento terapêutico mais genuíno.

A contratransferência, no sentido mais amplo do termo, engloba tanto as respostas emocionais do terapeuta ao modo como o paciente com ele se relaciona quanto a transferência do terapeuta em relação ao paciente.[62] Outros autores limitam o conceito aos processos inconscientes que a transferência do analisando provoca no analista.[175] Para Heimann,[384] o inconsciente do analista entende o de seu paciente.

A contratransferência é um fenômeno normal, uma convergência e integração dos campos intrapsíquico e interpessoal. Não se refere a uma percepção em sentido estrito, mas a um indício de grande significado semiológico.[385] Quando conscientizada e controlada, auxilia o trabalho terapêutico em zonas mais obscuras do paciente e de suas relações. Quando se mantém fora da consciência do terapeuta, pode gerar *acting out* destrutivo de parte do terapeuta.

A partir deste ponto, o capítulo apoia-se fortemente no trabalho de dois psicanalistas: Maltsberger e Buie.[62] Amigos e colegas de residência médica em psiquiatria, eles se consternavam cada vez que um supervisor taxava como reprovável e vergonhoso nutrir sentimentos de raiva em relação a pacientes tão deprimidos e potencialmente suicidas. Isso era visto como um indicativo de imaturidade profissional.

Primeiramente conversando entre si, depois com colegas de residência e com profissionais mais experientes em quem confiavam, os dois amigos resolveram trazer à luz suas ideias a respeito das armadilhas da contratransferência. Seu trabalho tornou-se um clássico da suicidologia.[386]

Nos dias atuais, o exame cuidadoso das reações contratransferenciais é imprescindível nas supervisões que fazemos a respeito da relação terapêutica estabelecida com pacientes potencialmente suicidas. Os sentimentos do profissional da saúde, ainda que *negativos*, são considerados não apenas normais, mas também valiosos instrumentos semiológicos, capazes de aprimorar a prática clínica.

Para o profissional não psicanalista que faz o atendimento inicial de pacientes em crise suicida, certas observações a seguir podem parecer radicais ou exageradamente inferenciais. É preciso, então, fazer uma ressalva: muito do que está sendo transmitido deriva-se da experiência com pacientes *borderline*, acompanhados intensivamente em psicanálise por longos períodos. O conteúdo das formulações psicodinâmicas deve, por isso, ser contextualizado e adaptado à prática e à orientação teórica de cada profissional.

Sob um ponto de vista psicanalítico, o ato suicida implica uma descarga extremamente violenta relacionada a fantasias inconscientes. Essa violência que se voltou contra o indivíduo é descarregada, ao mesmo tempo, no ambiente, atingindo todos os que estão próximos. O ato suicida pode ser também uma maneira desesperada de comunicar a necessidade de receber mais ajuda e compreensão.[359,360,387]

Vários autores mencionam as armadilhas da contratransferência que são capazes de impedir o progresso da relação terapêutica e que podem, inclusive, desencadear uma tentativa de suicídio. Distanciamento e falta de empatia resumem os principais problemas. Em determinadas circunstâncias, a recusa de tolerar a dependência infantil leva o terapeuta a transmitir sua expectativa de um comportamento mais maduro. Tal exigência excede a capacidade do paciente e pode, inadvertidamente, elevar o risco de suicídio.[366]

Frente ao impacto causado pelo comportamento suicida, as reações dos médicos de prontos-socorros que se deparam com o comportamento suicida podem ser pensadas segundo as ansiedades básicas que as modulam, listadas a seguir.[359,360]

- **Ansiedade confusional.** O médico luta contra a morte, mas agora interage com uma pessoa que deseja morrer. Nessa condição, não se discriminam impulsos de amor e de ódio – eles estão misturados e confusos, confundem também o médico.
- **Ansiedade persecutória.** Sentimentos de culpa mobilizam a persecutoriedade. O profissional talvez tente revidar a violência de que se sentiu vítima e passe a maltratar o paciente. De impotente, o médico passa a se sentir novamente onipotente.
- **Ansiedade depressiva.** A crise pode contaminar o médico e deixá-lo exausto e deprimido. Ele se sente incapaz por não compreender ou por não ter sido capaz de evitar o ato suicida. Poderá sentir-se amargurado, somatizar e até mesmo adoecer.

Além das defesas descritas, outras, em geral bastante intensas, podem ser mobilizadas e coexistir: fóbicas, obsessivas, psicopáticas, maníacas. Delas decorrem condutas de negação, triunfo e desprezo pelo paciente. O médico se deixará atingir, com maior ou menor intensidade, segundo a conformação de seu mundo interno.

Fomentados pela contratransferência, três mecanismos de defesa costumam ser adotados pelos terapeutas, todos potencialmente perigosos:[62] repressão da raiva, projeção da raiva e formação reativa.

A *repressão da raiva* pode levar o terapeuta à perda do interesse e da esperança pelo paciente. O profissional pode sentir-se entediado e com sono, distrair-se com outros pensamentos. De alguma forma, por algum gesto, acaba transmitindo seu desconforto ao paciente, querendo dizer algo como "Eu não gostaria de estar aqui com você".

Com a *projeção da raiva*, o terapeuta fica tomado pelo temor de que o paciente vá se matar ou até mesmo matá-lo. Um sinal da presença desse mecanismo é o grau extremado do medo: tensão muscular, especialmente em algumas regiões do corpo (mandíbula, abdome, nádega, esfíncter anal), e uma sensação de plenitude no peito e na cabeça. Subjetivamente, há uma sensação de dignidade ultrajada. O terapeuta poderá chegar a devaneios de crueldades dirigidas ao paciente. Ele estará sentindo, então, o que o paciente sente: efeitos de uma raiva canibal e destrutiva (o sadismo primitivo da fase oral).

Tendências masoquistas inconscientes podem ser ativadas enquanto o terapeuta procura lidar com a agressividade primitiva de seus pacientes. Sob o pretexto de ser cuidadoso e tolerante, deixa-se ser atacado e punido de maneira assustadora e aprofunda a culpa do paciente. Com frequência, essa atuação masoquista também serve para manter a própria maldade fora da mente. Em situações em que é reiteradamente agredido e degradado, o terapeuta deve interromper essa torrente de abusos e mostrar ao paciente o que ele está tentando fazer com seu terapeuta e o porquê disso.

A *formação reativa* é a raiva transformada em seu oposto. Deixa o terapeuta exageradamente solícito, cuidadoso e protetor, com medo do suicídio. Pode ser tomado, por exemplo, por um forte desejo de resgatar o paciente de um ambiente ou de pessoas vistas como prejudiciais. É possível que o próprio terapeuta goste de ser cuidado dessa maneira e que, de modo vicariante, admire a experiência de total amabilidade e segurança, de se sentir nos braços de uma *madonna* idealizada, proporcionada ao paciente.

É inevitável que, em algum momento, a raiva transferencial apareça. O terapeuta deixará de ser a figura perfeitamente acolhedora e amorosa. O risco de suicídio será maior agora do que seria caso a transferência inicial (do *terapeuta madonna*) fosse corretamente manejada.

RAIVA, DESPREZO E ABANDONO

Certos pacientes, principalmente os que têm características *borderline*, tendem a evocar e a tolerar o sadismo de seus cuidadores. Na relação terapêutica, isso se dá na forma como o paciente desvaloriza o trabalho ou a pessoa do terapeuta, a partir do que infere ou do que venha a descobrir a seu respeito.

A provocação pode incluir métodos mais sutis do que a agressão direta e aberta. A fim de minar a resistência do terapeuta, um dos recursos mais utilizados é a arma do silêncio, às vezes incluindo um leve sorriso, em um misto de agressão e desprezo. Em raros casos, pode-se chegar ao extremo da agressão física ou da destruição de pertences do terapeuta.

Ocasionalmente, o paciente psicótico ou *borderline* pode estar tão determinado a provocar uma rejeição que deixa para o terapeuta duas opções: retirar-se da relação ou ser destruído. O terapeuta que persiste com o tratamento em que há risco substancial à sua segurança caiu na armadilha do próprio narcisismo, acreditando ser fisicamente invulnerável.[62]

O ódio transferencial é uma combinação de maldade e aversão. É difícil, também para o paciente, suportar esses sentimentos. Quando eles aparecem voltados a alguém dedicado e necessário, como o terapeuta, acabam desencadeando uma sensação de desvalia e culpa. É de se supor que o paciente sinta menos angústia quando, por meio do mecanismo de defesa chamado de *projeção*, ele possa projetar e encontrar sua raiva na pessoa do terapeuta: "Você me odeia. Por isso, minha raiva por você é plenamente justificada".

Pacientes psicóticos e *borderline* têm mais dificuldade em tolerar a solidão. Ao mesmo tempo em que temem o abandono e evidenciam necessidade de atenção e cuidado, sentem horror à proximidade (temor de ser engolfado ou anulado). Para esses pacientes, ser abandonado ou ter que abandonar todo mundo têm um caráter diferente das fantasias neuróticas. Aqui se está muito mais próximo do ato.

Na crise suicida, sua crença no valor, na integridade e na confiança que pode ser depositada nas pessoas está baixa. Uma das saídas é extingui-la de sua vida (impulsos homicidas). Outra é acabar com a própria vida. O suicídio não é apenas um devaneio, é uma possibilidade.

Essa característica transforma o encontro terapêutico em algo crucial. O futuro do tratamento – ou da própria existência do paciente – depende altamente do reconhecimento e do manejo dos sentimentos transferenciais e contratransferenciais emergentes. Eles sempre existem nos relacionamentos. Se ficarmos inertes sob sua influência, o tratamento será nocivo ou até mesmo fatal para o paciente.

Um ato suicida é mais provável de ocorrer quando a relação torturante, de natureza sadomasoquista, é abandonada para dar lugar ao desprezo ou à aversão:[366]

> Na verdade, uma grande dificuldade terapêutica resulta, muitas vezes, da suposição do terapeuta de que, simplesmente fornecendo o cuidado e o interesse que vinham faltando na vida do paciente, isto é, por não rejeitá-lo, estará, de alguma forma, restituindo-lhe o desejo de viver. Muitas vezes, a agenda oculta do paciente é uma tentativa de provar que nada que o terapeuta faça será suficiente. O desejo do terapeuta para ver-se como o salvador de um suicida pode cegá-lo para o fato de que o paciente pode tê-lo moldado para o papel de carrasco.

Em termos práticos, isso significa que, embora os sentimentos de raiva, no terapeuta, possam ser antiterapêuticos, o sentimento mais perigoso é o de aversão, pois este pode precipitar uma crise suicida no paciente, que passa a se sentir abandonado. Por mais indesejável e destrutiva que uma relação sadomasoquista possa parecer, ela é melhor do que absolutamente nenhuma relação.[62]

ARMADILHAS DO NARCISISMO

Segundo Maltsberger e Buie,[62] o terapeuta experiente sabe que as três armadilhas mais frequentes do narcisismo são: saber tudo, amar todos, curar todos. A menos que essas propensões sejam elaboradas, o médico será tomado por um sentimento de desamparo e desalento e tentará resolver seu dilema por meio de ações mágicas ou destrutivas. Vejamos algumas das armadilhas do narcisismo exemplificadas por esses autores.

De anjo a demônio. No início do tratamento, o terapeuta é idealizado e visto como um ser que possui vastos poderes. Pode ouvir algo assim da parte do paciente: "É por isso que gosto de vir aqui. Só você, e ninguém mais, consegue me compreender e me ajudar...". Vaidosamente, e com onipotência, o terapeuta pode transformar os desejos do paciente em expectativas realistas que precisam ser por ele preenchidas. A partir daí, não poderá falhar. Sabemos, no entanto, que esse terapeuta idealizado, de uma hora para a outra, será transformado de anjo em demônio. Ficará, então, condoído e raivoso ao ser objeto de ataques vindos do paciente.

O resultado será que paciente e terapeuta logo se sentirão sem esperança, uma vez que o tratamento requer o reconhecimento e o manejo de expectativas mágicas. Elas são problemáticas e levam, inevitavelmente, ao desapontamento. Para se sentir satisfeito e confiante em sua tarefa profissional, o terapeuta deve se pautar no pleno exercício de suas habilidades, de acordo com o melhor conhecimento disponível, e não nas *curas* que consegue realizar.

Intuição mágica. Os pacientes gostam de pensar que seus terapeutas são capazes de *saber* o que eles estão pensando e sentindo, sem que precisem falar sobre seus pensamentos e sentimentos. E isso pode encontrar eco em um terapeuta que acredita ter sido aquinhoado pela capacidade especial de intuir e de sentir o que se passa com uma pessoa.

A marca de um terapeuta experiente e habilidoso é que ele não se vale de suas intuições além de determinado ponto. Seus pressentimentos estão sempre sendo examinados no contexto do material clínico. De fato, se perguntarmos a um clínico experiente como ele teve um palpite feliz, ele será capaz de dar boa resposta baseada nas informações clínicas que obteve e que considerou de forma minuciosa. É preciso cuidado para não nos vermos, vaidosamente, pegos pela fantasia onisciente, alimentada pelos dons da empatia e da intuição.

Amor missionário. Ser um terapeuta cuidadoso é tão importante para o paciente quanto para a autoestima profissional. Especialmente no início da vida profissional, cobramos de nós mesmos essa capacidade de cuidar de todos os pacientes de forma amorosa. No entanto, pacientes psicóticos e *borderline* muitas vezes acusam o terapeuta de estar sendo frio e indiferente. Baseiam-se em um simples gesto ou em uma frase retirada do contexto para comprovar suas suspeitas de um terapeuta egoísta e interesseiro.

Fecha-se, assim, um círculo vicioso: a frustração gera raiva no paciente, que, por sua vez, leva o terapeuta à raiva, que acaba, então, reforçando os sentimentos do paciente. Com a experiência, os terapeutas passam a relativizar suas expectativas iniciais de amor a todos os pacientes. Na mesma proporção, cresce sua habilidade de enfrentar ataques a sua capacidade de cuidar e de manter a autoestima, mesmo quando são ruidosamente acusados de desamor.

Listamos a seguir conselhos fundamentais, dados por Maltsberger e Buie,[62] para enfrentar os problemas decorrentes da força do narcisismo e dos sentimentos contratransferenciais.

- Procure manter os impulsos amorosos e destrutivos na consciência.
- Identifique, tolere e dê continência a tais impulsos, colocando-os em perspectiva.
- Não se mova pelo medo ou pela culpa. A atitude amorosa deve ser contida e ter limites.
- Dê mais importância ao crescimento emocional do paciente do que à liberação de sua própria tensão emocional.
- Nunca se junte ao paciente na repetição (transferencial) do passado, envolvendo-se em raiva e rejeição.
- No momento e na forma adequados, mostre ao paciente como seu comportamento leva as pessoas a reagir com raiva e rejeição (isso foi bem e sofregamente aprendido pela terapeuta que observou e analisou suas reações contratransferenciais).

CUIDAR, CUIDAR-SE

Voltemos a examinar, de maneira sintética, alguns aspectos das discussões do grupo de estudos a que me referi no início deste capítulo: a necessidade de fazer *reparações*, como nos identificamos com nossos pacientes e a sensação de ser insubstituível.

Em uma proporção considerável de casos, o paciente nos põe em posição e em disposição – alguns, inclusive, nos intimam – a responder a uma *demanda de reparação*, no sentido kleiniano do termo. O terapeuta, atribuindo-se esse desejo, pode até sentir-se muito valorizado. Os intensos desejos de dependência do paciente encontram guarida em um profissional igualmente movido por uma necessidade onipotente de fazer algo a qualquer custo pessoal. Passa a atuar, então, *em defesa do paciente*. A onipotência subjacente a essa demanda e a essa resposta impõe-se fortemente no determinismo da conduta terapêutica, ainda que possa, também, ser lida como seu reverso: o padecimento pela impotência.[388]

Esse é um aspecto específico das profissões da área da saúde: a reparação tem de ser feita tão concretamente sobre seres humanos tão semelhantes aos cuidadores, de tal modo que deixa vulnerável quem a exerce. Para poder trabalhar de modo adequado, sem sobrecarga de tensão, onipotência ou culpa, deve-se adquirir maturidade e capacidade para aceitar as limitações impostas pela realidade. É preciso não confundir os enfermos com nossas crenças e sentimentos e tolerar a frustração do fracasso, da incurabilidade e da morte.[383]

De fato, em nosso dia a dia, atendemos pais, mães, crianças, pessoas que lembram algum aspecto pessoal nosso – algo que fomos, somos ou seremos – ou que lembram alguém que queremos bem. Isso provoca uma série de pensamentos e de sentimentos ligados ao mecanismo de identificação psíquica que fazemos com nossos pacientes. O *pensar que eu poderia ter nascido ele*, também ligado a esse mecanismo, é outra ideia que, de tempo em tempo, assalta o profissional da saúde.

Às vezes, o profissional identifica-se tanto com a pessoa que está atendendo que acaba confundindo-se com ela. Vai se entristecendo, sentindo-se abatido, *carregando-a* para casa nos fins de semana, perdendo a sensação de que, afinal, tem o direito à felicidade, independente da dor de quem esteja cuidando. É assolado por uma necessidade imperiosa de cuidar do outro, acompanhada de autoabandono ou de culpa.

Pode haver, também, a sensação ilusória de ser insubstituível e um sentimento que mistura desprezo e inveja em relação às pessoas que conseguem viver de um modo mais feliz. Chega-se facilmente a uma síndrome de esgotamento (*burn out*), com mau-humor constante e depressão.[389]

> **Médico, 31 anos:**
> Se houvesse um órgão chamado *paciência* no ser humano, eu diria que retiro a minha capacidade de cuidar do fundo da minha pa-

> ciência. Acho que a famosa *compreensão do outro*, no meu caso, é o resultado do exercício de uma paciência capaz de esperar o momento em que o sujeito esteja pronto para ser cuidado. Sem isso, a meu ver, o cuidado torna-se invasivo, uma vez que não se trata de impor uma moral de uma boa conduta de vida, mas sim de sentir o momento em que o outro precisa de ajuda, que esteja disposto a ser ajudado. Nesse ponto entra a disponibilidade. Aqui é importante ressaltar que a disponibilidade de cuidar do outro nunca é, no meu caso, maior do que a disponibilidade de cuidar de mim (será que isso é um contrassenso?). Somente assim tenho forças para cuidar continuamente, se necessário, pois me preservo de exagerar e faço *pausas* nessa atividade, que, sem precaução alguma, é extenuante. São nessas pausas para cuidar de mim (ficar com minha esposa, estudar, ler história e sociologia, jogar e outras coisas das quais eu gosto) que encontro tempo para refletir sobre tudo, inclusive sobre meu cuidado. É assim, *tomando conta* da minha capacidade de cuidar que mantenho as forças para continuar com essa tarefa. Tento cuidar-me para poder desenvolver bem o meu trabalho.

Como bem lembrado nesse depoimento, o "cuidar de mim para cuidar dos outros" e o "tomar conta de minha capacidade de cuidar" são fundamentais para quem trabalha com crises humanas. É imprescindível termos alguns cuidados em prol de nossa própria saúde mental. São coisas tão simples quanto essenciais: reservar tempo para si e para a família, retomar antigos costumes que costumavam trazer alegria e paz, limitar o número de pacientes que provocam sobrecarga emocional, fazer pausas para reflexão, contar com psicoterapia pessoal e supervisão, organizar com os colegas um grupo de estudos e um encontro rotineiro, a fim de discutir situações clínicas mais difíceis ou angustiantes.

Capítulo 10
Mantendo o paciente estável

Após as primeiras providências visando à segurança e ao estabelecimento de um vínculo com o paciente em crise, há um segundo nível de intervenções, destinadas a reduzir o impacto dos fatores de risco de suicídio que são passíveis de tratamento. O tratamento adequado dos transtornos mentais e o alívio de alguns de seus sintomas mais graves reduzem bastante o risco de suicídio. O objetivo, agora, será manter o paciente estável e, em um sentido mais amplo, melhorar sua qualidade de vida. A primeira parte deste capítulo concentra-se em nuances do manejo de dois transtornos mentais frequentemente associados ao suicídio: a depressão e o transtorno bipolar. Na segunda parte, revisamos mecanismos psicológicos de adaptação a uma condição de doença, bem como fatores relacionados à adesão ao tratamento.

As primeiras providências exigidas por uma situação de crise suicida têm o objetivo primário de manter o paciente seguro. Em um segundo momento, uma série de ações deve ser desencadeada, buscando manter o paciente estável: diagnosticar e tratar transtornos mentais, lidar com estressores crônicos, abordar comportamentos disfuncionais, cuidar da adesão ao tratamento.

Ações de médio e de longo prazo são direcionadas a três importantes alvos terapêuticos, que correspondem às três dimensões abordadas na avaliação do risco de suicídio: os estressores agudos e crônicos, os transtornos mentais que acometem o paciente e os traços disfuncionais de sua personalidade (Figura 10.1).

Está fora do escopo deste capítulo aprofundar-se no detalhamento do tratamento dos transtornos mentais que acometem pacientes com risco de suicídio. Essa é uma tarefa especializada que vai além das ações exigidas pela crise suicida,

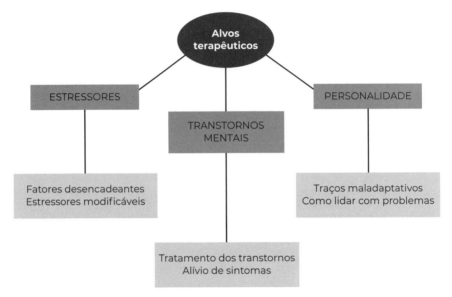

FIGURA 10.1 | **Principais alvos terapêuticos no tratamento de paciente com risco de suicídio.**
Fonte: Baseada em Kutcher e Chehil.[354]

foco deste livro. Aqui trazemos informações que podem ser úteis no manejo e na orientação de pacientes e de seus familiares.

O uso de antidepressivos nas depressões, de estabilizadores do humor no transtorno bipolar – especialmente o carbonato de lítio – e de neurolépticos nos transtornos psicóticos são alguns dos recursos terapêuticos com que o psiquiatra pode contar. Além do tratamento dos transtornos mentais, a escolha de certos sintomas-alvo, que aumentam o risco de suicídio, orienta a prescrição de psicofármacos, independente da patologia de base. Esse é o caso da insônia, da ansiedade e da agitação psicomotora.

Se o paciente em crise suicida sofre de um transtorno mental, o tratamento específico deve ser prontamente iniciado. Se já estiver em tratamento com psicofármacos, é hora de otimizá-lo. Para tanto, é preciso:

- revisar o diagnóstico psiquiátrico;
- identificar os efeitos dos medicamentos que já foram utilizados;
- adequar o esquema terapêutico atual;
- avaliar a adesão do paciente ao tratamento.

DEPRESSÃO

As pessoas em geral e mesmo alguns profissionais da saúde com frequência incorrem em três equívocos quanto à depressão.[302] No Capítulo 5, abordamos o primeiro deles, relacionado ao diagnóstico desse transtorno mental. Aqui nos ocupamos dos outros dois, relacionados ao tratamento. Os três equívocos são:

- chamar de tristeza um quadro depressivo intenso, estável e duradouro;
- ter a crença de que o esforço pessoal consegue vencer a depressão;
- descumprir regras básicas do tratamento farmacológico.

Orientação aos familiares

"Você tem que reagir, tem que se esforçar mais para poder melhorar!" Comentários como esse costumam ser feitos com o intuito de animar o paciente deprimido. No entanto, eles desconsideram a causa biológica da depressão e acabam aumentando a culpa de quem já se encontra suficientemente desanimado e sem energia para lutar. Imagine como se sente uma pessoa deprimida, sem motivação, ao ouvir alguém dizer que a melhora só depende dela!

Alguns pacientes sentem-se culpados por estarem sem a reação cobrada por si e por seus familiares: "Doutor, eu tenho de tudo, por que estou assim, por que não consigo reagir?". O equívoco reside na tentativa de se encontrar uma explicação circunstancial e simplista para o adoecimento. Ainda que várias doenças mentais possam ser desencadeadas por privações afetivas ou acontecimentos de impacto, nem sempre é isso que acontece no caso da depressão. Em pessoas propensas, a depressão pode, simplesmente, acontecer.

Fazer uma convocação para a melhora é, portanto, um erro. A doença, e isso faz parte do quadro clínico, mina a vontade e a iniciativa de pessoas que antes eram batalhadoras e cheias de vida. Quem está deprimido sabe o que *deveria* fazer, mas simplesmente não consegue agir. Sente desânimo e impotência paralisantes. Mesmo a realização de tarefas simples e rotineiras passa a ser muito difícil.

Essa situação costuma ser angustiante para quem cuida. Pode-se ter a impressão de que o doente não quer se ajudar. É mais fácil quando a pessoa adoentada demonstra esperança e se esforça para alcançar a recuperação. Ao lidar com quem se encontra deprimido, podemos nos sentir frustrados, impotentes, sem paciência. De fato, a depressão tira do doente a esperança, a força de vontade e a iniciativa. Não significa que a pessoa não quer se ajudar ou não aceita ajuda; ela simplesmente não consegue reagir.

Quando fazemos as considerações anteriores para algum familiar, comumente ouvimos de volta: "Então a gente não tem que fazer nada? Se ele quiser ficar o dia todo no quarto, sem se levantar nem para comer, a gente deixa?". Hora de respirar fundo e continuar o diálogo, dedicando alguns minutos à psicoeducação, do tipo *o que fazer e o que não fazer*.

As orientações constantes do Quadro 10.1 podem ser dadas aos familiares e, ao final, oferece-se algum material impresso, a fim de ampliar a compreensão sobre a depressão.

QUADRO 10.1 | **Orientações a familiares quanto ao que fazer e ao que não fazer ao cuidar de pacientes deprimidos**

O que não fazer?
- Fazer cobranças por melhora.
- Infantilizar a pessoa, tratando-a como se ela fosse criança.
- Desistir de ajudar.

O que fazer?

Compreensão e apoio. Permanecer ao lado (*tempo de qualidade*, poderíamos dizer), fazendo o que for possível, sempre que possível. Coisas simples, como uma curta conversa ou um silêncio companheiro, um chá ou um suco, um programa leve na TV – tudo isso para demonstrar compreensão e apoio.

Gotas de otimismo. Quem está deprimido deve ser incentivado, com delicadeza, a fazer pequenas coisas. Ao mesmo tempo, temos que respeitar sua necessidade de ficar mais quieto. Como o desânimo costuma ser pior de manhã, quem sabe não seria melhor tentar algo no fim da tarde? Um banho, um lanche leve, uma caminhada, acompanhada, até a padaria... Quem está deprimido não consegue iniciar uma corrida, mas pode dar alguns passos, com ajuda e incentivo discretos. Em vez de cobranças, compreensão e gotas de otimismo!

Mudar a lente. A depressão tira as cores e a alegria da vida, afeta a autoimagem, a autoestima, o interesse e a esperança. São comuns as ideias de incapacidade, de culpa, de futura ruína financeira, de doenças e de morte. O que fazer diante disso? Após ouvir com atenção e respeito, ajude a pessoa a ponderar, lembrando-lhe de que está tendo sentimentos e conclusões influenciados pela depressão.

Procure contrastar, com delicadeza, as qualidades e realizações pessoais de outrora com as ideias e os sentimentos negativos atuais. Mas lembre-se: ajudar a ponderar não significa convencer por insistência ou por disputa racional! Ao tentar demover as distorções provocadas pela depressão, faça observações com calma e concisão. Procure mudar a lente do negativismo e da desesperança.

Continua

QUADRO 10.1 | **Orientações a familiares quanto ao que fazer e ao que não fazer ao cuidar de pacientes deprimidos**

Monitorar o tratamento. O tempo que um antidepressivo leva para fazer efeito, o agendamento de uma consulta de retorno, uma dúvida a ser sanada com o médico, ir à psicoterapia, lembrar de tomar os medicamentos... Esses são exemplos de *obstáculos intransponíveis* para quem, devido à depressão, está desanimado, sem energia e sem iniciativa. Um familiar pode ajudar o paciente deprimido ao cuidar de alguns aspectos práticos do tratamento.

Prevenção do suicídio. Às vezes, a depressão se agarra ao desespero. A ideia de morrer, inicialmente rejeitada, passa a ser vista como a única saída para um tormento insuportável e sem fim. Algumas frases e reações podem sinalizar o risco de suicídio. O risco se eleva quando coexistem, além da depressão, outras condições, como ansiedade, insônia e abuso de álcool, para citarmos alguns poucos exemplos. Diante de qualquer dúvida, o médico deve ser contatado. É melhor dividir suas preocupações e não carregar sozinho o peso da responsabilidade pela vida de alguém. De modo geral, é preciso redobrar a atenção e os cuidados dedicados ao doente, não o deixar só e mantê-lo afastado de meios facilitadores do ato suicida, como armas de fogo, venenos ou grande quantidade de medicamentos.

Fonte: Baseado em Botega.[302]

Tratamento medicamentoso

Quando os sintomas da depressão não são intensos, encontram-se relacionados de forma direta e proporcional a um acontecimento recente e sua duração não é excessiva, recomenda-se a psicoterapia, dispensando-se o uso de medicamentos. Em casos mais graves, os antidepressivos são imprescindíveis.*

Para algumas pessoas, a medicação psiquiátrica é cercada de temores e preconceitos. Antidepressivos, no entanto, são usados desde a década de 1950, e as formulações mais recentes são seguras e com menos efeitos colaterais, não causando dependência e não *tirando o controle* da pessoa.

O mecanismo de ação dos antidepressivos relaciona-se, em parte, ao aumento da disponibilidade de neurotransmissores, entre os quais a serotonina, a no-

---

* Se a depressão ocorrer em um contexto de marcante instabilidade de humor, antes de se prescrever um antidepressivo, será preciso avaliar se não se trata de um transtorno bipolar. Nesse caso, um estabilizador do humor é recomendado. O antidepressivo, usado de forma isolada, pode agravar o quadro clínico.

radrenalina e a dopamina, substâncias que modulam a comunicação entre os neurônios e, consequentemente, o humor. Outros mecanismos de ação têm sido aventados, como a capacidade dos antidepressivos em potencializar o crescimento neuronal.

Didaticamente, o tratamento medicamentoso da depressão pode ser dividido em três fases, conforme esquematizado na Figura 10.2.

1. Aguda. Em geral, inicia-se com meia dose do antidepressivo, por quatro a seis dias, a fim de evitar desconforto na adaptação. Há pessoas com baixa tolerância aos efeitos adversos iniciais, sendo os mais comuns náusea, sonolência, inquietude, insônia e cefaleia. É recomendável tomar a medicação logo após se alimentar. Antidepressivos mais ativadores são usados pela manhã (como fluoxetina e venlafaxina), e os mais sedativos, à noite (como mirtazapina e trazodona).

Se o medicamento provocar mal-estar ou surgimento de pensamentos negativos, incluindo ideias de morte – uma eventualidade rara, mas possível –, o médico deve ser imediatamente avisado.

Cerca de dois terços das pessoas respondem ao primeiro antidepressivo prescrito. Espera-se alguma melhora após duas semanas (esse é um tempo médio, variável). Por isso, é preciso paciência, não alterando sem orientação as doses

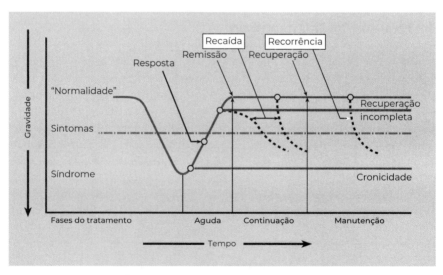

FIGURA 10.2 | **Fases do tratamento da depressão.**
Fonte: Baseada em Kupfer.[390]

prescritas nem interrompendo o medicamento precocemente. Nessa fase, pode haver ajustes nos horários e nas doses e, em alguns casos, uso temporário de medicação para diminuir a ansiedade e a insônia.

2. Continuação. Com a melhora já iniciada, a meta será chegar à remissão dos sintomas e à volta ao normal. É quando muitos pacientes decidem parar o medicamento, "porque, afinal, já estou bem", ou para fazer um teste "para ver se melhorei mesmo...". Nada mais enganoso: há risco considerável de recaída. Outra causa de interrupção do tratamento é o surgimento de algum efeito adverso, como dificuldade no desempenho sexual (pode haver diminuição da libido e dificuldade para atingir o orgasmo).

Além do risco de recaída, a parada abrupta de alguns antidepressivos pode causar vários sintomas, entre os quais mal-estar, ansiedade, inquietude, tontura, náusea e insônia. Nessa fase, é necessário monitorar o efeito da medicação e ajustar sua dose. Por isso, é importante o contato regular com o médico, que deve ser avisado se outros medicamentos forem tomados e em casos de gravidez ou cirurgia.

3. Manutenção. A fim de evitar recaída, é preciso manter o medicamento e a dose estipulada por um mínimo de seis meses, normalmente 12 meses. Às vezes, o antidepressivo deve ser mantido por períodos mais longos. Sabe-se que, após dois episódios de depressão, há 80% de chance de ocorrer um terceiro episódio. Novos episódios tendem a ser mais graves e mais longos. Assim, em alguns casos, há a necessidade de se manter o medicamento por vários anos, indefinidamente e em caráter preventivo, a fim de evitar novas fases da doença (recorrência).

A escolha de um antidepressivo considera detalhes do quadro sintomatológico e da personalidade, doenças que a pessoa tenha e a possibilidade de interação com outros medicamentos, o perfil de efeitos adversos, o custo e a história de resposta a diferentes classes de antidepressivos. Entre os efeitos adversos, destacamos alguns, por sua frequência ou gravidade:

- náusea e alterações do apetite (para mais ou para menos);
- ansiedade, inquietude e insônia;
- aumento de peso;
- diminuição do desejo sexual e dificuldade para alcançar o orgasmo;
- euforia excessiva ou pensamentos inusitados (incluindo ideias de morte);
- distúrbio na coagulação do sangue;
- alterações no ritmo cardíaco;
- boca seca, obstipação (intestino preso).

De modo geral, os antidepressivos desenvolvidos atualmente causam menos efeitos adversos. Quando surgem, melhoram logo ou são contornáveis. Às vezes, algum efeito mais desagradável acaba prejudicando e até mesmo impedindo a continuidade do tratamento, devendo-se, assim, trocar o antidepressivo.[391]

Depressão de longa duração

"Já perdi a conta de a quantos psiquiatras fui...", "Já tomei de tudo...", "Nenhum medicamento foi bom para mim..." são frases ouvidas com frequência de quem sofre cronicamente de depressão.

Sofrer de depressão prolongada, que não melhora após o uso de vários medicamentos, é uma condição mais comum do que gostaríamos. Um famoso estudo científico (STAR*D – Sequenced Treatment Alternatives to Relieve Depression) acompanhou, ao longo de um ano, a resposta a várias alternativas de tratamento de 3.671 pacientes deprimidos. Após a adoção de três a quatro esquemas sequenciais de antidepressivos, 33% continuavam com algum grau de depressão e não haviam retomado seu funcionamento normal.[392]

Formas crônicas de depressão, com duração superior a dois anos, tendem a ser mais resistentes ao tratamento. No entanto, é preciso verificar se, na realidade, a falha terapêutica ocorreu na prescrição ou no uso inadequado da medicação. O diagnóstico errôneo ou incompleto também deve ser considerado na tentativa de explicar a cronicidade e a não melhora. O erro diagnóstico pode levar à cronicidade e à impressão equivocada de resistência ao tratamento.

É importante definir o tipo de depressão (se episódio depressivo, depressão bipolar, psicótica, ansiosa, atípica, secundária à microangiopatia ou a outros distúrbios cerebrais). Além disso, fatores que costumam precipitar ou agravar a depressão também podem impedir a melhora. Alguns exemplos: abuso ou dependência de bebidas alcoólicas, medicamentos (interferon, hormônios, corticoides, antirretrovirais), hipotireoidismo, doença de Parkinson, acidente vascular cerebral, dor crônica, ansiedade, certos traços de personalidade, dificuldades de relacionamento interpessoal, conflitos na família, estresse crônico, problemas no trabalho. Para lidar com alguns desses fatores, é imprescindível uma psicoterapia concomitante aos medicamentos.

Depois de conferir a adequação de um diagnóstico, bem como considerar a influência de outros fatores sobre o quadro clínico, deve-se examinar a adequação dos tratamentos tentados até então. Antes de concluir que nenhum antidepressivo foi eficaz, é preciso responder afirmativamente às quatro perguntas a seguir, o que, em geral, é difícil de acontecer.

- Para cada medicamento tentado, chegou-se à dose máxima recomendada?
- Nessa dose, o medicamento foi mantido por, no mínimo, quatro a seis semanas?
- O medicamento usado era de boa procedência?
- Foi tomado regularmente, como prescrito?

Na prática clínica, infelizmente, dois erros têm sido frequentes: mudar antidepressivos precocemente e mantê-los por longos períodos em dose subterapêutica. A falha no tratamento decorre, assim, de uma prescrição inadequada feita pelo médico. Às vezes, é a angústia do paciente ou de seus familiares que leva à interrupção precoce de um medicamento; outras vezes, é a do médico. Agindo dessa forma, impede-se que o medicamento chegue à dose adequada e permaneça pelo tempo mínimo necessário.

Pode ser que, para o paciente que "já tomou de tudo", seja necessário repetir um antidepressivo tentado previamente, mas que não chegou a ser usado na dose e no período de tempo adequados. É possível, também, que se decida usar doses um pouco acima das usuais, uma vez que, em determinada parcela da população (conhecidos como metabolizadores rápidos), os medicamentos são eliminados com maior rapidez, o que acaba reduzindo sua concentração e ação no organismo.

É impossível garantir que a primeira opção de tratamento será a definitiva. Às vezes, é necessária uma nova tentativa com um antidepressivo que tenha mecanismo de ação distinta, ou mesmo uma combinação de medicamentos, buscando potencializar seus efeitos. A luta contra a depressão poderá ter vários *rounds*. É aí que entram a paciência, a boa comunicação e a confiança recíproca.

O tratamento da depressão requer método e paciência, uma vez que há alternativas racionais, apoiadas em evidências científicas, que devem ser testadas sequencialmente. Além disso, os antidepressivos devem ser indicados de acordo com as características do paciente, levando-se em consideração um conjunto de sintomas. Nessa decisão, há nuances que um profissional experiente costuma levar em conta. É no detalhe que se pode acertar.

Com frequência, o quadro depressivo vem acompanhado de outras patologias, algumas exercendo, de forma isolada, grande impacto emocional. O Quadro 10.2 tem o intuito de ilustrar como uma visão mais ampla a respeito do tratamento e a adoção de variados recursos terapêuticos melhoram a qualidade de vida de pacientes com câncer. Às vezes, basta essa mudança de perspectiva e de postura para conter o desejo suicida do paciente.

Para casos graves, que não respondem a antidepressivos, há o recurso da eletroconvulsoterapia (ECT). Quando a depressão é acompanhada por ideias

QUADRO 10.2 | **Tendência suicida em pacientes com câncer**

O manejo da tendência suicida em pacientes com câncer levanta questões clínicas, legais, éticas e morais para o profissional da saúde. Ademais, há vários fatores de risco que podem contribuir para o desejo de morrer, o qual frequentemente se dilui com o tratamento da depressão, com o controle da dor e com o oferecimento de apoio emocional.

O controle da dor precisa ser efetivo. Deve-se combater a noção leiga, compartilhada por alguns profissionais da saúde, de que algum grau de dor é desejável e necessário, ou, ainda, de que analgésicos potentes poderão deixar o paciente dependente.

Técnicas psicoterapêuticas podem ser utilizadas para o controle de alguns sintomas físicos e de distorções cognitivas que levam à desesperança e à ideação suicida. Grupos de psicoeducação, assim como a psicoterapia individual ou de grupo, auxiliam a reduzir o sentimento de isolamento e favorecem a discussão de questões existenciais.

Providências relativas à intensidade e à extensão dos eventuais cuidados intensivos, a serem adotadas em uma fase adiantada da doença, também podem ser abordadas e comunicadas a familiares e à equipe assistencial. Intervenções destinadas a lidar com questionamentos existenciais e espirituais aumentam a sensação de que a vida tem um significado e de que pode haver dignidade no morrer.

Algumas das intervenções destinadas ao alívio do sofrimento na fase final da vida se mostraram úteis na redução da ideia de que o suicídio representa a única saída.

Fonte: Baseado em Breitbart e colaboradores.[37]

delirantes, agitação psicomotora ou forte ideação suicida, a ECT é a primeira opção de tratamento. De forma mais rápida e consistente, diminui a depressão e a ideação suicida.

Circunstancialmente, a ECT também pode ser usada para tratar pacientes em crise suicida que sofrem de esquizofrenia, de transtorno esquizoafetivo e de estados mistos ou maníacos do transtorno bipolar.

Seja qual for o diagnóstico, a ECT é o tratamento de escolha quando há sintomas catatônicos ou quando a demora na recuperação implica alto risco de vida. A ECT também é segura durante a gestação. Em alguns serviços, ela pode ser feita em ambulatório. Ainda que cercada de receios e de preconceitos, constitui um tratamento mais eficaz do que o medicamentoso. Paciente e família terão que ser bem esclarecidos a esse respeito.[221]

TRANSTORNO BIPOLAR

De início, é difícil para uma pessoa aceitar o diagnóstico e o tratamento do transtorno bipolar, uma doença crônica que se manifesta por períodos de agudização (recorrências) e de instabilidade do humor. Quando não tratado, as recorrências tendem a ser mais frequentes e prolongadas. Quanto mais recorrências, maior prejuízo cognitivo, sendo afetadas a atenção, a memória e as funções executivas.[317]

No tratamento de manutenção, o lítio, o valproato e a lamotrigina são os principais agentes conhecidos como estabilizadores do humor. Antipsicóticos (olanzapina, quetiapina, aripiprazol) vêm ganhando importância como estabilizadores, à medida que novos ensaios terapêuticos são realizados.[393-395]

O risco de comportamento suicida (tanto suicídio quanto tentativas de suicídio) é consideravelmente reduzido com o tratamento. O uso adequado dos sais de lítio em pacientes com transtornos do humor diminui em 80% a ocorrência do comportamento suicida.[396] Em pacientes que sofrem de transtorno bipolar, o risco de suicídio é cinco vezes menor entre os que tomam lítio em relação aos que não tomam o medicamento.[397]

O Quadro 10.3 reúne exemplos de medicamentos que têm ação estabilizadora do humor, com seus efeitos adversos mais frequentes e controles laboratoriais periódicos recomendados. Alguns efeitos adversos costumam prejudicar ou até mesmo impedir a adesão ao tratamento. É preciso ponderar os ganhos na estabilização do humor com os desconfortos de eventuais efeitos adversos.

Em tempos de relativa calmaria ou de euforia, pode-se nutrir a crença de que o transtorno bipolar foi curado, o que é uma forma disfarçada (e poderosa!) de *não aceitar* a realidade da doença. Não há cura, mas há possibilidade de controle. Para o paciente, pode ser difícil continuar tomando medicamentos por longo tempo e enfrentando efeitos adversos quando tudo parece estar bem. É quando dá vontade de *desafiar* o destino e, simplesmente, parar a medicação. Isso é muito arriscado, uma vez que, seis meses após interromper o uso do lítio, a taxa de recorrência é de 50%.

Em um tratamento prolongado, médico e paciente aprendem um com o outro. Vai-se fortalecendo um vínculo e um conhecimento compartilhado que são benéficos a ambos. Esse conhecimento permite a detecção dos primeiros sinais da chegada de uma nova fase da doença. Pode-se, então, fazer os ajustes necessários na medicação, a fim de evitar o agravamento do quadro clínico.

Um exemplo: em dado momento, algumas pessoas passam a se sentir tão bem que resolvem abandonar a medicação. Na verdade, não foi uma *resolução*, algo ponderado, mas um ato impulsivo fomentado pelas sensações de euforia, de energia e de bem-estar típicas da fase maníaca. Então, uma regra acertada

QUADRO 10.3 | **Alguns estabilizadores de humor usados no tratamento do transtorno bipolar**

Lítio	Valproato	Lamotrigina	Quetiapina	Olanzapina
Efeitos adversos mais frequentes				
Náusea e vômitos Tremores Aumento da sede Ganho de peso Hipotireoidismo	Náusea e diarreia Empachamento Ganho de peso Sedação Queda de cabelo	Reação alérgica Náusea Cefaleia	Sonolência Ganho de peso Hipotensão	Sonolência Ganho de peso Elevação de triglicérides e de colesterol
Controles laboratoriais periódicos Frequência semestral, no máximo anual. Outros exames podem ser necessários, segundo critérios clínicos.				
Litemia, hormônio estimulador da tireoide (TSH), cálcio, sódio, potássio, ureia, creatinina, urina 1, eletrocardiograma	Concentração de ácido valproico no soro, enzimas hepáticas, ureia, creatinina, hemograma	Hemograma, enzimas hepáticas, ureia, creatinina	Hemograma, glicemia, triglicérides, colesterol, ureia, creatinina, enzimas hepáticas, eletrocardiograma	Hemograma, glicemia, triglicérides, colesterol, ureia, creatinina, enzimas hepáticas, eletrocardiograma

entre médico, paciente e familiares costuma ser: diante do primeiro impulso para interromper a medicação, comunicar-se com o médico. Outro exemplo de sinal de alerta que revela o início da fase maníaca (ou hipomaníaca): deixar de dormir e, mesmo assim, sentir-se bem e sem sono.

Além da medicação, a psicoterapia é importante no tratamento, pois é capaz de reduzir as recorrências. Entre outros benefícios, a psicoterapia permite lidar melhor com a condição de ter transtorno bipolar, além de melhorar as relações interpessoais e o desempenho dos papéis sociais.[398]

PERSONALIDADE, MECANISMOS DE DEFESA E *COPING*

O profissional de saúde mental está constantemente envolvido em compreender o que é personalidade e como ela interfere no surgimento de doenças e na reação a essas doenças. A personalidade pode ser compreendida como a combinação de propensão biológica, experiências vivenciadas ao longo da vida e contexto sociocultural. Ela tem caráter preditivo, na medida em que é um conjunto probabilístico de respostas cognitivas, afetivas e comportamentais a acontecimentos da vida. A personalidade é relativamente estável ao longo da vida, ainda que esteja sujeita a mudanças decorrentes de fortes experiências existenciais ou de alterações neurobiológicas.[399]

Foram descritos vários tipos de personalidade, sempre inseridos em uma classificação ou listagem, a começar pelos tipos humanos hipocráticos, com seus humores predominantes: sanguíneo (sangue), fleumático (fleuma ou linfa), colérico (bílis amarela) e melancólico (bílis negra). Porém, chegamos a uma era em que há o predomínio de estudos empíricos, fortemente calcados na psicometria. O Quadro 10.4 contém duas famosas classificações de personalidade, separadas uma da outra por cerca de 2.300 anos.

Os estudos baseados em psicometria procuram dimensões que, combinadas, possam caracterizar a personalidade de uma pessoa. O modelo dos cinco fatores de personalidade (*big five*) valeu-se de uma análise fatorial de cerca de 18 mil adjetivos da língua inglesa empregados para descrever características de personalidade.[400]

Na prática, não é possível, em um atendimento de crise, traçar de maneira aprofundada um perfil de personalidade do paciente. O profissional de saúde mental costuma estar mais interessado em identificar e em manejar padrões de reações que impeçam o bom andamento do processo diagnóstico e do tratamento. Estamos nos referindo a mecanismos psicológicos de defesa e de *coping*.

QUADRO 10.4 | **Dois famosos modelos de personalidade**

Hipócrates	Cinco fatores*
Sanguíneo • Face rosada, porte atlético, musculatura firme • Expansivo, otimista • Irritável, impulsivo • Submetido aos instintos	**Neuroticismo** • Tendência a afetos negativos (ansiedade, depressão) • Tensão, preocupação, autopiedade • Impulsividade, pensamentos hostis ou raivosos
Fleumático • Face pálida, formas arredondadas • Olhar doce e vago • Sonhador, pacífico • Existência isenta de paixões	**Extroversão** • Atividade, energia, entusiasmo • Tendência a ser falante e a buscar companhia • Assertividade
Colérico • Protuberâncias musculares evidentes • Olhar ardente • Ambicioso, dominador, tenaz • Reações abruptas e explosivas	**Abertura** • Curiosidade, imaginação, originalidade • Tendência à arte • Maior capacidade de *insight*
Melancólico • Olhar triste e músculos pouco desenvolvidos • Nervoso, excitável • Tendência a pessimismo, rancor e solidão	**Amabilidade** • Gentileza, generosidade, empatia • Inspira confiança • Compaixão **Conscienciosidade** • Organização, eficiência, responsabilidade • Ambição • Planejamento

* Os fatores são dimensionais. Uma baixa pontuação em extroversão, por exemplo, significa que o indivíduo tende a ser introvertido. Pontuar baixo em amabilidade significa estilo agressivo e antagonista, rudeza.
Fonte: Baseado em Dalgalarrondo[302] e Ursano e colaboradores.[399]

Mecanismos psicológicos de defesa

A ideia de mecanismos de defesa do ego ocorreu a Freud quando ele se deu conta da resistência que seus pacientes manifestavam contra representações inconciliáveis (*conteúdos penosos*) que chegavam à consciência. O que o ego temia, segundo Freud, era algo da *natureza de uma destruição ou extinção*.[401]

Vários mecanismos de defesa foram descritos e estudados por sua filha, Anna Freud:[402] recalcamento, regressão, formação reativa, isolamento, anulação retroativa, projeção, introjeção, retorno sobre si mesmo, reinversão da pulsão, sublimação, negação, idealização e identificação com o agressor. O Quadro 10.5 exemplifica três desses mecanismos de defesa.

QUADRO 10.5 | **Exemplos de mecanismos de defesa**

Negação

O paciente passa a agir como se não estivesse sob ameaça. É um recurso para evitar sofrimento, medo e desespero. Pode postergar ou abandonar o tratamento, desacreditar dos resultados de exames e agir como se nada de grave estivesse acontecendo. Outra forma de negação é a *banalização*: dá-se a um problema sério pouca importância. O assunto logo é desviado ou segue-se a ele uma brincadeira.

Essas posturas de defesa precisam ser respeitadas. Significam, afinal, a impossibilidadede de suportar a carga emocional advinda da situação de doença. Para muitos pacientes, certo grau de negação é um mecanismo útil para enfrentar, por exemplo, a ansiedade despertada pela internação em uma unidade coronária. Quando a negação impede o bom curso do tratamento, aí sim ela precisa ser abordada, na tentativa de enfraquecê-la.

Regressão

A atualização de um modo de funcionamento ligado a etapas mais precoces do desenvolvimento permite satisfações de necessidades afetivas primitivas. A regressão nada tem de anormal em uma situação grave e aguda, na qual o paciente se coloca nas mãos da equipe médica e deixa-se cuidar. Quando se prolonga, pode resultar em *hospitalismo*. A situação se complica quando o paciente passa a ser tratado como se fosse uma criança. A esse respeito, é ilustrativo o trecho de uma entrevista dada por Federico Fellini após ter sofrido um acidente vascular cerebral e ter passado um período no hospital:

> Durante meses, você é inserido em lugares aparentemente protetores, com hierarquias, histeria e acessos de raiva que não são seus, num vórtice de dias que não são seus. Você é tratado como um jogador de futebol: "Vamos lá, não desista. Você tem que conseguir. Onde está sua coragem? Você precisa cooperar, vamos lá...". Ou então como se fosse um bebê: "Agora eu quero que você venha e pegue este lápis com sua mão esquerda...". E você não consegue nem sequer fazer isso. [...] Você é mergulhado num ambiente infantil, de berçário. "Agora vamos lavar nosso rosto. Será que queremos um pouco de queijo em nossa sopinha? Agora vamos tomar nosso comprimido, nosso comprimido para dormir, nosso tranquilizante." Mas o único *eu* nesse *nós*, o único que é obrigado a lutar e sofrer, é você mesmo. A doença torna você dependente. Essa dependência faz você regredir à infância.[403]

Continua

QUADRO 10.5 | **Exemplos de mecanismos de defesa**

Deslocamento

Em algum momento no curso do tratamento, o paciente poderá deslocar sua raiva contra um familiar ou contra a equipe médica, culpando-os pela doença ou por algum acontecimento ao tentar aplacar a angústia e a revolta que não consegue conter. Em geral, essa reação é passageira e corresponde a uma fase em que o paciente se encontra sob o impacto de um diagnóstico, do agravamento de sua doença ou de uma situação estressante.

Fonte: Baseado em Botega.[404]

As medidas de defesa não são inteiramente obra do ego, pois algumas delas ocorrem antes mesmo da conformação egoica. Essa ideia foi aventada por Freud e trabalhada por Melanie Klein, com suas noções de clivagem do objeto, identificação projetiva, negação da realidade e controle onipotente.[405] Esses mecanismos, conhecidos como *primitivos*, ganham relevância, por exemplo, entre pacientes com transtorno da personalidade *borderline*, mas podem se manifestar no homem comum, dependendo de sua personalidade e do impacto de certos acontecimentos.

Inicialmente descritos como *defensivos*, os mecanismos psicológicos de defesa passaram a ser reconhecidos como essenciais na constituição do sujeito e de sua personalidade. São capazes de proporcionar uma espécie de viabilidade mental na relação do indivíduo com a realidade, incluindo, aí, sua realidade mais íntima e pessoal, que às vezes é apenas *sentida*, sendo desprovida de representações mentais.[175]

Consolidou-se a noção de que mecanismos de defesa dão subsídios importantes para a compreensão do comportamento humano, como as reações diante da doença e da hospitalização. Com o tempo, ampliaram-se as descrições dos mecanismos de defesas, com modalidades que se avizinham e que usam tanto o referencial psicodinâmico quanto o cognitivo-comportamental.

Segundo os modelos cognitivos-comportamentais, as pessoas podem ser divididas em duas grandes categorias de acordo com a maneira com que enfrentam adversidades (também chamadas de mecanismos de *coping*): *orientadas para a solução do problema* ou *orientadas para a emoção*.

As pessoas cujo *coping* é orientado para a solução de problemas tendem a buscar informações e procuram trocar ideias com médicos, amigos e grupos de autoajuda, a fim de alterarem suas concepções, seus hábitos e as características do ambiente em que vivem. Tudo isso com a finalidade de reassumirem o controle de suas vidas, tornando as consequências da doença mais toleráveis.

As pessoas com *coping* orientado para a emoção estão mais preocupadas em lidar com suas emoções, reduzindo-lhes o impacto. Têm mais dificuldades para focalizar em alternativas cognitivas. Respondem mais *emocionalmente*, usam mais mecanismos de defesa. Sentem mais desesperança, desamparo e depressão, necessitando de maior apoio psicológico da família, dos amigos e da equipe assistencial.[406]

A aparente simplicidade desse modelo acaba sendo de utilidade para o clínico observador e cuidadoso, que deseja avaliar bem as reações do paciente para ajudá-lo a superar os problemas e aderir ao tratamento. O profissional da saúde, junto com o paciente, deve procurar alternativas que tornem situações ameaçadoras mais seguras e auxiliar no reconhecimento e na expressão dos sentimentos vivenciados, compreendendo-os e oferecendo apoio psicológico.

Adesão

Devemos conceber a adesão ao tratamento como um processo que, da parte do paciente, resume-se a três componentes principais: a noção que se tem sobre a doença, a ideia de cura ou de melhora que se forma em sua mente e o lugar do médico em seu imaginário. Cada um desses componentes contribui para a formação de uma opinião e para a tomada de decisões relacionadas à doença, sempre considerando a ideia de parar ou continuar o tratamento.[407]

Vários fatores, resumidos no Quadro 10.6, podem estar relacionados ao não cumprimento das recomendações médicas, como aqueles relacionados ao comportamento do médico. Algumas sugestões práticas capazes de incrementar a adesão do paciente ao tratamento encontram-se no Quadro 10.7.

É importante inteirar-se da imagem que o paciente tem de sua doença e de seu tratamento, em elementos concretos e subjetivos. A provisão de informações, na medida necessitada e compreendida pelo paciente e por seus familiares, é fundamental. Devem ser explicadas a natureza da doença e a lógica do tratamento. Ideias errôneas ou distorcidas precisam ser desfeitas.[408]

Procure sempre facilitar a expressão do paciente, reconhecendo seu estresse e suas preocupações de maneira respeitosa. Forneça as informações solicitadas e assegure que tudo esteja sendo feito para apressar seu restabelecimento. Permita que ele tome algumas decisões em relação às rotinas envolvidas em seu tratamento, envolvendo-o ativamente em um plano de recuperação. Tudo isso poderá ser de muito auxílio.

QUADRO 10.6 | **Fatores relacionados à falta de adesão ao tratamento**

Paciente
- Concepções errôneas sobre a enfermidade ou o tratamento
- Má compreensão das instruções
- Limitação na capacidade de acatar e de seguir orientações
- Julgamento de que é incapaz de seguir o tratamento
- Dúvidas quanto à utilidade do tratamento
- Crença de que os benefícios não valem os esforços
- Impaciência com a velocidade dos progressos
- Outras preocupações são consideradas prioridade

Tratamento
- Esquemas complexos
- Alto custo financeiro
- Efeitos indesejáveis
- Resultados a longo prazo
- Exige demais do paciente
- Prejudica a qualidade de vida

Doença
- Assintomática ou não incomoda muito
- Sintomas dificultam o cuidar-se (por exemplo, psicoses)

Instituição
- Emperrada por problemas de gestão
- Acesso difícil ao serviço
- Distante da residência do paciente
- Longo tempo de espera
- Pequena duração do tempo de atendimento

Profissional
- Distante, pouco cordial, desinteressado, inacessível, impessoal, formal
- Parece sempre ocupado, com pressa, atende com várias interrupções
- Uso de jargão, não considera as dúvidas e preocupações do paciente
- Não informa, ou o faz de maneira imprecisa
- Pergunta sobre coisas que o paciente não contaria sequer a amigos
- Não oferece atenção contínua e personalizada, com retornos programados

QUADRO 10.7 | **Sugestões para aumentar a adesão ao tratamento**

- Simplificar o esquema de tratamento, dividi-lo em passos.
- Fazer perguntas pragmáticas: o que, como, quando, durante quanto tempo.
- Selecionar uma pequena quantidade de informações a cada consulta.
- Dar informações claras e sem jargão médico, com instruções escritas.
- Prevenir o paciente de que pode levar algum tempo até que os efeitos positivos do medicamento apareçam.
- Recomendar discutir com o médico qualquer mudança na medicação.
- As orientações devem ser reforçadas na pós-consulta com a enfermagem.
- Empregar ilustrações, auxílios mnemônicos, esquemas, analogias.
- Comprovar a compreensão (solicitar ao paciente que repita o que ele entendeu).
- Empregar ações que auxiliem a memória, como deixar a medicação ao lado de um objeto utilizado rotineiramente (escova de dentes, xícara de café).

Em condições de doença crônica, o relacionamento entre médico e paciente será um exercício de paciência e de perseverança, em que um acabará conhecendo (e aprendendo) muito a respeito do outro. Tentativas de abordagem psicológica podem, todavia, ser repelidas. A indicação de psicoterapia, quando necessária, deve ser *trabalhada*, de forma que o paciente não se sinta humilhado ou rejeitado por seu médico.

Capítulo 11

Após um suicídio

Na maioria das vezes, não se espera que ocorra o suicídio, uma morte sempre violenta e chocante. Após o sofrimento agudo que a descoberta, ou notícia, do ato provoca, vem a realidade da perda, que gradualmente penetra na vida das pessoas enlutadas, com sentimentos que podem variar de tristeza e vazio a raiva, confusão e rejeição.

O suicídio, em geral, não é visto como uma forma socialmente aceitável de morrer. Às vezes, esconde-se o fato de a morte ter sido por suicídio e, em outras vezes, são negados os sentimentos mais dolorosos. O dia a dia de quem perde um ente querido por suicídio costuma ser de silêncio e de isolamento.

O profissional da saúde também sente o impacto emocional de um suicídio. Ele deverá estar preparado para isso, pois, além de lidar com seus sentimentos, poderá dar assistência aos familiares do falecido ou, em um contexto institucional, a pacientes e à equipe assistencial.

Ainda que o suicídio resulte do ato solitário de um indivíduo, ele não ocorre de forma isolada. Ele se insere em um espaço interinstitucional, em que se encontram os amigos, a família, a escola, o local de trabalho, o grupo religioso e outras associações. Para cada suicídio, estima-se que entre 5 e 10 pessoas sejam profundamente afetadas. As reações, embora distintas entre os indivíduos, têm características em comum com outras situações de perda e são moldadas pelas representações sociais e pelas atitudes da comunidade em relação ao suicídio.[409-411]

Para muitas pessoas, suportar a dor ocasionada por um suicídio e elaborar o luto pelo falecimento de um ente querido são tarefas existenciais muito difíceis. A situação fica gravada na memória, pois, além da morte violenta, podem ter ocorrido circunstâncias estressantes antes do ato suicida, circunstâncias que também afetam a família e o processo de luto.

Após o choque inicial, vêm os sentimentos de culpa e de responsabilidade pela morte. A ideia universal de que pais são responsáveis pelas ações de seus filhos acrescenta um grande ônus aos dilemas morais e sentimentais de genitores e cuidadores. Ao mesmo tempo, o suicídio nos impõe a rejeição e o abandono por parte do falecido. Isso costuma misturar e confundir raiva com tristeza e, consequentemente, mais culpa.

Choque. De modo geral, reagimos com surpresa e espanto frente a um suicídio. Em muitos casos, o risco de suicídio sequer fora percebido. Isso pode levar algumas pessoas à descrença em relação ao suicídio e à procura de outra explicação para a morte. Sentimentos de vergonha reforçam essa atitude, e pode-se criar, em torno da morte, uma aura de mistério e incerteza que atravessa gerações.

Comentários infundados e inadequados que se seguem após a morte decorrem tanto do desconhecimento a respeito das circunstâncias que podem culminar em um suicídio quanto da incapacidade de lidar com os sentimentos despertados pela simples ideia de que alguém muito querido possa vir a se matar.

Como, na maioria das vezes, o suicídio ocorre em casa, um familiar acabará encontrando a pessoa falecida. O retorno desse momento doloroso à consciência (*flashbacks*), os pesadelos e o comportamento de evitação poderão ser recorrentes e durar por longo tempo. Ocasionalmente, aparecem ideias de horror ao imaginar os momentos finais do falecido, como sua dor para conseguir morrer e seu sofrimento diante de eventual – mas já tardio – arrependimento pelo ato que acabara de realizar.

É importante lembrar também que, para algumas pessoas, os sentimentos dolorosos desencadeados pela morte poderão agravar transtornos mentais preexistentes. Para outras, a dor passará a ser aplacada pelo consumo excessivo de bebidas alcoólicas.

Culpa. A culpa costuma ser acompanhada de constante ruminação e autorrecriminação: "Como eu não percebi?", "Eu deveria ter feito alguma coisa, eu poderia ter evitado...", "E se...?". O Quadro 11.1 resume os achados de um estudo que analisou o relato de pessoas enlutadas pelo suicídio de um ente querido.

Aqui precisamos fazer um alerta: algumas pessoas se suicidam sem dar sinais prévios de sua intenção. Acreditar que *sempre* se emitem sinais de um iminente suicídio, como às vezes levianamente se afirma, é incorreto e só aumenta a sensação de culpa de familiares e amigos enlutados. É mais *fácil* encontrar os supostos sinais indicativos de suicídio após a ocorrência da morte trágica. Acontecimentos que seriam tomados como triviais e fortuitos agora saltam aos olhos e passam a receber um significado embalado pela angústia e pela culpa.[413]

QUADRO 11.1 | **O risco de suicídio pode paralisar as pessoas ou não ser percebido**

Alguns estudos baseados em entrevistas com amigos e familiares que enfrentaram o suicídio de um ente querido tocam em um ponto muito sensível: como explicar que o risco de a pessoa se matar não foi percebido? Além disso, ainda que se tenha suspeitado do risco, o que impediu amigos e familiares de agirem?

O diagrama a seguir resume as observações apontadas por Owens e colaboradores[412] a respeito do bloqueio para perceber o risco de suicídio (na parte superior da imagem) e do bloqueio para agir em proteção à pessoa potencialmente suicida (na parte inferior).

O falecido não expressava sofrimento
Razões aventadas: personalidade, pressão social, incapacidade de expressar emoções, vergonha, receio de ser um peso para os outros
Comunicação ambígua (álcool, instabilidade, ambivalência)
"Fuga para a saúde", o problema não era admitido

O sofrimento não foi traduzido como perigo
Vida apressada, distratibilidade, prioridade conflitante
Problema compartilhado pelo suicida e por pessoas próximas (p. ex., drogadição)
Aceitação e confiança incondicionais
Normalização ou banalização dos indícios suicidas
Negação, com intuito de autopreservação

→ **PERCEBER** → **AGIR**

Não ter conseguido "dizer alguma coisa" para o falecido
Receio de parecer grosseiro, ficou sem jeito
Não queria parecer hipócrita ("Estava no mesmo barco")
Respeito à privacidade e à autonomia
Receio de ferir a pessoa e prejudicar a relação

Não ter alertado outros
Dificuldades de relacionamento
Não quebraria confidencialidade
Medo de parecer alarmista
Lealdade ao pedido por sigilo

Não ter procurado auxílio profissional
Desconhecia os recursos disponíveis
Não era do estilo da família reagir a dificuldades
Visão negativa em relação a serviços de saúde mental
Receio de que uma internação seria indicada
Acreditou na própria capacidade de lidar com a situação

Um estudo de necropsia psicológica, realizado no Brasil, traz algumas situações clínicas que ilustram essa dificuldade de perceber um familiar potencialmente suicida e de agir diante da situação.[300] Aqui destacamos, resumidamente, duas dessas situações:

> Um rapaz de 23 anos vivia isolado e recusava sistematicamente qualquer acompanhamento médico, chegando, inclusive, a rejeitar a alimentação quando suspeitava que nela pudesse conter algum medicamento. Seus familiares não reconheceram a necessidade

Continua

QUADRO 11.1 | **O risco de suicídio pode paralisar as pessoas ou não ser percebido**

de uma intervenção profissional, tratando o filho com carinho e presentes caros, na esperança de conseguir convencê-lo a mudar de atitude. Mesmo com o alerta de algumas pessoas, os familiares não perceberam a gravidade da situação.

Um homem de 54 anos ficou tetraplégico após complicações decorrentes de um procedimento cirúrgico malsucedido. Ficou por mais de 12 anos tentando recuperar algum movimento, com sessões de fisioterapia realizadas regularmente, mas sem nenhum sucesso. Foi um processo longo e doloroso, que acabou por levá-lo a buscar a morte por enforcamento. Esse caso foge totalmente ao esperado, pois é surpreendente um tetraplégico suicidar-se por enforcamento. Entretanto, ele conseguiu convencer um dos filhos a realizar todos os procedimentos necessários, alegando que seria para uma sessão de fisioterapia. Disse para o rapaz como amarrar a corda e como deixar a cadeira de rodas sem a trava de segurança. Isso permitiu a realização de seu intento, apesar de suas limitações físicas.

Esse estudo registra que sinais verbais ou comportamentais da intenção suicida foram emitidos, mas não percebidos como tais: pedidos de desculpa e de perdão aos familiares, pequenos bilhetes, versículos da Bíblia e poesias – de cunho religioso ou fúnebre – enviadas a parentes e amigos, encontros e passeios combinados com companheiros de trabalho e amigos distantes. Outros sinais foram mais diretos e incisivos, como a aquisição ou o empréstimo de certos objetos (cordas e escadas), que foram deixados expostos e, posteriormente, utilizados na concretização do suicídio. Os autores do estudo lembram, de maneira oportuna, dois pontos importantes. Primeiro, nem sempre há sinais de que a pessoa vai se matar; segundo, na ambivalência, o indivíduo busca a morte, ao mesmo tempo em que espera a intervenção de alguém a fim de impedi-la.[300]

A culpa sentida pela pessoa enlutada costuma ser mais intensa quando, justificadamente ou não, ela sente que, de alguma forma, tinha com o falecido conflitos não solucionados. Culpa e remorso podem se seguir, também, quando um familiar se dá conta de que, inadvertidamente, sente-se aliviado pelo fato de a pessoa ter *finalmente* se matado, com a sensação de que, agora, *todos* poderão descansar. Isso costuma ocorrer quando a pessoa que se suicidou sofria de um transtorno mental ou de outra doença grave de longa duração.[414]

Raiva. A culpa transformada em raiva precisa ser suportada secretamente ou, então, expressa abertamente contra o falecido ou contra outrem. Em um contexto de procura por culpados, pode-se imputar o psiquiatra ou o psicoterapeuta, que passam a representar o papel do *bode expiatório*.* Essa circunstância não costuma acometer o profissional cuja postura preza por boa comunicação, disponibilidade e – principalmente após um suicídio – humildade e solidariedade com a família enlutada.

Desamparo. Os sentimentos de tristeza e vazio são difíceis de suportar. Costumam vir acompanhados de uma sensação de abandono e desamparo imposta pelo falecido aos que aqui ficaram. "Será que ele não pensou em mim, em nossos filhos...?" e "O senhor não acha que houve muito egoísmo da parte dele...?" São alguns dos questionamentos comuns e dolorosos, entre tantos outros, que procuram dar significado a um suicídio.

Além de acolher esses sentimentos e questionamentos, precisamos transmitir aos familiares, com sensibilidade e cuidado, a ideia de que a intensa dor psíquica de uma crise suicida costuma deixar pouco espaço para ponderações solidárias. Ver o suicídio como única saída para o sofrimento causado às pessoas próximas costuma ser tão frequente quanto fatal. O desapego à vida e aos entes queridos é condicionado pela dor e pela constrição cognitiva. O ato passa a ser visto como a única maneira de aliviar não apenas o próprio sofrimento, mas também o dos entes queridos.

A morte por suicídio precisa ser integrada, significativamente, à ideia que fazíamos da pessoa e da nossa condição humana. Pode haver a erupção de uma crise de valores, com questionamento existencial, descrença e confusão em relação a concepções religiosas prévias. Para algumas pessoas, questionar-se solitariamente sobre o porquê de um suicídio passa a ser uma constante angustiante. A resposta definitiva pode nunca ser encontrada.

Agitação. Alguns familiares têm maior dificuldade para suportar os sentimentos de vazio e tristeza. Esses sentimentos saem de cena para dar espaço à necessidade de *fazer alguma coisa*, de manter o controle sobre o mundo *externo*. Essas pessoas, de forma reativa, ficam mais ansiosas, dedicam-se exaustivamente às tarefas da profissão ou aos serviços da casa. Podem, também, empenhar-se no levantamento de *provas* para incriminar alguém como responsável pelo suicídio.

---

* A expressão se originou de um ritual hebraico realizado no Dia da Expiação, Yom Kippur, descrito na Bíblia no livro de Levítico. Dois bodes eram levados a uma celebração em que um deles era sorteado e sacrificado. O outro, o bode expiatório, era tocado na cabeça por um sacerdote, que confessava todos os pecados dos israelitas. Posteriormente, o animal era deixado ao relento, na natureza selvagem, levando consigo os pecados nele depositados.

Essa *agitação* as mantém ocupadas, afastando-as da dolorosa tarefa de elaborar emocionalmente o suicídio. Ocorre que, com frequência, findo esse período de ansiedade e atividade reativas, sobrevém a depressão. Essas pessoas precisam ser ajudadas a encontrar um espaço para sua dor, a falar sobre seus sentimentos e pensamentos, tarefa que pode ser assumida pelo psiquiatra ou psicoterapeuta que acolhe familiares enlutados pelo suicídio.

Tragédia silenciosa. Como as pessoas se sentem pouco à vontade para conversar intimamente sobre o ocorrido, elas simplesmente se calam. Os sobreviventes também podem se distanciar das pessoas e não perceber caso alguém se ofereça para ajudar. O estigma social, a vergonha e o embaraço selam o isolamento da dor e silenciam o assunto. O suicídio se transforma em uma dor que não pode ser compartilhada. Em termos pessoais e sociais, é uma tragédia silenciosa e silenciada.

O suicídio pode ser muito assustador e confuso para uma criança. A atitude natural dos adultos é de protegê-la do trauma. No entanto, o silêncio poderá reforçar nela a conclusão fantasiosa de que ela foi a culpada pela morte ou de que outros adultos queridos irão abandoná-la. É melhor dar abertura e agir com honestidade a respeito do ocorrido, para que a criança possa compreender o que lhe for transmitido e se expressar a respeito do ocorrido e do que está sentindo. Deve-se atentar a suas emoções e reações e às ideias que tenha sobre a morte e o morrer.[411,415-417]

A reação de luto dos adolescentes pode diferir do observado em adultos. Eles podem adotar uma postura próxima à do papel de um genitor ou uma conduta oposta, com reações agressivas e desproporcionais, difíceis de serem compreendidas em um primeiro momento. Podem se recusar a participar de celebrações religiosas, a fazer visitas ao cemitério e, até mesmo, a conversar sobre o falecido. É comum, também, a recusa diante da sugestão de auxílio psicoterapêutico. Na verdade, na maioria das vezes, algumas dessas condutas, além de serem formas de expressar revolta e raiva, são tentativas de chamar a atenção para si, para seu sofrimento.[415,418]

Entre irmãos, pode haver a culpa por uma discussão recente ou a dor pela perda de um confidente. O futuro passa, então, a ser visto com certa insegurança. Os idosos também sentem intensamente a perda de um neto ou de um *filho crescido*, mesmo morando longe e com o contato reduzido.[415]

O PAPEL DO PROFISSIONAL DE SAÚDE

Um suicídio afeta profundamente a família, os amigos, os colegas de trabalho ou de escola e os pacientes internados em uma enfermaria de psiquiatria. Esses grupos humanos precisam de ajuda para lidar com o sofrimento por que passam. Cada um terá que se defrontar com o luto de sua maneira particular e a seu tempo. O que funciona para um pode não funcionar para outro.[419,420]

O profissional de saúde deve se preparar para oferecer apoio emocional às pessoas enlutadas, propiciar um ambiente para o apoio, identificar as que mais precisam de ajuda e providenciar-lhes o atendimento apropriado. Assim que souber da ocorrência de um suicídio, é aconselhável manter contato com a família enlutada e, se possível, comparecer ao funeral. O temor de ser acusado ou hostilizado nasce de conflitos infundados em relação à culpa e à responsabilidade pela morte do paciente.

A experiência mostra que a presença do médico é muito valorizada e ajuda a consolar os membros da família. Se o profissional não puder, ou se decidir não comparecer ao funeral, deve, no mínimo, enviar condolências. É o que se espera, em geral, de um médico: que se solidarize com o sofrimento dos familiares de seus pacientes.

Logo após a morte, as sugestões a seguir podem ser passadas aos familiares para, no futuro, facilitar o processo de luto.[421]

- Dizer a verdade sobre a causa da morte eliminará problemas futuros, evitando-se disfarces ou dúvidas fantasiosas sobre o ocorrido. O detalhamento do método usado para o suicídio não é necessário e nem sempre é apropriado.
- Se possível, deve ser dada oportunidade de visualização do corpo durante o funeral. Se houver mutilação ou desfiguração, talvez o melhor seja manter o esquife fechado. Nesse caso, é aconselhável que algum membro da família mantenha a posse de fotos tiradas do cadáver. Isso, futuramente, poderá desfazer fantasias de erro na identificação do corpo ou de traumas sofridos na morte.
- Pode haver futuro arrependimento se a família decidir não realizar um funeral. Essa decisão impede que pessoas próximas ao falecido iniciem seu processo de luto durante o funeral. Além disso, a família enlutada deixa de receber o apoio de parentes e de amigos, que demonstram, com sua presença, consideração e afeto à pessoa do falecido e aos demais membros da família.

Em um momento oportuno, é aconselhável convidar os familiares para uma reunião e conversar sobre o ocorrido. A confidencialidade precisará ser mantida, a despeito das várias perguntas e questionamentos que surgirão. No entanto, aspectos positivos do paciente, principalmente sua preocupação com a família e suas tentativas de superar os problemas, podem ser lembrados em termos gerais. Isso fortalece a aliança do terapeuta com a família e traz informações que ajudam a ponderar, no processo de luto, os vários aspectos relacionados à vida da pessoa falecida.

Ainda que saibamos haver risco aumentado de suicídio em famílias que enfrentam uma perda por suicídio, isso não deve ser enfatizado. O receio de haver novo suicídio na família, a curto ou a longo prazo, é uma preocupação frequente entre os familiares.[422] Mesmo sendo aconselhável se atentar a *reações de aniversário* (épocas de aniversário de morte de uma pessoa querida, ou o paciente se aproximando da idade em que um ente querido morreu por suicídio), deve-se enfatizar que uma história de suicídio na família não implica a inevitabilidade de novos suicídios.

Procure diminuir a tendência a procurar um culpado, focalizando a conversa nos sentimentos dos participantes. Acolha, ouça com atenção e nunca use *chavões* em suas intervenções (*as famosas fases do luto..., o sofrimento que faz todos crescerem..., o risco de novos suicídios...*). Se você se surpreender falando isso, cuidado: você se confundiu e saiu de seu papel!

Um aspecto a ser lembrado é que o profissional de saúde também está chocado pela perda de um paciente. Pode estar se sentindo entre dois extremos: completamente culpado pelo suicídio, ou desejando livrar-se de qualquer responsabilidade. Logicamente, nenhum desses extremos deve reger sua postura perante os familiares. Antes, seus conflitos a respeito do suicídio de um paciente devem ser discutidos com colegas ou com um supervisor.

POSVENÇÃO

A fim de evitar a morbidade psicológica em pessoas que enfrentam as consequências do suicídio de um ente querido, recomenda-se o que se convencionou chamar de *posvenção* – várias medidas que favoreçam a expressão de ideias e sentimentos relacionados ao trauma e à elaboração do luto. Nesse sentido, a posvenção também pode ser considerada uma forma de prevenção de suicídio.[411,423-425]

Grupos de autoajuda* formados por *sobreviventes* (tradução de *survivors*, do inglês) enlutados após ocorrência de um suicídio têm sido reconhecidos como um meio valioso de posvenção, capaz de ajudar emocionalmente familiares e ami-

---

* Grupos de autoajuda iniciaram-se e tornaram-se frequentes após a II Guerra, como, por exemplo, os grupos de viúvas de militares, nos Estados Unidos e no Reino Unido. Os grupos de apoio a pessoas enlutadas pelo suicídio surgiram na década de 1970. A Associação Americana de Suicidologia e a Organização Mundial da Saúde (OMS), em colaboração com a Associação Internacional para a Prevenção do Suicídio (IASP), elaboraram manuais sobre o tema, disponíveis na internet.[415,429]

gos do falecido. A realização de grupos presenciais de autoajuda foi encampada pelo Centro de Valorização da Vida e ocorre em várias cidades do país.

Esses grupos são mantidos, em parte, por financiamento de governos e de instituições não governamentais, por doações ou pelos próprios integrantes. Estes últimos são sua principal força motora.[415]

IMPACTO NOS PROFISSIONAIS

Os profissionais da saúde não diferem de outras pessoas na maneira de responder a um suicídio: choque, tristeza, raiva e ansiedade de separação são os estados afetivos predominantes.[416,426]

Para muitos psiquiatras, a dolorosa experiência de perder um paciente por suicídio ocorre logo nos primeiros anos da especialização. Estima-se que de um terço a metade dos médicos residentes de psiquiatria tenham de suportar as consequências emocionais advindas do suicídio de um de seus pacientes. Alguns demoram a recuperar um sentimento de capacidade profissional; outros evitam assumir novos pacientes com risco de suicídio.[427]

Mesmo com toda habilidade clínica e dedicação devotada à profissão, um psiquiatra *perderá* alguns pacientes por suicídio. Isso envolve abalos no narcisismo e nos resquícios de onipotência que por ventura ainda persistam. A perda de um paciente costuma comprometer temporariamente a autoestima e a sensação de capacidade profissional. Ademais, há no psiquiatra o receio de ser acusado e, até mesmo, de ser processado como responsável pelo suicídio.

> O clínico em formação deve abandonar a autoexigência de curar, ou mesmo salvar, a vida de todo paciente. As enfermidades que levam ao suicídio são como doenças malignas; alguns pacientes inevitavelmente irão sucumbir. A autoexigência de curar e de resgatar deve ser substituída pela determinação de colocar à disposição do paciente o melhor que podemos obter da ciência e da arte de clinicar.[428]

Profissionais que exigem o impossível de si próprios não conseguem manter a tranquilidade ao tratar de pacientes gravemente afetados e potencialmente suicidas – até porque, em alguns desses casos, o risco de suicídio pode ser considerável e perdurar por anos.

Apesar de dolorosas, as reações aqui mencionadas não devem ser consideradas patológicas, desde que não persistam por muito tempo. Um complicador para sua superação é que parte dos efeitos ocasionados por um suicídio, assim como certo grau de incapacitação que isso possa causar, costumam ser negados pelos profissionais. Reconhecê-los seria aumentar o sofrimento já causado pela perda do paciente.[430]

O processo de luto que se segue a um suicídio costuma ser mais difícil e mais doloroso, tanto para familiares e amigos quanto para profissionais da saúde, pois combina sentimentos de tristeza e raiva – este último em reação à violência imposta pelo suicídio. Afinal, uma das leituras que podemos fazer a respeito de um suicídio é a do repúdio do falecido às pessoas que estavam mais próximas e tentando ajudar. É o sentimento de raiva pela rejeição sofrida, juntamente com a dor pela perda de um ente querido, que os enlutados têm dificuldade de suportar.[428]

A recuperação psicológica do profissional que perdeu um paciente por suicídio envolve a gradual elaboração de sentimentos ambivalentes, lembranças de diálogos e ocorrências ao longo do tratamento. De alguma forma, o vínculo outrora mantido com o paciente precisa ser desfeito, ou mesmo transformado, ao longo de um processo de luto. Isso requer tempo, e o processo pode ser incrementado por psicoterapia, discussões clínicas, conversas com colegas e supervisão.

Capítulo 12
Aspectos legais

Passamos de uma época em que o médico não se preocupava com aspectos legais ou esperava que situações de conflito se assentassem com o tempo, para uma época em que a grande preocupação com o gerenciamento do risco pode prejudicar a atuação profissional. Vale lembrar o conselho ouvido com frequência de especialistas em medicina legal: é preferível fazer boa medicina, baseada em indicações clínicas, a fazer uma medicina defensiva, excessivamente preocupada com futuras ações legais. Este capítulo não foi elaborado por especialista na área da ética ou do direito. Traz a visão do psiquiatra que se interessou pelos aspectos legais relacionados ao comportamento suicida.

No campo dos processos judiciários decorrentes de acusações de má prática ou de erro médico, citam-se, com frequência, os Estados Unidos da América.* Não é apropriada a simples transposição da doutrina norte-americana para nosso país. Ao contrário da maioria dos países latinos, o direito anglo-americano não tem uma codificação de leis. O sistema baseia-se em decisões de tribunais e de juízes, fundamentando-se no precedente legal e nas regras de evidência – a teoria da *res ipsa loquitur*, de que a coisa fala por si mesma.[431]

O senso prático dos anglo-saxões construiu, ao longo do tempo, uma doutrina de reparação de dano médico baseada na noção de *responsabilidade objetiva*: para a caracterização de culpa, não se torna necessária a intenção, basta a sim-

---

* Nos Estados Unidos da América, o suicídio e a tentativa de suicídio encontram-se entre as razões mais comuns de litígio judicial referentes a pacientes psiquiátricos. Todavia, entre os psiquiatras acusados, apenas 6% vão a julgamento, e a maioria dos veredictos favorece o médico.[344,434]

ples voluntariedade da conduta. O intuito de abranger todos os casos de dano e a atenção ao princípio social da reparação são os principais argumentos dos que defendem a responsabilidade objetiva.

De acordo com a noção de responsabilidade objetiva, não se exige, da parte do paciente, prova da culpabilidade do médico. Sua culpa, ao ser agente de uma ação que gera riscos, é presumida. Caberá ao profissional provar que atuou, no caso em questão, em conformidade com o padrão de sua especialidade (*lex artis*), não se desviando de um modelo ideal de conduta.[433]

No Brasil, outra doutrina jurídica prevalece historicamente. Segundo o esboçado no antigo Código Civil Brasileiro de 1916 (art. 159 e 1.545), a responsabilidade do médico é extracontratual e subjetiva, cabendo à vítima o ônus da prova da má prática profissional (*responsabilidade subjetiva* do médico).[433] No novo Código Civil, em vigor desde janeiro de 2003, os artigos capitais sobre a responsabilidade civil do médico são o 186 e o 927:[435]

> Aquele que, por ação ou omissão voluntária, negligência ou imprudência, violar direito e causar dano a outrem, ainda que exclusivamente moral, comete ato ilícito. Aquele que por ato ilícito causar danos a outrem é obrigado a repará-lo. [...] Haverá obrigação de reparar o dano, independentemente da culpa, nos casos especificados em lei, ou quando a atividade normalmente desenvolvida pelo autor do dano implicar, por sua natureza, risco para os direitos de outrem.

O novo Código traz a hipótese de responsabilidade objetiva para todas as profissões que, por sua natureza, oferecem risco de danos a terceiros.[435] Acrescenta-se que a Constituição de 1988[436] e o Código de Defesa do Consumidor[437] ampliaram as possibilidades de demandas legais relacionadas à responsabilidade civil de médicos e de instituições da área da saúde. Sempre que houver culpa do médico, os danos resultantes de sua atividade obrigam ao ressarcimento civil e penal.[438]

No entanto, alguns especialistas acreditam que não será possível considerar o art. 927 como indicador para tornar objetivo o caráter subjetivo da responsabilidade médica, ou seja, a obrigação de reparar o dano independentemente da prova de culpa. O risco a que se refere o art. 927 não é criado pela atividade do médico, que é considerada uma obrigação de meios, não de fins. Em outras palavras, o médico emprega os meios possíveis para corrigir o desvio da saúde física e mental do paciente. O responsável pelo risco é a doença. Não é o médico, com seu trabalho, que gera o estado de doença.[439]

RELAÇÃO CONTRATUAL

A relação entre médico e paciente é, implicitamente, contratual. Em condições ordinárias, não emergenciais, a primeira consulta tem caráter probatório, podendo uma das partes decidir se quer ou não empreender o tratamento.

O *contrato terapêutico* estabelecido entre médico e paciente pressupõe confidencialidade, cooperação e responsabilidades compartilhadas. Se essa relação não puder ser estabelecida com um paciente, devido a seu estado mental, ela deve ser estabelecida com algum dos familiares ou com outra pessoa próxima a ele. Se a relação firmada não tiver razões terapêuticas, como no caso da perícia forense, em que se prescinde da confidencialidade, isso deve ser claramente explicado ao paciente.

Respeitadas certas limitações (risco de vida, disponibilidade de outro profissional), a condição de autonomia do médico permite que ele se recuse a assumir um tratamento. O médico pode não firmar ou, até mesmo, romper um contrato tacitamente estabelecido com o paciente. Em geral, isso ocorre em situações de conflito, recusa em acatar a proposta de tratamento feita pelo médico, falta de pagamento de honorários, falta de observância e em situações em que o profissional sente-se constrangido para continuar atendendo a pessoa. Deve-se tomar o cuidado de orientar pacientes e familiares em tais situações, encaminhando-os e facilitando-lhes o acesso a outro serviço ou profissional.[440]

RISCO AGUDO *VERSUS* RISCO CRÔNICO

Em capítulos precedentes, vimos que, embora o manejo do risco agudo de suicídio não seja simples, as ações inicialmente requeridas são claras e diretas, como as que se empregam em gerenciamento de crises. É grande a responsabilidade do profissional que, muitas vezes sozinho, avalia o paciente e toma as primeiras providências.

Já o manejo do risco crônico de suicídio costuma ser mais problemático. Com frequência, o risco crônico é encontrado em pacientes cuja tendência suicida pode ser utilizada para controlar as pessoas, inclusive os profissionais da saúde. A condição também é observada em pessoas que, por uma especial combinação de condições pessoais e ambientais, não conseguem ver outra forma que não o suicídio para a solução de seus problemas existenciais.

É como se o paciente nos dissesse em tom de ameaça: "Se o mundo continuar sendo injusto ou insuportável, ou se algo desagradável me acontecer, eu não me responsabilizo pelo que irei fazer...". Com isso, ele procura nos acuar e fazer nos desdobrarmos nos cuidados. Em resposta, essa ameaça gera um sentimento de rejeição por parte das pessoas que o cercam. Fecha-se, desse modo, um círculo vicioso, que costuma aprisionar médico, paciente e familiares. Ainda que a abordagem e o tratamento de condições que implicam risco crônico de suicídio fujam do escopo deste livro, enfatizamos que é esse círculo vicioso, esse nó, que precisa ser desfeito.

Então, é imperativo tomar outro tipo de cuidado em relação à segurança do paciente. A mensagem que um profissional deve transmitir a ele e a seus familiares, reunidos na mesma sala, pode ser algo do tipo: "Sozinho, não sou capaz de mantê-lo vivo. No entanto, posso ajudá-lo a se cuidar melhor, a suportar mais os seus sentimentos e, de alguma forma, a se responsabilizar mais pelos seus impulsos suicidas. Essa é uma tarefa para todos nós, não para uma única pessoa".

Resumidamente, diríamos que a responsabilidade por um plano de tratamento e pelas ações que visam a sua execução deve ser compartilhada entre terapeuta, paciente e familiares. A questão dos limites e das responsabilidades de cada um é sempre um tema candente e consome bastante energia de todos os que participam da tomada de decisões.

Raciocínio parecido pode também ser adotado para questionar a pertinência de uma internação psiquiátrica demandada pelos familiares, em casos de risco crônico de suicídio. O fato é que todos assumimos algum risco caso se espere que o paciente desenvolva a capacidade de suportar o agravamento, provavelmente circunstancial e passageiro, de sua tendência suicida.

Essa abordagem tem sido usada com frequência no tratamento regular de pacientes *borderline* cronicamente suicidas.[189] Mas cuidado, pois essa estratégia é válida apenas quando se conhece bem um paciente e em uma circunstância em que não exista risco iminente de suicídio. O paciente *borderline* também entra em crise suicida e põe fim à vida!

SIGILO

Do ponto de vista legal, o sigilo profissional é a obrigação de o profissional da saúde manter em sigilo as confidências do paciente, bem como tudo o que perceber que possa causar dano ao paciente se for revelado. Esse preceito ético estende-se a outros membros da equipe assistencial e perdura após o falecimento do paciente.

A violação do sigilo profissional só é considerada crime quando houver intenção manifesta de praticá-la (dolo). Deixa de ser violação quando o paciente ou seu representante legal autoriza a revelação de fatos considerados sigilosos.

Há situações em que a quebra do sigilo pode fazer-se necessária, a fim de proteger a vida ou o bem-estar do paciente ou quando existe bem jurídico maior a ser preservado. Por exemplo, no caso de paciente infectado por HIV, a revelação desse fato a um comunicante deve ser feita com a concordância e a colaboração do paciente. Todavia, havendo a recusa deste e após ter-se esforçado para demovê-lo dessa posição, é lícito ao médico informar o comunicante, mesmo sem o consentimento do paciente.

A quebra do sigilo pode ser necessária em casos de atendimento de pacientes com iminente risco de suicídio. É lícita e plenamente justificável a comunicação a um familiar ou pessoa próxima. Fazemos isso, de preferência, com a anuência do paciente. No entanto, em caso de recusa, devemos tomar todas as providências para proteger-lhe a vida. O que se está a proteger sobrepõe-se ao desejo manifesto do paciente, ocorrendo, assim, a *justa causa*. Haverá *justa causa* quando a revelação for o único meio de evitar perigo atual ou iminente e injusto para si ou para outro.[441]

Acrescente-se que a quebra de sigilo refere-se à revelação do risco de suicídio, não a outras circunstâncias da vida do paciente reveladas em consulta.

INTERNAÇÃO INVOLUNTÁRIA

A Constituição Federal determina, em seu art. 153, que "ninguém será obrigado a fazer ou deixar de fazer alguma coisa senão em virtude da lei".[436] Aquele que violar esse direito será sancionado de acordo com o Código Penal[442] no que trata de crimes contra a liberdade pessoal (art. 146). Contudo, no parágrafo terceiro do art. 146, encontram-se duas exceções: intervenções médicas ou cirúrgicas podem ser realizadas sem o consentimento do paciente em casos de *iminente perigo de vida*; e é permitida ao profissional da saúde a *coação exercida para impedir o suicídio*.[442]

Depreende-se que, diante de iminente risco de suicídio, o médico tem amparo legal para proceder com uma internação involuntária.* Esse risco deverá ser bem documentado, como referido no Capítulo 6, "Avaliação", e devem ser cumpridas as normas legais que regem a internação involuntária, de acordo com a Lei nº 10.216/2001[443] e a Portaria nº 2.391/2002,[444] que a regulamentou.

A internação involuntária pode ocorrer em situações ordinárias ou em situações de emergência. No primeiro caso, deve ser solicitada uma autorização judi-

---

* É preciso diferenciar internação involuntária de internação compulsória (esta última é decretada por autoridade judicial), termos às vezes utilizados, de forma imprópria, como sinônimos. Há também a possibilidade de um juiz, por pressões de familiares, autorizar uma internação involuntária, e o médico do hospital não considerar adequado esse tipo de tratamento. O médico não incorrerá em delito se não internar o paciente, visto que o juiz somente autorizou, e não ordenou, a internação.

cial prévia. Nas internações de emergência, deve-se, no prazo de 72 horas, comunicar o fato às autoridades judiciais. Esse é o prazo em que toda internação involuntária deverá ser comunicada ao Ministério Público Estadual.

Se um paciente psiquiátrico internado voluntariamente solicitar alta sem que seu médico concorde com isso, cabe transformar sua internação em involuntária, havendo a necessidade de autorização judicial, com todas as garantias legais devidas ao paciente.

A Lei nº 10.216 também orienta que casos de evasão, transferência, acidente, intercorrência, clínica grave e falecimentos sejam comunicados pela direção do estabelecimento aos familiares ou representantes legais do paciente e à autoridade sanitária responsável, no prazo máximo de 24 horas a partir do momento da ocorrência do óbito.[443]

Sob o ponto de vista ético, na internação involuntária, o princípio da proteção do paciente e da sociedade entra em choque com o princípio de liberdade e privacidade pessoais. Quando o paciente é um perigo para si ou para os outros ou quando não é capaz de se cuidar, consideram-se, nesses casos, o *melhor interesse* e a *periculosidade*.

O critério de periculosidade não é perfeito, mas é o que melhor pode ser defendido perante um juiz ou um júri constituído por leigos. Ao mesmo tempo, é o menos passível de abuso por parte de médicos *bem-intencionados* que tentam impor suas ideias a respeito do que é razoável para os outros.[445]

Em algumas situações de internação involuntária, é necessária a contenção física, o que não deve ser considerado um evento banal e de pouca repercussão para pacientes e familiares. A equipe terapêutica precisa estar articulada e treinada para eventuais episódios de agressividade. O ideal seria que cada serviço redigisse um documento regulamentando o procedimento. É recomendável manter o paciente contido fisicamente pelo menor tempo possível.[358,446]

O registro da formulação do risco de suicídio, do estado mental do paciente, do plano terapêutico, das reavaliações rotineiras e dos procedimentos deve denotar o cuidado prestado por médico e enfermagem ao longo do período em que o paciente se encontrou internado.

MORTE DIGNA, SUICÍDIO ASSISTIDO E EUTANÁSIA

No Brasil, o suicídio tentado ou consumado não é crime, mas pode ser punido civilmente. Nos contratos dos planos de prestação de serviços médicos, bem como em seguros de vida, há cláusulas que isentam as seguradoras da obrigação de cobertura dos tratamentos decorrentes de uma tentativa de suicídio. O valor do seguro de vida, em geral, não é pago em casos de suicídio.

Consideram-se delitos a indução, a cooperação ou a execução do suicídio.[442] O suicídio assistido, ou seja, realizado com auxílio médico, é, portanto, um crime. Casos de suicídio que cheguem ao conhecimento do médico devem ser comunicados à autoridade policial.

Em 2019, a Lei nº 13.968 modificou o crime de incitação ao suicídio e incluiu a indução ou instigação da automutilação, bem como a de prestar auxílio a quem a pratique. Faz, ainda, menção às redes sociais, como resposta ao perigo que ronda adolescentes e jovens que são instigados à autoagressão e ao suicídio.[447,448]

O Quadro 12.1 traz a diferença entre alguns conceitos aqui abordados.

Segundo a Organização Mundial da Saúde (OMS), um morrer adequado dá-se quando o paciente, familiares e cuidadores não passam por sofrimento que poderia ser evitado, quando está de acordo com as aspirações do paciente e de seus familiares e quando está em conformidade com padrões culturais, éticos e clínicos.[449]

Weisman[450] listou os quatro critérios a seguir para definir um morrer adequado.

- Os conflitos pessoais, como o temor em relação à falta de controle, devem ser reduzidos ao mínimo.
- O indivíduo deve manter seu senso de identidade.
- Relacionamentos mais próximos devem ser incrementados ou, no mínimo, mantidos, se possível com a resolução de eventuais conflitos.
- A pessoa deve ser capaz de estabelecer e tentar alcançar alguns objetivos significativos e condizentes com sua condição, a fim de manter um sentimento de continuidade em relação ao futuro.

Um paciente em fase terminal de doença, às vezes, pede que se interrompam os procedimentos capazes de prolongar a vida. Se o paciente estiver consciente e

QUADRO 12.1 | Definições relativas ao morrer

Ortotanásia.	Permite-se que o processo de morrer ocorra a seu tempo, sem abreviação ou prolongamento artificial da vida.
Eutanásia.	Prática pela qual se busca, deliberada e ativamente, por decisão própria ou a pedido, findar a vida de um doente incurável.
Distanásia.	Morte lenta, com sofrimento e agonia. A vida é artificialmente prolongada por obstinação terapêutica.
Suicídio assistido.	O médico, ou outra pessoa, deliberadamente, orienta e fornece os meios para que o paciente se mate.

com pleno discernimento, sua decisão deverá ser respeitada, o que é amparado ética e juridicamente.

A situação descrita não deve ser confundida com eutanásia, que é o ato de, deliberadamente, findar a vida de um paciente por decisão própria, a pedido deste ou de um familiar. A Associação Médica Mundial considera a eutanásia antiética. Isso não impede o médico de respeitar o desejo do paciente de deixar que o processo natural da morte siga seu curso na fase terminal da doença.[451]

No Brasil, em 2006, o Conselho Federal de Medicina promulgou a Resolução nº 1.805/2006, que regulamenta o atendimento ao paciente em fase terminal:[452]

> Art. 1º É permitido ao médico limitar ou suspender procedimentos e tratamentos que prolonguem a vida do doente em fase terminal, de enfermidade grave e incurável, respeitada a vontade da pessoa ou de seu representante legal.

Tal resolução, ainda em vigor, provocou muitos questionamentos, pois, de forma equivocada, foi considerada uma indução à eutanásia, que é um procedimento considerado antiético e proibido no País. Na realidade, o que ela permite é a *ortotanásia* (morte boa ou adequada). No Brasil, a eutanásia é crime.

Em contraposição, a obstinação terapêutica, que prolonga o sofrimento, afronta o princípio da não maleficência, levando à *distanásia*.

Entende-se que o médico não está obrigado a prolongar, por meios artificiais, o processo de morte do paciente sem que este tenha requerido que o médico assim agisse.[453] Um testamento vital pode ser feito por qualquer pessoa, a fim de detalhar os procedimentos terapêuticos que aceita ou não em uma situação em que não haja esperança de sobreviva. O registro pode ser feito em cartório ou no prontuário médico.

O suicídio assistido é permitido em poucos países.* Médico e paciente precisam estar de acordo sobre a natureza e a gravidade de um "sofrimento insuportável e sem perspectiva de melhora", o que tem provocado controvérsias.[37,454,455]

---

* A Holanda foi o primeiro país, em 2002, a legalizar a eutanásia e a descriminalizar o suicídio assistido. Holanda, Bélgica e Luxemburgo autorizam o suicídio assistido de uma pessoa que sofra de um transtorno mental causador de sofrimento insuportável e interminável, desde que ela mantenha a capacidade de discernimento. Na Suíça, uma famosa clínica oferece suicídio assistido em casos de doenças crônicas. Inúmeros cidadãos estrangeiros já recorreram a seus serviços para tirar a própria vida. Alemanha, Canadá e Colômbia são outros países que regulamentam o suicídio assistido, considerando-o uma forma de solidariedade e respeito ao próximo, e não um crime. Nos Estados unidos, o suicídio assistido é aceito no Oregon desde 1997 e, em alguns estados, em casos de fase terminal da doença. Em geral, a eutanásia é ilegal em países que permitem o suicídio assistido.[456]

Com o amparo da lei, o paciente é orientado e recebe drogas capazes de levar à morte. Apenas o paciente pode dar esse último passo.

Nos países que aprovam o suicídio assistido, o que se convencionou chamar de *suicídio racional*, é imprescindível que o paciente manifeste, de forma livre e espontânea, seu desejo de morrer dessa forma (Quadro 12.2). A lei não ampara casos nos quais o paciente não esteja consciente ou casos de idosos que estejam *cansados de viver*.[457]

Na Bélgica, na Holanda e em Luxemburgo, considera-se passível de suicídio assistido não apenas casos de sofrimento psíquico corrente de doença física, mas também os de transtorno mental. Um artigo científico polêmico descreve as 100 primeiras solicitações de suicídio feitas por belgas que sofriam principalmente de depressão e de transtornos de personalidade. Do total de solicitações, 48 foram aceitas, e o suicídio assistido realizou-se em 35. Os autores declaram que, para as 13 pessoas que, tendo obtido a autorização, decidiram não se matar, a decisão judicial favorável ao suicídio "simplesmente lhes deu paz de espírito para seguirem vivendo".[458]

A participação do psiquiatra em processos de suicídio assistido é cercada de questionamentos, desde os relacionados ao tipo de capacitação técnica requerida de um avaliador em casos de solicitação de suicídio assistido, até os relacionados aos conflitos de interesse e à ética. Esses últimos ficam mais candentes quando se trata de solicitação de suicídio de pessoas que sofrem de transtorno mental.[459,460]

QUADRO 12.2 | **Critérios para definição do suicídio racional**

A pessoa que considera o suicídio:
1. Encontra-se em uma condição clínica sem esperança de remissão. Tal condição inclui, mas não se restringe a: doença terminal, grave dor física ou psíquica, intensa debilitação e/ou deterioração física e/ou mental, ou qualidade de vida inaceitável pelo indivíduo.
2. Toma essa decisão livremente, não pressionada por outrem.
3. Está engajada em um processo de tomada de decisão saudável, que inclui: a. avaliação da capacidade mental realizada por um psiquiatra; b. tratamento de certos transtornos mentais, como depressão ou *delirium*; c. consideração de possíveis alternativas ao suicídio; d. congruência do ato com os valores pessoais do indivíduo; e. consideração do impacto que o suicídio teria sobre as pessoas que lhe são significativas; f. troca de ideias com pessoas significativas e com outras pessoas-chave (por exemplo, médicos, ministros religiosos), a fim de coletar subsídios para a tomada de decisão.

Fonte: Baseado em Werth.[8]

Em nenhum país que aceita o suicídio assistido a avaliação psiquiátrica é obrigatória, salvo quando o paciente sofre de um transtorno mental, comórbido ou exclusivo, que possa prejudicar a capacidade de julgamento, notadamente em casos de depressão. A não obrigatoriedade da avaliação psiquiátrica é uma forma de evitar o que se entende como "psiquiatrização" da intenção manifestada pelo paciente.[37,456]

Na eutanásia e no suicídio assistido, há um conflito entre dois bens jurídicos: a vida e a liberdade da pessoa. Os autores a favor da eutanásia proclamam a superioridade da liberdade em relação a uma vida de permanente sofrimento, mantida de forma insistente por tratamentos médicos. Questiona-se o aspecto ético do chamado tratamento fútil,[32,461] ou seja, aquele que não tem objetivo imediato, que é inútil ou ineficaz, que não é capaz de oferecer uma qualidade de vida mínima e que não permite uma possibilidade de sobrevida (*princípio da não maleficência*).[32,453]

MÁ PRÁTICA

Para um médico, poucos acontecimentos são tão devastadores quanto o suicídio de um paciente. Essa experiência é ainda mais dolorosa se ele for responsabilizado e processado pelos familiares do falecido. Quando uma tentativa de suicídio não resulta em morte, o próprio paciente poderá processar seu médico por má prática, requerendo eventual reparação pelas lesões decorrentes do ato suicida.

Considera-se que, ao assistir o doente, o médico assume *obrigação de meio*, não de resultado. Isso significa que não se compromete a *curar* nem a *impedir* um suicídio. É a sua própria atividade o objeto do contrato. Em alguns casos, entretanto, pode-se presumir a culpa (responsabilidade objetiva) quando se espera uma *obrigação de resultado*, como no caso de cirurgias plásticas estéticas, exames de laboratório e, no caso de hospitais, quanto aos atos de seus funcionários. No sentido estrito dos termos, os esforços para prevenir um suicídio são *obrigações de meio*, não *de resultado*.[462]

No caso de pacientes ambulatoriais, o foco do litígio recairá na adequação da avaliação do risco e das medidas que foram, ou que deixaram de ser, tomadas para evitar o suicídio, como hospitalização, comunicação com familiares e providências para manter o paciente seguro. No caso de pacientes internados, o foco será a frequência e a qualidade das observações da equipe assistencial, a segurança do ambiente e a adequação da licença médica, da alta hospitalar e do plano de tratamento adotado para o período após a alta.[434]

No que diz respeito a pacientes internados, Gutheil[365] observa que, surpreendentemente, um grande número de psiquiatras não consegue responder, perante um júri, o que significa a expressão *precauções contra o suicídio*, recomendadas à equipe assistencial da enfermaria ou do hospital em que trabalham. Esse é, portanto, um assunto a ser clara e previamente discutido com a equipe assistencial. Deve-se registrar em um documento institucional o que se compreende por *precauções contra o suicídio* e zelar para que o padrão de atendimento constante em tal documento seja cumprido cada vez que um paciente em crise suicida for internado.

Em geral, a acusação feita contra o médico é de imprudência ou de negligência, por ter infringido as normas da boa prática profissional e não ter observado a *lex artis* da especialidade. Essa última diz respeito ao que um clínico razoavelmente bem treinado e informado faria diante da situação sob julgamento.

Para ser imputado, deverá haver relação de causalidade entre a conduta do profissional, julgada inapropriada, e a morte do paciente. Em síntese, a acusação de má prática costuma se encontrar em pelo menos uma das categorias a seguir.[463]

Atuação inadequada na avaliação e no manejo do paciente. Além do médico assistente, outros membros da equipe assistencial poderão ser penalizados no caso de suicídio de um paciente que se encontrava internado. A instituição pode, por exemplo, ser responsabilizada por *culpa in vigilando*. O hospital e a diretoria clínica também terão responsabilidade civil subsidiária sobre atos ou omissões.

Falhas de comunicação. Essa falta pode ser evitada por meio de contato regular com o paciente e seus familiares. A equipe assistencial também deve estar afinada com o médico-assistente. Lembre-se de que não basta deixar um registro no prontuário ou na papeleta da enfermagem. Outro cuidado especial deve ser tomado com as *consultas de corredor* ou *opiniões em tese* que emitimos em resposta a solicitações de colegas médicos. Elas podem prejudicar um paciente cuja avaliação conscienciosa foi negligenciada. É melhor avaliar pessoalmente o paciente de quem se suspeita risco de suicídio.

Falhas no acompanhamento do paciente. O profissional deve estar com o paciente de forma regular – com mais intensidade no período da crise suicida – e viabilizar um substituto quando em férias e em feriados. Suas observações e diretrizes de tratamento devem estar cuidadosamente redigidas no prontuário.

É fundamental um bom registro da formulação de risco, do plano de tratamento, das consultas e dos procedimentos, dos telefonemas realizados, dos contatos com familiares e com outros profissionais envolvidos no atendimento, bem como do término ou da interrupção do tratamento. Na prática, não se pode garantir que o que não está registrado realmente aconteceu.

A principal fonte de informações em casos de litígio é o prontuário. O receio de que o paciente ou terceiros poderão lê-lo não deveria impedir o médico de documentar o ocorrido no tratamento. Pelo contrário, recomenda-se ao médico que *escreva com a expectativa de que o paciente leia suas anotações*.

Em um ambiente de litígio, as premissas de um advogado de acusação costumam ser as seguintes: um paciente morreu, a família está sofrendo, alguém tem que pagar. Segundo a descrição de especialistas em psiquiatria forense, a maneira como o falecido é descrito perante um juiz assume alguns perfis prototípicos, nos quais um paciente indefeso foi mal cuidado, e às vezes abandonado, por seu médico (Quadro 12.3).

Em várias das situações prototípicas apresentadas no Quadro 12.3, o psiquiatra é descrito como um profissional que não foi capaz de avaliar ou cuidar de seu paciente. Os perfis dos pacientes também são estereotipados e distanciam-se do que o psiquiatra observou durante a consulta ou ao longo do tratamento. Pode ocorrer, por exemplo, de o paciente deliberadamente omitir a ideação suicida ou de não a estar vivenciando durante a entrevista, mas encontrar-se vulnerável pouco tempo depois.

Uma sugestão feita por um grupo de psiquiatras forenses a fim de auxiliar o clínico nessas situações é a avaliação de uma nova competência: a capacidade do paciente de ponderar os riscos e os benefícios de comunicar ou esconder de seu médico informações sobre ideação e intencionalidade suicidas.[463] Focalizar esse tipo de capacidade pode auxiliar o clínico a distinguir os pacientes incapazes de relatar a própria tendência suicida (por sua condição mental patologicamente alterada) dos que a escondem de seu médico de modo intencional.*

A vantagem dessa perspectiva é sua independência das dúvidas que o profissional possa ter em relação à credibilidade do que o paciente disse ou deixou de dizer. Tais dúvidas, afinal, podem ser moduladas por sentimentos contratransferenciais e por outras influências que agem sobre o médico. A estratégia proposta desincumbe o profissional de ter que *ler a mente* do paciente e vem sendo empregada na defesa de psiquiatras e psicoterapeutas judicialmente responsabilizados por um suicídio.[463]

Nos litígios relacionados a casos de suicídio, pode haver, por parte dos familiares, o deslocamento de *sentimentos negativos* em direção ao médico. Muitos

---

* Pode haver uma incapacidade plena ou relativa. Neste último caso, há alguma limitação, porém sem alteração acentuada. Ocorre que os artigos do atual Código Civil que tratam desse tema não contemplam pacientes que apresentam transtornos mentais e que têm seu discernimento parcialmente comprometido. Segundo a opinião de especialistas em psiquiatria forense, o médico, nesse caso, deve-se manter nos limites de sua função, definindo qual é a doença do paciente e detalhando quais são as consequências para sua vida prática. Assim, o juiz terá elementos para firmar sua decisão.[465]

QUADRO 12.3 | Imagens do paciente falecido por suicídio comumente apresentadas pelo advogado de acusação

Paciente funcionalmente comatoso. O falecido é apresentado como uma pessoa totalmente dependente da equipe assistencial em todas as suas necessidades, incluindo as medidas necessárias para a manutenção de sua vida. A morte é taxada como uma falha da equipe em atender tais necessidades, que são comparáveis às encontradas em uma unidade de terapia intensiva.

Paciente como um produto. O paciente é tomado como um produto defeituoso do hospital ou do tratamento. Estes acabam sendo responsabilizados pelo *defeito* que levou ao suicídio. Tal modelo identifica os cuidadores como responsáveis por garantir a segurança do *produto*.

Paciente como uma criança negligenciada. Um paciente adulto, não psicótico e gozando de plena capacidade, pode ser apresentado como uma criança desamparada nas mãos de um cuidador negligente. O suicídio teria sido falha de um genitor que não cuidou adequadamente de seu filho.

Dilema vítima/agente. Se o paciente é apresentado como vítima de uma tendência suicida, o médico deveria ter se esmerado mais na proteção necessária. Por outro lado, se o paciente for apresentado como *agente* do ato suicida, o médico poderá parecer *menos culpado* perante o júri.

Fonte: Baseado em Gutheil.[464]

---

desses sentimentos foram, na verdade, despertados nos próprios familiares em decorrência do suicídio, sentimentos de surpresa, culpa, raiva, traição de confiança, abandono. A implicação dessa constatação é a necessidade de se manter uma boa comunicação com os familiares ao longo do tratamento e também de acolhê-los no momento de crise, logo após o suicídio.

Da parte do médico e da equipe assistencial, sentimentos adicionais de culpa, fracasso e vergonha costumam selar o silêncio que se mantém sobre o ocorrido. Um profissional de enfermagem pode conversar de forma rápida e evasiva com os familiares, evitando o contato visual. O médico pode não lhes retornar as chamadas telefônicas. Não encontrando a buscada *explicação para o que aconteceu*, a família sente-se psicologicamente abandonada pelos profissionais. Tal explicação poderá, então, ser buscada judicialmente.

Uma palavra final sobre o que chamamos de *prática defensiva,* adotada com o intuito de evitar e de se proteger de eventuais processos judiciais: essa forma de proceder não só é incapaz de evitar o litígio como também poderá fomentá-lo. Ela coloca o médico e seu paciente em posição de adversários, não de aliados. Perde-se a força da aliança terapêutica e, por consequência, o risco de suicídio aumenta. Se o paciente vier a se matar, seus familiares poderão adotar a mesma tática defensiva iniciada pelo médico, ao sentirem que houve traição de confiança e que o profissional não estava vinculado e dando o devido apoio emocional para o paciente.

Capítulo 13
Prevenção

Nos referimos, em geral, à prevenção *do* suicídio. No entanto, muitas das estratégias preventivas aqui abordadas dão-se na parte final de uma trajetória pessoal que, potencialmente, pode chegar à morte trágica. A prevenção, no sentido mais amplo, deve começar desde o nascimento. O que se busca é a construção de um psiquismo saudável, é a melhoria das condições da existência humana e a diminuição dos estressores que levam a um sofrimento agudo que culmina em suicídio. A prevenção do suicídio não é uma tarefa simples; ela exige esforços coordenados que devem considerar aspectos médicos, psicológicos, familiares, socioculturais, religiosos e econômicos. A prevenção do suicídio foi encampada pela saúde pública, e alguns países adotaram planos nacionais de prevenção. Neste capítulo, abordamos algumas modalidades de prevenção, exemplificando, sempre que possível, alguns passos já dados em nosso país. O capítulo também focaliza uma estratégia de prevenção que pode ser aplicada em casos de tentativa de suicídio. Essa estratégia envolve dois componentes de ação: a capacitação de profissionais de saúde para avaliar e manejar o risco de suicídio e o acompanhamento de pacientes que tentaram o suicídio desde o momento em que são atendidos em um serviço de emergência médica.

Além do modelo tradicional de se pensar em ações preventivas em níveis primário, secundário e terciário, desenvolveu-se a ideia de ações específicas a serem direcionadas a determinados grupos da população (Tabela 13.1), tomando-se por base suas condições de saúde e seu grau de risco para o suicídio.[466,467]

TABELA 13.1 | **Níveis de prevenção, populações-alvo e exemplos de estratégias que podem ser adotadas na prevenção do suicídio**

Níveis de prevenção	Universal	Seletiva	Indicada
População-alvo	Público em geral	Grupo com risco moderado	Grupo com alto risco
Exemplos de ações	Restrição de acesso a meios letais Divulgação responsável por parte da mídia	Detecção e tratamento de transtornos mentais e de outras condições de saúde associadas ao suicídio	Acompanhamento de pessoas que tentaram o suicídio

Prevenção universal. Iniciativas de prevenção universal atingem toda a população. Compreendem a divulgação responsável de informações sobre o comportamento suicida e a restrição de acesso a meios letais (armas, pesticidas, medicamentos), incluindo-se soluções arquitetônicas que visem a coibir atos suicidas.

O Quadro 13.1 exemplifica uma mensagem simples que pode ser veiculada para a população em geral, a título de prevenção universal. Mais a frente, neste capítulo, retomamos essas modalidades de prevenção, com outros exemplos.

Prevenção seletiva. Na prevenção seletiva, a população-alvo é composta por indivíduos que, sabidamente, têm maior risco de suicídio. Incluem-se nesse grupo aqueles que sofrem de certos transtornos mentais e de outros agravos de saúde. O Quadro 13.2 apresenta um exemplo de estratégias de prevenção seletiva.

Estratégias de prevenção seletiva poderiam ser aplicadas a vários grupos populacionais. Em estudos realizados por nosso grupo de pesquisa, verificou-se, por exemplo, maior incidência de ideação e tentativas de suicídio em pessoas que apresentavam morbidade psiquiátrica,[94,103] em adolescentes grávidas,[469,470] em pessoas acometidas por epilepsia[471] e em vários grupos de pacientes internados em um hospital geral.[104,472]

Essas pessoas, que já se encontram vinculadas ao sistema de saúde, poderiam ser beneficiadas por um tipo de assistência que incluísse maior atenção na área de saúde mental e avaliação e manejo rotineiros do risco de suicídio.

QUADRO 13.1 | **Três passos para a prevenção do suicídio**

Prevenção do suicídio não significa evitar todos os suicídios, mas uma só morte que possa ser evitada: a da pessoa que está ao seu lado. O que fazer?

De modo simplificado, em comunicações com o público geral, costumo sugerir três passos, a partir da memorização do acrônimo ROC:

- **R**eparar no risco
- **O**uvir com atenção
- **C**onduzir para um atendimento

O primeiro passo é a própria suspeita do **R**isco de ocorrer um suicídio. Isso é muito perturbador, fere devoções e expectativas; a repulsa é automática. Se houver sinais – e nem sempre eles são dados! – não os reconhecemos como tais. Em uma conversa franca, pergunte sobre ideias de suicídio. Ao **O**uvir a resposta, ouça com atenção e respeito, sem julgar ou recriminar, não se apresse em preleções morais ou religiosas. O terceiro passo é **C**onduzir a pessoa até um profissional de saúde mental e não ficar paralisado. Alguém fragilizado e sem esperança, como ocorre com quem se encontra deprimido, não tem a iniciativa espontânea de buscar ajuda.

QUADRO 13.2 | **Estratégias de prevenção do suicídio por meio da detecção e do manejo adequado da depressão**

O estudo de Gotland. Um projeto realizado nessa ilha da Suécia, de 58 mil habitantes, inicialmente capacitou médicos generalistas visando à detecção e ao tratamento adequado da depressão. Dois anos depois, conseguiu-se uma redução de 60% na mortalidade por suicídio. Tal redução deu-se, principalmente, entre as pessoas que tiveram diagnóstico de depressão e que estavam em acompanhamento médico, um grupo formado, em sua maioria, por mulheres e idosos.[280,281]

Não houve diminuição dos coeficientes de suicídio entre os homens de meia-idade, que pareceram não acatar as medidas de prevenção instituídas (80% dos que se mataram não haviam procurado um serviço de saúde).

Após quatro anos, os índices de suicídio voltaram a se elevar. Ainda que não se saiba explicar a razão dessa elevação, ressalte-se que 50% dos médicos anteriormente treinados não trabalhavam mais na ilha.

Os resultados inicialmente positivos de Gotland foram também observados em Yasuzuka, uma localidade de 5 mil habitantes no Japão: ao longo de 10 anos, a combinação de um programa educacional sobre depressão em idosos com o tratamento dos casos identificados reduziu os índices de suicídio em 64% entre as mulheres, mas não entre os homens.[468]

Continua

QUADRO 13.2 | **Estratégias de prevenção do suicídio por meio da detecção e do manejo adequado da depressão**

Dois aspectos chamam a atenção nesses e em outros projetos assistenciais semelhantes. Primeiro, homens têm mais dificuldade para admitir que estão deprimidos e para buscar um tratamento e aderir a ele. Por razões como essa é que um programa de prevenção do suicídio deve considerar especificidades de subpopulações. Em segundo lugar, após um tempo de sua implementação, se não ajustados, esses programas tendem a perder o efeito de proteção contra o suicídio.

Citemos dois exemplos, a partir de nossas pesquisas: a associação do uso nocivo de bebidas alcoólicas com acidentes de trânsito e tentativas de suicídio (Quadro 13.3) e os resultados de um estudo de caso-controle realizado com adolescentes grávidas. Eles abrem nossa mente para estratégias de promoção de saúde e, por extensão, de prevenção do suicídio.

Outro estudo realizado por nosso grupo de pesquisa revelou que adolescentes grávidas têm, com mais frequência do que as que nunca engravidaram, características psicossociais que elevam o risco de comportamento suicida (Quadro 13.4).

QUADRO 13.3 | **Estudos realizados no Hospital de Clínicas da Unicamp vinculam uso nocivo de álcool a acidentes de trânsito e a tentativas de suicídio**

O Estudo de Intervenção Breve Oportuna (EIBO), realizado no Hospital de Clínicas da Unicamp, avaliou, por meio de instrumentos de *screening*, a prevalência de tabagismo, alcoolismo, depressão e ideação suicida em 4.352 pacientes consecutivamente internados.[104]

Detectou-se uso abusivo de álcool em 9,8% deles, um índice próximo do que é estimado para a população geral.[88,89] Verificou-se que a frequência de *alcoolismo* era cerca de três vezes maior no grupo de pacientes internados por causa de um acidente de trânsito.

Um resultado como esse ressalta a importância de, já durante a internação, iniciarem-se intervenções psicossociais que visem a estimular o paciente a iniciar um tratamento para o alcoolismo. Tais ações devem continuar após o período de alta hospitalar. É interessante aproveitar esse momento da vida em que, após um acidente, o paciente pode se encontrar com menos defesas psicológicas e maior motivação para interromper o uso que vinha fazendo de bebidas alcoólicas.

Continua

QUADRO 13.3 | **Estudos realizados no Hospital de Clínicas da Unicamp vinculam uso nocivo de álcool a acidentes de trânsito e a tentativas de suicídio**

Como parte desse estudo, entre os pacientes que faziam uso nocivo de álcool, foi realizada uma análise do subgrupo que também tinha história de tentativa de suicídio (8%). Os resultados a seguir, entre parênteses, são apresentados em *razão de chance* (RC), um conceito que se aproxima do de risco relativo. Encontramos os seguintes fatores associados à tentativa de suicídio pregressa: ser adulto jovem (3,4); sofrer de depressão atualmente (6,6); e ter síndrome de imunodeficiência adquirida (24).[473]

QUADRO 13.4 | **Adolescentes grávidas têm mais fatores de risco para comportamento suicida**

Na cidade de Piracicaba, São Paulo, 110 adolescentes grávidas, com idades entre 14 e 18 anos, foram comparadas a outras 110 que residiam no mesmo bairro, com idades semelhantes, mas que nunca haviam engravidado. Esse grupo de comparação, chamado de grupo-controle, foi selecionado da seguinte maneira: cada vez que uma adolescente grávida era atendida no serviço de ultrassom local e concordasse em participar da pesquisa, seu endereço era obtido. Então, uma casa em condições semelhantes era procurada a uma distância aproximada de quatro quadras de onde a adolescente grávida residia, até ser encontrada outra jovem que nunca houvesse engravidado. Todas as entrevistas foram feitas com privacidade, pela mesma pesquisadora, que também utilizou, em sua avaliação, alguns instrumentos padronizados de pesquisa.

Segundo os achados desse estudo, uma adolescente grávida tem chance 3,6 vezes maior de já ter tentado o suicídio quando comparada a outra que nunca engravidou. Outras características encontradas de forma mais recorrente entre as adolescentes grávidas foram: mudança de residência nos últimos três anos (razão de chance [RC] = 6,3), morte de um genitor durante a infância (2,9), abuso físico ou sexual (5,1), uso de maconha (4,8), uso semanal de bebidas alcoólicas antes da gravidez (8,6), suicídio de um familiar (2,5) e não estar frequentando uma escola há mais de seis meses (2,1).

Fonte: Freitas e Botega[469] e Freitas e colaboradores.[470]

Ao longo do acompanhamento pré-natal, essas adolescentes frequentam regularmente um serviço de saúde, passam a se comunicar com a equipe assistencial e a confiar nela. Essa é uma oportunidade de iniciar ações mais amplas, incluindo as de saúde mental, que beneficiem, além das adolescentes, as crianças que nascerão.

Prevenção indicada. A prevenção do suicídio deve ser *indicada* no caso de grupos populacionais com altíssimo risco de suicídio, como é o caso das pessoas com histórico de tentativa. Exemplo de uma estratégia de prevenção indicada será abordado mais a frente.

PREVENÇÃO DO SUICÍDIO E SAÚDE PÚBLICA

A partir da década de 1990, frente ao aumento do número de suicídios e ao acúmulo de evidências que associavam a maioria dos casos de suicídio à presença de um transtorno mental, a Organização Mundial da Saúde (OMS) passou a considerar que a prevenção do suicídio é uma das principais tarefas da Saúde Pública.[474]

Em 2008, o Mental Health Gap Action Programme, da OMS, ofereceu orientações técnicas, baseadas em evidências científicas, a fim de tornar o suicídio uma prioridade na agenda da saúde pública mundial.[415] Posteriormente, por meio do Mental Health Action Plan 2013-2020,[475] os Estados-membros dessa instituição comprometeram-se a reduzir 10% do número de suicídios até 2020.

Os países-membros da OMS foram incentivados a criar e implantar planos nacionais de prevenção do suicídio. Nos tempos atuais, 38 países já o fizeram.[29] Outros, como o Brasil, publicaram diretrizes gerais que ainda não constituem um plano nacional com um conjunto de ações estratégicas voltadas para a prevenção.[355]

De modo geral, tais planos incluem as recomendações contidas no Quadro 13.5. Para serem efetivas, as estratégias de prevenção do suicídio devem ser abrangentes e multissetoriais.[236]

Uma recente publicação da OMS – *Live life* – detalha os aspectos práticos para a implementação de quatro medidas de prevenção do suicídio.[29] Tais medidas, segundo duas amplas revisões de estudos científicos, são comprovadamente capazes de evitar suicídios:[236,477]

- limitação de acesso a meios letais;
- reportagens cuidadosas sobre suicídio;
- apoio a adolescentes, com o desenvolvimento de habilidades socioemocionais para lidar com os problemas da vida;
- identificação precoce e acompanhamento de pessoas em risco de suicídio.

Além dos pilares para a construção das ações de prevenção, a referida publicação traz exemplos de estratégias exitosas ocorridas em vários países e lembra

QUADRO 13.5 | **Principais itens contidos nos planos nacionais de prevenção do suicídio**

- Conscientização da população
- Divulgação responsável pela mídia
- Redução do acesso a meios letais
- Programas em escolas
- Detecção e tratamento da depressão e de outros transtornos mentais
- Atenção a pessoas que abusam de álcool e de outras drogas psicoativas
- Atenção a pessoas que sofrem de doenças que causam incapacidade e dor
- Acesso a serviços de saúde mental
- Avaliação e seguimento de casos de tentativa de suicídio
- Apoio emocional a familiares enlutados
- Intervenções psicossociais em crises
- Políticas voltadas para a qualidade do trabalho e para situações de desemprego
- Treinamento de profissionais da saúde em prevenção do suicídio
- Manutenção de estatísticas atualizadas sobre suicídio
- Monitoramento da efetividade das ações de prevenção idealizadas pelo plano

Fonte: Com base em Anderson e Jenkins.[476]

um detalhe importante: a prevenção do suicídio não é uma responsabilidade apenas de governos. Quando o risco de suicídio está presente, qualquer pessoa ou organização pode assumir o papel de observar e zelar por amigos, familiares e colegas.

Limitação de acesso a meios letais

Estima-se que o envenenamento por pesticidas cause em torno de 20% de todos os suicídios do planeta. Por isso, a OMS tem recomendado a proibição de uso de pesticidas altamente tóxicos e potencialmente letais. Outras medidas de prevenção do suicídio incluem a restrição de acesso a armas de fogo, a redução do tamanho das embalagens de medicamentos e a instalação de barreiras arquitetônicas em locais dos quais é possível saltar para a morte.[29]

Envenenamento por pesticidas. Aproximadamente um terço dos suicídios ocorridos mundialmente se dão por ingestão de pesticidas.[478] O suicídio por pesticidas é mais pronunciado no sudeste asiático e na América Latina e menos comum nos Estados Unidos e na Europa. Em alguns países, como China, Índia e Vietnã, mais da metade dos suicídios se dá por envenenamento.[478,479]

Os pesticidas usados em casos de suicídio são do grupo dos organofosforados, de uso proibido na maioria dos países industrializados. Inúmeros países da Ásia, da África e da América do Sul, de economia basicamente agrária, fazem vista grossa às convenções internacionais que recomendam a proibição desses agentes. Isso resulta na perda de milhares de vida todos os anos.[479]

No Siri-Lanka, por exemplo, o armazenamento centralizado e controlado de pesticidas mais perigosos, combinado ao uso de produtos menos tóxicos, contribui para o decréscimo desse tipo de suicídio,[480] o que também se verifica em termos globais.[236]

No Brasil, dentre os meios letais usados para o suicídio, encontra-se o *chumbinho*, vendido ilegalmente como raticida nas grandes cidades. Nesse produto, há diferentes combinações de pesticidas organofosforados e carbamatos. Os quadros mais graves de intoxicação podem ser letais.[99]

Armas de fogo. Há uma associação direta entre o porte de armas de fogo e o risco de suicídio. Nos Estados Unidos, por exemplo, onde aproximadamente metade deles ocorre por arma de fogo, as taxas são maiores em regiões em que há maior porcentagem de casas que contêm uma arma de fogo.[481] Ter uma arma em casa aumenta três vezes o risco de ocorrência de um suicídio.[482]

No Brasil, a política permissiva em relação às armas de fogo e à munição, patrocinada pelo Governo Federal a partir de 2019, pode aumentar a ocorrência de crimes interpessoais, facilitar aos criminosos o acesso de armas, bem como aumentar o número de suicídios. Trata-se de uma política na contramão da tendência mundial em dificultar o acesso do cidadão comum a armas de fogo. É o que mostram duas extensas revisões da literatura científica sobre estratégias eficazes de prevenção do suicídio.[236,477]

Precipitação de alturas. Alguns locais passam a *atrair* atos suicidas, como pontes, prédios e monumentos, penhascos e linhas ferroviárias. As principais medidas de prevenção adotadas nesses locais incluem a instalação de barreiras arquitetônicas que impeçam o fácil acesso das pessoas, cartazes e telefones para obtenção de apoio psicológico, sistemas de vigilância e treinamento de funcionários, bem como a colaboração da mídia a fim de evitar a divulgação inadequada do problema.

Há evidências científicas de que barreiras arquitetônicas diminuem o número regional de suicídios, sem que haja migração para outros métodos usados para pôr fim à vida.[483]

Visando a coibir suicídios, o Shopping Pátio Brasil, em Brasília, obteve na Justiça, em abril de 2013, após a ocorrência do décimo quarto suicídio por precipitação de altura, autorização para ampliação das alterações arquitetônicas, impedindo saltos no vão central do edifício.

No Rio de Janeiro, o mesmo problema levou a Universidade Estadual do Rio de Janeiro a promover, em 2011, o seminário *Arquitetura segura: uma reflexão para o futuro*, sobre a importância de planejar edificações que não funcionem como um meio para o suicídio.

Em Vitória (ES), a ocorrência de vários suicídios na Terceira Ponte desencadeou esforços de prevenção que representam um modelo para outras localidades que enfrentam problema semelhante (Quadro 13.6).

QUADRO 13.6 | **Grupo de Trabalho de Prevenção do Suicídio no Espírito Santo***

Até 2013, havia em média quatro suicídios por ano por precipitação de altura do vão central da Terceira Ponte, que liga os municípios de Vitória e Vila Velha, no Espírito Santo. Desde essa época, os casos de suicídio passaram a ser mais divulgados por órgãos de comunicação e redes sociais virtuais. Ocorreu, então, que o número de suicídios triplicou, chegando a 12 casos no ano de 2014. A rápida elevação do número de suicídios mobilizou vários setores da sociedade local, que organizou, em setembro de 2014, um simpósio sobre prevenção. Criou-se o Grupo de Trabalho de Prevenção do Suicídio no Espírito Santo (GTPS-ES). Desde então os integrantes desse grupo reúnem-se periodicamente, realizando diferentes atividades e organizando ações de prevenção em parceria com vários níveis do Governo, além de instituições públicas e privadas.

A Rodosol, concessionária da Terceira Ponte, adotou várias medidas objetivando diminuir o número e o impacto dos suicídios, como monitoramento 24 horas por meio de câmeras com giro de 360 graus, instaladas ao longo da ponte; vigilância constante para impedir a entrada de pedestres na ponte; parceria com o corpo de bombeiros e a polícia militar para rápida atuação nas ocorrências; plano de contingência, que inclui desvio do trânsito de veículos; instalação de placa do Centro de Valorização da Vida (CVV) próxima à subida da ponte; atuação junto aos órgãos de imprensa, a fim de desestimular a divulgação dos casos de suicídio.

O Governo do Estado do Espírito Santo deu início à implantação da "ciclovia da vida", com barreira de proteção, em toda a extensão da Terceira Ponte.

A ênfase do GTPS-ES tem sido dada a campanhas de conscientização e de implantação da vigilância de violência em todo o Espírito Santo, em parceria com a Coordenação de Vigilância Epidemiológica da Secretaria Estadual de Saúde do Espírito Santo. Fortaleceu-se, ademais, uma rede de atenção e proteção às vítimas de violência, potencializando a linha de cuidado integral, tão importante para a prevenção.

* Agradeço pelas informações à Daniela Reis e Silva, coordenadora do GTPS-ES, e à Márcia Abdalla Gerrieri, da Rodosol.

Outros exemplos de restrição a meios de suicídio são a venda controlada, em embalagens com poucos comprimidos, de analgésicos mais perigosos, a produção de gás de uso doméstico menos tóxico e a utilização, em carros, de conversores catalíticos a fim de diminuir a emissão de monóxido de carbono.[236,477,484]

Na prática, a restrição de acesso a um método letal específico nem sempre pode ser adotada. É o caso do enforcamento, o método mais frequente de suicídio no Brasil. O enforcamento é altamente letal e, em termos de estratégias de prevenção, preocupante, uma vez que não há uma medida específica que possa ser adotada a fim de o evitar. Preocupante, também, pois a frequência do enforcamento cresce entre os jovens.*,[91]

Reportagem cuidadosa sobre suicídio

A cobertura inadequada da imprensa sobre um caso de suicídio pode levar a um aumento no número de suicídios (fala-se em suicídio por *contágio*, ou *imitação*, que se dá entre pessoas mais vulneráveis), especialmente se se tratar da morte de uma celebridade, com glamourização do ato e descrição detalhada do método letal.[485-487]

O Quadro 13.7 mostra exemplos de como certas produções artísticas também podem impactar pessoas vulneráveis e precipitar o suicídio.

Em vez de manter o tabu de não abordar a temática do suicídio, os meios de comunicação devem fazê-lo com sensibilidade e ponderação.[47] A divulgação pela mídia visa a combater o estigma da doença mental e a promover a ideia de que o suicídio é um problema de saúde pública, na medida em que, na maioria das vezes, encontra-se associado a transtornos mentais passíveis de tratamento.

Objetivando incrementar a divulgação responsável de casos de suicídio pela imprensa, todas as organizações preocupadas com a prevenção organizam sugestões para os órgãos de comunicação. A Associação Brasileira de Psiquiatria[491] (ABP) produziu um livreto com sugestões a respeito de como publicar notícias sobre suicídio. O Quadro 13.8 sintetiza algumas das sugestões.

Em uma linha editorial que prima pelo interesse público, jornais e revistas de grande circulação nacional têm feito, nos últimos anos, reportagens sobre o suicídio que são tão cuidadosas quanto ponderadas e úteis. Fiquemos apenas com um exemplo notável: em 2008, o principal jornal do Rio Grande do Sul, *Zero*

---

* Um estudo nacional avaliou 8.026 casos de suicídio de adolescentes (10 a 19 anos de idade) ocorridos entre os anos de 2006 e 2015. Nesse intervalo de tempo, a proporção de suicídios por enforcamento aumentou de 55% em 2006 para 70% em 2015. Nesse último ano, a sequência de métodos mais frequentes foi autointoxicação por medicamentos (9%), armas de fogo (9%), envenenamento por pesticidas (5%) e precipitação de altura (4%).[91]

QUADRO 13.7 | **Efeito Werther e *13 Reasons Why***

No século XVIII, um famoso livro, *Os sofrimentos do jovem Werther*, tornou-se um marco do romantismo e uma febre entre os jovens. No livro, Goethe conta a história de um adolescente que vive uma paixão impossível com uma mulher na casa dos trinta anos.[17]

A estratégia adotada pelo autor do livro de deixar para o exame do leitor as cartas trocadas pelo casal de amantes fez tudo parecer muito crível. Adolescentes passaram a se matar vestidos como nas ilustrações do livro, tendo-o em mãos e usando o mesmo método letal – um tiro de pistola.

Ensinado nos cursos de jornalismo, o Efeito Werther acabou por reforçar o tabu social de evitar o assunto, e nada se publicava sobre suicídio.

Os tempos mudaram. Nos dias atuais, a internet tornou-se a nova ameaça a angariar jovens para a morte.[447] O suicídio é assunto nas redes sociais virtuais, e uma famosa série da Netflix denominada *13 reasons why*, lançada em abril de 2017, acabou sendo novo exemplo do Efeito Werther.

A série foi baseada no livro homônimo de Jay Asher e mostra, com detalhes, o método do suicídio a que chega uma adolescente, com romantização do drama e idealização da protagonista. Uma caixa de fitas de vídeo gravadas pela adolescente antes de se suicidar relata treze motivos pelas quais ela tirou sua própria vida.

Desde o início, a série gerou preocupação entre os profissionais de saúde dedicados à prevenção do suicídio. Em resposta, a Netflix adicionou um pequeno vídeo alertando os espectadores sobre os riscos e fornecendo, no Brasil, o número de telefone 188, do CVV. Em julho de 2019, a Netflix editou a cena do suicídio no episódio final da primeira temporada. O sucesso inicial da série levou à produção de três novas temporadas.

A preocupação dos especialistas em prevenção do suicídio não foram infundadas. Dois artigos independentes comprovaram o aumento de suicídios de adolescentes nos meses que se seguiram ao lançamento da série.

Um dos artigos avaliou o total de suicídios ocorridos nos Estados Unidos, mês a mês, de 1999 a 2017. De abril a junho de 2017, na faixa etária entre 10 e 19 anos, houve 22% mais suicídios no sexo feminino e 12% a mais no sexo masculino. Nos três meses a partir do lançamento da série, houve um excesso de mortalidade de 103 adolescentes.[488]

Em outro estudo científico norte-americano, estimou-se a ocorrência de um excesso de 195 suicídios, na faixa etária entre 10 e 177 anos, nos seis meses que se seguiram ao lançamento da série.[489]

Nas primeiras três semanas de exibição, a série aguçou a consciência do público sobre a temática do suicídio. Aumentaram as pesquisas no Google que usavam a palavra suicídio. Também houve maior demanda com expressões "como se matar". Elevaram-se, por outro lado, a busca por serviços de saúde mental e por telefones que prestam auxílio na área de prevenção do suicídio.[490]

QUADRO 13.8 | **Sugestões para reportagens sobre suicídio**

É incorreto simplificar um suicídio.

- Cautela com depoimentos e explicações de primeira hora!
- Pessoas entrevistadas à procura de uma *causa* para o ocorrido talvez transmitam sua *teoria*, que coloca a culpa em algo ou em alguém.
- Alguns entrevistados talvez neguem que a vítima tenha dado sinais de que planejava se matar. Essa percepção costuma mudar com o passar do tempo.
- Perguntas a serem feitas: a pessoa enfrentava problemas de saúde mental? Já havia feito algum tratamento?

Deve-se evitar:

- a palavra *suicídio* em chamadas e manchetes – o melhor é incluí-la no corpo do texto;
- a matéria na primeira página;
- chamadas dramáticas;
- ênfase no impacto da morte sobre as pessoas;
- fotos ou detalhes do método letal;
- certas expressões como *cometeu* suicídio, tentou o suicídio *sem sucesso*, *os suicidas*.

Aproveite a oportunidade para:

- conscientizar a população sobre prevenção do suicídio;
- incluir um quadro com as principais características de determinado transtorno mental;
- fornecer telefones e endereços de locais para se obter ajuda.

Fonte: Com base em Associação Brasileira de Psiquiatria.[491]

Hora, tomou a importante decisão editorial de quebrar um tabu e publicar uma série de reportagens sobre suicídio, que contou com a assessoria de especialistas e estendeu-se por oito páginas, publicadas em três dias consecutivos.[492]

O corolário da abertura que os órgãos de comunicação deram à prevenção do suicídio foi protagonizado pela Rede Globo, a maior rede de televisão do país, que, após negociações com a Comissão de Prevenção de Suicídio da ABP, decidiu levar ao ar, várias vezes durante o mês de agosto de 2010, uma chamada sobre prevenção do suicídio. A filmagem foi cuidadosa e exigiu assessoria especializada em saúde mental. A versão final foi de um filme de 30 segundos, em preto e branco, com a imagem em *close* de gotas de água pingando em um copo, até que o líquido extravasasse. Acompanhava o gotejar a seguinte narração em *off*: "Todos os dias, 24 pessoas [em 2010...] morrem por suicídio no Brasil. Em 90% dos casos, uma doença mental, principalmente depressão e dependência de álcool ou outras drogas, teve papel importante na morte. Quando essas pessoas não recebem tratamento adequado, a saúde mental chega a seu limite. É importante procurar ajuda". A chamada encerrava-se destacando, em primeiro plano, os seguintes dizeres: "Comportamento suicida: conhecer para prevenir".

Poderíamos dizer que, em termos de cobertura de imprensa, o suicídio deixou de ser tabu. A necessidade de sua prevenção virou notícia, o jornalismo encampou a prevenção do suicídio.

Nos últimos anos, as TVs abertas levaram ao ar programas bem elaborados sobre transtornos mentais e comportamento suicida. Em 2018, a temática do suicídio e sua prevenção foi o foco da *Conversa com Bial*, da TV Globo, com grande repercussão.

No ano anterior, uma série de reportagens da TV Record trouxe a público o problema da automutilação e do suicídio de jovens influenciados por um jogo perverso e criminoso difundido pelas redes sociais virtuais – o da Baleia Azul. O conteúdo da série foi desenvolvido e redundou em um livro que traz importante contribuição à prevenção do comportamento suicida – *Sobre viver: como jovens e adolescentes podem sair do caminho do suicídio e reencontrar a vontade de viver*.[447]

Deve-se a um jornalista o livro mais vendido em nosso país sobre prevenção do suicídio. *Viver é a melhor opção: a prevenção do suicídio no Brasil e no mundo*, de André Trigueiro. Lançado em 2015, venderam-se 60 mil cópias até fins de 2021. Além de ter escrito um livro tão importante, Trigueiro é um incansável palestrante sobre a temática da prevenção do suicídio.[493]

São exemplos de programas, reportagens e livros que seguiram exatamente o que a OMS aconselha: cobertura cuidadosa dos casos de suicídio, com inclusão de relatos de recuperação dos problemas mentais ou pensamentos suicidas, bem como a informação de serviços que oferecem apoio emocional e tratamento psiquiátrico.[29]

Apoio a adolescentes

A adolescência é um período crítico para a aquisição de habilidades socioemocionais, principalmente porque muitos problemas de saúde mental aparecem nessa etapa do desenvolvimento. A OMS incentiva várias ações de prevenção, como programas anti-*bullying*, programas educativos sobre transtornos mentais e risco de suicídio, serviços de apoio psicológico a estudantes, capacitação de professores e protocolos a serem seguidos em caso de risco de suicídio.[29]

Um programa educacional de sucesso foi desenvolvido na Suécia envolvendo 168 escolas e 11 mil estudantes do ensino médio. O estudo comparou várias estratégias de prevenção, tomando o cuidado de alocar, por sorteio, os participantes em dois grupos: um que recebia a intervenção e outro que não a recebia.

A estratégia de promover a educação dos estudantes sobre problemas de saúde mental foi a mais efetiva para prevenir comportamento suicida. Outras estratégias, como a educação de professores e funcionários para prevenção e a realização de *screening* para casos de risco, não se mostraram efetivas.[494]

Identificação precoce e acompanhamento de pessoas em risco

O histórico de tentativa de suicídio é o principal fator de risco para um futuro suicídio. O atendimento adequado e o acompanhamento cuidadoso de pessoas que tentaram o suicídio, incluindo busca ativa, se necessário, são importantes estratégias de prevenção. Os serviços de emergência, bem como os centros de atenção psicossocial devem estar disponíveis para, sem demora, acolher pessoas em crise suicida.[495,496]

Esse assunto é retomado mais a frente neste capítulo, em um item que relata a experiência que tivemos de registrar e acompanhar pessoas atendidas no pronto-socorro do Hospital de Clínicas da Universidade Estadual de Campinas (HC – Unicamp) por causa de uma tentativa de suicídio.

Sabemos que pessoas enlutadas pelo suicídio de alguém próximo têm maior risco de suicídio. Chama-se de posvenção o conjunto de medidas direcionadas ao apoio emocional dessas pessoas, tema tratado no Capítulo 11, "Após um suicídio". Grupos de autoajuda, formados por pessoas que perderam alguém por suicídio, podem complementar o apoio fornecido pelos serviços de saúde.[29]

Treinamento de profissionais em prevenção do suicídio

Uma revisão de artigos científicos mostrou que, em média, de cada quatro pessoas que se suicidaram, três tiveram contato com um profissional de saúde da atenção primária ao longo do ano que antecedeu o falecimento. E em torno de 45% das vítimas tiveram contato no mês que antecedeu o suicídio.[497]

Tal fato ilustra a importância de os médicos e outros profissionais da atenção primária se capacitarem para prevenção.[498] O treinamento para reconhecer precocemente e tratar adequadamente a depressão e outros transtornos mentais, seguido da retaguarda de serviços de saúde mental, diminui o número de suicídios.[236] O diagnóstico e o tratamento de pessoas que sofrem de transtornos mentais são abordados nos Capítulos 5 e 6, de conteúdo mais clínico.

O treinamento de outros profissionais de linha de frente, como professores, policiais militares e bombeiros ainda não conta com estudos conclusivos em termos de eficácia. No entanto, deve-se reconhecer a dificuldade em realizar protocolos de estudos que possam testar a efetividade de cada intervenção. Isso por várias razões, entre as quais: o número relativamente baixo de suicídios implica a necessidade de avaliar prospectivamente alguns milhares de indivíduos, a fim de atestar um resultado estatisticamente significativo; e limitações éticas impedem a alocação de indivíduos em grupos comparativos.

No Brasil, a prevenção do suicídio foi encampada, em várias unidades federativas, por forças de segurança, especialmente polícia militar e bombeiros. Os profissionais recebem instruções de como proceder em casos de atendimento de uma pessoa em risco de suicídio, bem como são conscientizados sobre o maior risco de suicídio entre os membros da corporação.[499-504]

Em um manual sobre prevenção do comportamento suicida, José Manoel Bertolote reuniu, a partir do trabalho de vários comitês de especialistas, evidências científicas a respeito do que funciona e do que não funciona em termos de estratégias de prevenção. Sua obra tem o respaldo da experiência internacional que ele obteve quando coordenou o programa SUPRE – Suicide Prevention da OMS.[96]

O Quadro 13.9 contém tais estratégias e sua força de evidência, com informações atualizadas por recente revisão de literatura.[236]

Prevenção do suicídio no Brasil

Em nosso país, até aproximadamente o ano 2000, os condicionantes de uma violência intrínseca presente em nossa sociedade já eram discutidos, mas a tragédia silenciosa dos suicídios permanecia à sombra dos altos índices de homicídios e de acidentes no trânsito. O suicídio não era visto como um problema de saúde pública; estava ofuscado por doenças endêmicas ou por outras causas de morte violenta.[107,505-507]

Vivemos em uma sociedade violenta, é inegável. Em 2019 houve 45.503 homicídios no Brasil, o que corresponde a uma taxa de 21,7 mortes por 100 mil habitantes, pouco mais do triplo da taxa nacional de suicídio. A exemplo do que ocorre com o suicídio, o número de homicídios pode ter sido maior do que o oficial, em função da deterioração na qualidade dos registros.[508]

A partir do ano 2000, a discussão sobre a natureza e a prevenção da violência no Brasil trouxe à tona o problema do suicídio. Houve um número crescente de livros, pesquisas e eventos científicos relacionados ao assunto. Dados sobre o suicídio passaram a ser divulgados pela grande imprensa, em reportagens abrangentes e ponderadas.

Destaco a seguir, por sua importância na área de prevenção do suicídio no Brasil, três marcos anteriores ao ano 2000.

QUADRO 13.9 | **Força de evidência da eficácia de diferentes estratégias de prevenção do suicídio**

Muito forte	Forte	Potencialmente benéfico	Prejudicial
Restrição de acesso a métodos de suicídio Treinamento de médicos generalistas para reconhecer e tratar depressão Acompanhamento, com busca ativa, se necessário, de pessoas que tentaram o suicídio Programas escolares baseados na promoção de habilidades sociais	Tratamento farmacológico adequado de doenças mentais Terapia cognitivo-comportamental e terapia comportamental dialética Cobertura responsável pela imprensa de casos de suicídio Triagem de casos de depressão e de risco de suicídio Centros de aconselhamento em crise	Controle mais efetivo da ingestão de bebidas alcoólicas Serviços comunitários de saúde mental e de apoio social Apoio para familiares em dificuldades Treinamento de profissionais de linha de frente (professores, policiais e bombeiros) Apoio para familiares e amigos enlutados Algoritmos para detectar pessoas com risco de suicídio em plataformas da internet	Programas escolares baseados exclusivamente em alerta sobre suicídio Mensagens de saúde pública focalizando tão somente o suicídio Divulgação inadequada de casos de suicídio Contratos clínicos de não suicídio e de não autoagressão

Fonte: Com base em Bertolote[22] e Mann e colaboradores.[236]

- O início das atividades do CVV, representado por seu primeiro plantão telefônico, deu-se em 28 de março de 1962.[498] É inegável a importância dessa organização filantrópica como uma das forças motoras da prevenção do suicídio. O CVV presta serviço voluntário e gratuito de apoio emocional e prevenção do suicídio para todas as pessoas que querem e precisam conversar, sob total sigilo e anonimato. Os contatos com o CVV são feitos pelos telefones 188 (24 horas e sem custo de ligação), pessoalmente ou pelo *site*, por *chat* e *e-mail*. Nesses canais, são realizados mais de 3 milhões de atendimentos anuais, por aproximadamente 4.000 voluntários nos mais de 120 postos de atendimento.

- Um pequeno livro de divulgação, da coleção Primeiros Passos, editora Brasiliense, foi lançado em 1984, tendo várias reimpressões e sendo importante para difundir o tema para o grande público: *O que é suicídio*, de Roosevelt Cassorla, um psicanalista com vasta produção em suicidologia. Foi vendido nacionalmente, em livrarias e em bancas de revistas.[509]
- Em 1998, ocorreu o primeiro grande evento científico na área: o I Simpósio sobre Suicídio, no Instituto de Psiquiatria da Universidade de São Paulo, que reuniu vários profissionais que já vinham trabalhando em prevenção ou com interesse na área do comportamento suicida.

O Quadro 13.10 lista alguns marcos da trajetória da prevenção do suicídio no Brasil. Provavelmente essa lista não está completa, mas reflete, em grande parte, eventos dos quais participei ou tomei conhecimento.

QUADRO 13.10 | **Alguns marcos na trajetória da prevenção do suicídio no Brasil**

1962	Início das atividades do Centro de Valorização da Vida, em São Paulo.
1983	Lançamento de *O que é suicídio*, da Coleção Primeiros Passos, editora Brasiliense[509]
1998	I Simpósio sobre Suicídio, no Instituto de Psiquiatria da Universidade de São Paulo.
2000	Estudo SUPRE-MISS (Estudo Multicêntrico de Intervenção no Comportamento Suicida) da Organização Mundial da Saúde (OMS) inclui o Brasil, e vários manuais da OMS sobre prevenção do suicídio são traduzidos e disponibilizados na internet[96]
2003	*Revista Superinteressante traz matéria de capa – Suicídio: por que as pessoas se matam?*[510]
2004-2006	Grupos de pesquisa de quatro centros universitários brasileiros (Unicamp, PUCRS, USP, UFMG) lançam três livros sobre suicídio[511-513]

Continua

QUADRO 13.10 | **Alguns marcos na trajetória da prevenção do suicídio no Brasil**

2006	Lançamento das *Diretrizes Nacionais para Prevenção do Suicídio* e de manuais do Ministério da Saúde[30]
2007	II Congresso da Associação de Suicidologia da América Latina (ASULAC), em Belo Horizonte
2007-2008	Dois jornalistas lançam livros sobre suicídio[514,515]
2008	Simpósio Internacional sobre Epidemiologia e Prevenção do Suicídio, em Salvador
2008	Série de reportagens sobre suicídio no jornal *Zero Hora*, de Porto Alegre.[492]
2009	Início de campanha de prevenção do suicídio da ABP[491]
2010	Seminário *Suicídio na imprensa: entre informação, prevenção e omissão*, na Fundação Oswaldo Cruz, Rio de Janeiro
	Veiculação de chamada sobre prevenção de suicídio na Rede Globo de Televisão
2012	Início da Rede Brasileira de Prevenção do Suicídio na internet
2014	Conselho Federal de Medicina e Associação Brasileira de Psiquiatria lançam manual de prevenção do suicídio.
2015	A campanha Setembro Amarelo foi criada conjuntamente pelo CVV, pelo CFM (Conselho Federal de Medicina) e pela ABP, com a proposta de associar a cor ao mês que marca o Dia Mundial de Prevenção do Suicídio (10 de setembro).
	Criação da Associação Brasileira de Estudos e Prevenção do Suicídio, em 13 de junho de 2015, durante o Simpósio Latino-americano de Prevenção do Suicídio, em Belo Horizonte.

No final de 2005, o Ministério da Saúde convocou um grupo de trabalho com a finalidade de elaborar um plano nacional de prevenção do suicídio. O grupo contou com representantes do governo, de entidades da sociedade civil e das universidades.Como resultado do trabalho desse grupo, as Diretrizes Nacionais para Prevenção do Suicídio foram lançadas no ano seguinte em evento comemorativo na Pontifícia Universidade Católica do Rio Grande do Sul (PUCRS), em Porto Alegre.[30]

As Diretrizes, instituídas pela Portaria nº 1.876, de 14 de agosto de 2006, recomendam várias estratégias de prevenção, entre elas: difusão e sensibilização da população a respeito de o suicídio ser um problema de saúde pública; estudos de seus determinantes e condicionantes; organização da rede de atenção e intervenções nos casos de tentativas de suicídio; coleta e análise de dados visando à disseminação de informações e à qualificação da gestão; educação permanente dos profissionais da saúde em prevenção do suicídio, especialmente dos que atuam na atenção básica.[30]

No Brasil, apesar de as tentativas de suicídio serem de notificação compulsória e imediata desde 2014, ainda é necessário ampliar a abrangência e a qualidade da notificação.[516] Em 2019, foi publicada a Lei nº 13.819 – Política Nacional de Prevenção da Automutilação e do Suicídio –, que visa ao registro e à atenção, de parte do poder público, dos casos de lesão autoprovocadas.[517]

Atualmente, podemos afirmar que se fortaleceu no país a percepção de que o suicídio, dentro de sua complexidade, *também* figura um problema de saúde pública. A campanha Setembro Amarelo, de conscientização sobre a necessidade de prevenção do suicídio, bem como a melhor qualidade das reportagens sobre o assunto, levaram à maior conscientização da população em relação à necessidade de estratégias mais efetivas para a prevenção da violência, incluindo-se a prevenção do suicídio.[518-520]

Cresceu, também, a conscientização sobre a necessidade de melhorar a qualidade do atendimento emergencial nas tentativas de suicídio[349,499,501] e, de modo mais amplo, nos serviços de saúde mental do país.[94,519,520]

Infelizmente, ainda não houve, no Brasil, avanços em direção a um plano nacional de prevenção do suicídio, o que permitiria, entre outras coisas, dotação orçamentária voltada para ações estratégicas. Apesar de algumas portarias e leis já publicadas, ainda é necessário transformar diretrizes políticas em ações mais efetivas, embasadas cientificamente, que poderão orientar novas políticas de prevenção e estratégias assistenciais. Isso se constitui em um desejado círculo virtuoso entre política, assistência e pesquisa, o que não é algo simples de ser alcançado.

TENTATIVAS DE SUICÍDIO: SEGUIMENTO SISTEMÁTICO

Dar especial atenção a pessoas que tentaram se matar é uma das principais estratégias em prevenção do suicídio.[29] A despeito disso, sabemos que, nos serviços de emergência, os casos de tentativa raramente recebem um atendimento cuidadoso em termos de saúde mental e sequer são encaminhados para um serviço especializado nessa área.[521]

Quando uma pessoa que tentou o suicídio consegue ser atendida em um serviço de saúde mental, a adesão ao tratamento proposto costuma ser baixa. A baixa adesão deve-se, pelo menos em parte, a dois fatores identificados por um de nossos estudos: as dificuldades encontradas para se deslocar até o centro de atendimento e a dissonância existente entre as expectativas desses pacientes e o que a equipe de saúde é capaz de lhes oferecer.[290]

Essa foi uma das experiências que nos indicava os novos percursos e desafios a encampar no intuito de ajudar as pessoas que tentam o suicídio. Há, obviamente, vários outros fatores que interferem na adesão ao tratamento, abordados no Capítulo 10, "Mantendo o paciente estável".

Estudo Multicêntrico de Intervenção no Comportamento Suicida

A OMS lançou, no ano 2000, o Estudo Multicêntrico de Intervenção no Comportamento Suicida (SUPRE-MISS), um projeto realizado em oito países: África do Sul, Brasil, China, Estônia, Índia, Irã, Sri Lanka e Vietnã. Em cinco deles foi possível efetuar um ensaio clínico controlado para avaliar uma estratégia inovadora de incentivo à busca e à manutenção de tratamento de pessoas que compareceram aos serviços de pronto-socorro após uma tentativa de suicídio.[96] No Brasil, Campinas foi escolhida para a execução do projeto.

Foram comparados dois grupos de pessoas atendidas por tentativa de suicídio, sorteadas aleatoriamente para compor duas modalidades de tratamento:[96]

- uma intervenção psicossocial, incluindo entrevista motivacional e telefonemas periódicos, segundo o fluxograma da Figura 13.1 (no momento da alta hospitalar, os pacientes eram encaminhados para um serviço da rede de saúde);
- tratamento usual (apenas um encaminhamento, por ocasião da alta, para um serviço da rede de saúde).

No total, 2.238 indivíduos participaram do estudo. Na maioria das vezes, o seguimento foi feito por meio de telefonemas periódicos, mas alguns casos exigiram visita domiciliar.[96]

Ao final de 18 meses de seguimento, a porcentagem de suicídios no grupo que não recebeu os telefonemas periódicos foi, comparativamente, 10 vezes maior (2,2 *versus* 0,2%, p < 0,001).[522] No entanto, a intervenção não foi capaz de reduzir o número de tentativas de suicídio.[246]

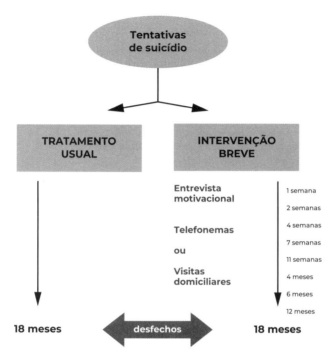

FIGURA 13.1 | **Fluxograma do ensaio clínico SUPRE-MISS, da Organização Mundial da Saúde.**
Fonte: Com base em World Health Organization.[96]

Os resultados mostram que essa estratégia poderia ser uma alternativa interessante, a um custo financeiro relativamente baixo, para evitar mortes por suicídio.

A experiência advinda do SUPRE-MISS foi repetida, em formato de programa assistencial, nos municípios de São Paulo (Quadro 13.11) e Campinas[65] e em quatro municípios do Rio Grande do Sul.

Agora, fora de um ambiente universitário e sem uma equipe especializada no atendimento de tentativas de suicídio, seria importante um acréscimo aos novos projetos: teríamos que fazer valer nossa experiência docente e assistencial para montar um treinamento para profissionais da rede pública de saúde. Em outras palavras, teríamos que ajudar os participantes, ao final de poucas horas de aulas e de discussões clínicas, a sentirem-se animados para iniciar o acompanhamento de casos tão desafiantes quanto os de pacientes em crise suicida.

QUADRO 13.11 | **Seguimento sistemático de indivíduos que tentaram o suicídio em São Paulo**

No município de São Paulo, estabeleceu-se, nas subprefeituras da Sé e do Jabaquara, um programa que incluiu: a) capacitação de profissionais de saúde em prevenção de suicídio; b) registro, monitoramento e busca ativa (em caso de não comparecimento à unidade de saúde) de todos os indivíduos que tentaram o suicídio e que foram atendidos nos hospitais gerais da região.

A capacitação dirigiu-se a 150 profissionais de equipes dos prontos-socorros de hospitais gerais, das unidades básicas de saúde, dos centros de atenção psicossocial e do Programa Saúde da Família (PSF). Consistia-se em um curso teórico de 20 horas e supervisões clínicas quinzenais, ao longo de 2004 e 2005. Nesse período, foram acompanhadas 75 pessoas que tentaram o suicídio.

O paciente, ao ser dispensado do pronto-socorro, já saía com um encaminhamento para um profissional que trabalhasse em um serviço próximo a sua residência. Um funcionário do hospital deveria comunicar a tentativa de suicídio à coordenação do programa. Isso foi feito por meio de um impresso simples, de uma página, que nos era transmitido por fax.

O monitoramento por telefone foi feito por uma psicóloga da coordenação do programa, que se encontrava na central de vagas do município. Uma particularidade desse projeto é que não eram os pacientes que recebiam os telefonemas, mas sim os profissionais da saúde que haviam feito a capacitação e que ficaram responsáveis pelo acompanhamento regular dos casos de tentativa de suicídio.

Ainda que não tivesse exatamente o objetivo de *cuidar* dos cuidadores, esses telefonemas, juntamente com as reuniões clínicas que mantínhamos, propiciaram um alto grau de engajamento dos profissionais participantes do projeto.

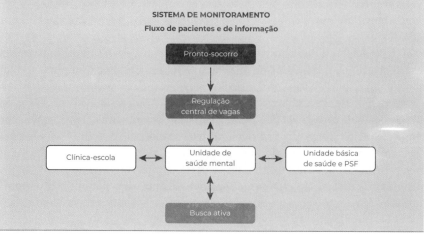

Continua

QUADRO 13.11 | **Seguimento sistemático de indivíduos que tentaram o suicídio em São Paulo**

Em dois anos de duração do projeto, não houve casos de suicídio entre os pacientes. Nas reuniões quinzenais, feitas com a presença de todos os profissionais, discutiam-se entraves operacionais e dificuldades clínicas nos acompanhamentos. Criou-se, naturalmente, uma microrrede de atenção, dedicada especificamente para cada um dos pacientes.

Verificamos que essa forma personalizada de atender os casos de tentativas de suicídio, nos dizeres de um dos profissionais do projeto, "mobilizava mentes e corações". A rede se estabelecia e se fortalecia – na verdade, as relações humanas se fortaleciam – a cada novo paciente que chegava. Foi uma experiência bastante estimulante para todos os que participaram do projeto.

Na mesma linha do projeto realizado no município de São Paulo, em Campinas participaram da capacitação 270 profissionais da saúde (equipes de saúde mental da rede básica e dos centros de atenção psicossocial). O treinamento teve carga horária de 18 horas, divididas em 14 horas de aulas teóricas e quatro de discussão de casos clínicos que estavam em atendimento nos serviços da rede municipal de saúde. As atitudes e a aquisição de conhecimentos de parte dos profissionais foram avaliadas antes e após o treinamento.[65]

Foram incluídos todos os 67 casos de tentativas de suicídio de residentes da região Sudoeste do município de Campinas atendidos no único hospital da região. Após o atendimento de uma tentativa de suicídio, um impresso de registro era enviado por fax para uma central. Criou-se uma planilha que facilitasse o monitoramento da adesão ao tratamento. Foram feitos telefonemas regulares aos pacientes, independente do fato de estarem recebendo atendimento em saúde mental em algum serviço da rede pública ou em um consultório privado.[65]

A experiência de combinar a capacitação de profissionais e o acompanhamento de casos de tentativas de suicídio foi também utilizada em um projeto assistencial realizado em quatro municípios do estado do Rio Grande do Sul: Candelária, Santa Cruz do Sul, São Lourenço do Sul e Venâncio Aires, todos com elevados índices de suicídio. A iniciativa produziu um manual de prevenção, disponível na internet, que pode ser útil aos profissionais que se encontram na linha de frente do atendimento prestado a pessoas que tentam o suicídio.

Duas observações sobre a experiência adquirida por nossa equipe a partir dos projetos aqui descritos: uma pessoa-chave no pronto-socorro e os telefonemas periódicos.

Pessoa-chave no pronto-socorro. O primeiro requisito para um projeto assistencial baseado no SUPRE-MISS é ficar sabendo da ocorrência de uma tentativa de suicídio que foi ou está sendo atendida em um serviço de urgência e, logo em seguida, fazer contato com o paciente.

Os médicos de plantão não costumam acionar ou encaminhar o paciente para um profissional de saúde mental. Sempre tivemos a prestimosa colaboração de profissionais não médicos que trabalhavam nos serviços de emergência, principalmente de assistentes sociais. Em alguns casos, a própria recepção do pronto-socorro, ao se certificar de que se tratava de uma tentativa de suicídio, entrava em contato conosco.

Vale o lembrete: para essa estratégia de prevenção funcionar, é preciso ter o registro do atendimento e os meios, idealmente mais do que um, para localizar as pessoas atendidas por tentativa de suicídio.

Telefonemas periódicos. Aprendemos muito com os telefonemas realizados. A tarefa mobiliza muita emoção, é cansativa, exige cuidados técnicos especiais e supervisão. Nossa experiência foi condensada em um pequeno livro, chamado *Telefonemas na crise: percursos e desafios na prevenção do suicídio*.[382]

Originalmente, no SUPRE-MISS, os telefonemas não foram concebidos como modalidade de tratamento, no sentido estrito, mas como uma forma de incentivar e facilitar o atendimento e a adesão das pessoas em uma unidade da rede de serviços de saúde mental. Na realidade, o trabalho pelo telefone fazia parte de um programa assistencial maior, que incluía ações de outros profissionais e instituições.

Ainda que tivessem sido idealizados como incentivo e reforço de busca ou manutenção de tratamento, não como tratamento em si, precisamos reconhecer o valor terapêutico intrínseco desses telefonemas. Eles propiciaram e fortaleceram vínculos que protegem contra o suicídio. Havia nos telefonemas um poderoso efeito terapêutico: a possibilidade dada ao sujeito de simbolizar sua tentativa de suicídio, seu *ato-dor*:[382]

> Talvez a função primordial dos telefonemas tenha sido a construção, com a pessoa, de uma *narrativa* a respeito do que lhe acontecera, para que ela se apropriasse disso. É fácil perder essa dimensão subjetiva na rotina apressada de um pronto-socorro. Frequentemente, a tentativa de suicídio deixa de ser tomada como um marco na trajetória pessoal para se tornar pedaço de uma história a ser esquecida, jogada fora, odiada [...] A ideia, com os telefonemas, além da manutenção da adesão a um tratamento, era de que a pessoa pudesse integrar e ressignificar essa vivência. A narrativa inicial, feita ao telefone, era algo a ser mantido na mente, até chegar ao atendimento em um serviço de saúde.

ENTRAVES NA PORTA DE ENTRADA

Espera-se que os serviços de saúde incorporem a prevenção de suicídio como um componente essencial e rotineiro no rol de suas funções. Para ficarmos apenas com dois exemplos, a depressão e o uso nocivo de bebidas alcoólicas com frequência levam ao suicídio. O reconhecimento desses transtornos é o primeiro passo para prevenir, em especial quando existe comorbidade de depressão com uso abusivo de substâncias psicoativas. Detecção precoce e manejo adequado dos transtornos mentais são elementos-chave nos programas de prevenção.

Na mesma linha do que exemplificamos anteriormente, várias das estratégias de prevenção baseiam-se em um profissional que, em dado momento, por estar na *porta de entrada* do sistema de saúde, estará frente a frente com uma pessoa em crise suicida. Esse é um ponto nevrálgico em qualquer planejamento na área de saúde: o profissional que, individualmente, no encontro com o paciente, deverá dar realidade prática aos fluxogramas idealizados pelos gestores das políticas de saúde pública.

A esse respeito, gostaria de fazer as três considerações a seguir.

- Em decorrência do contato mais próximo com as famílias, as equipes das unidades básicas são consideradas o primeiro recurso no trabalho de prevenção, a *porta de entrada* do sistema. Uma relação de proximidade e o conhecimento dos indicativos de risco são essenciais para identificar pessoas potencialmente suicidas. Feito isso, é preciso haver profissionais capazes e serviços de saúde mental disponíveis para o tratamento. Na ausência destes, identificar o risco e não ter para onde encaminhar o paciente é angustiar-se com sentimentos de desamparo e impotência e com o receio de ser responsabilizado pelo suicídio que venha a ocorrer.[44,382]
- Se tivermos sucesso em nossas empreitadas de oferecer mais apoio a uma pessoa que tentou o suicídio, por meio da conexão de vários níveis de serviços assistenciais, naturalmente se formará uma *rede de proteção* baseada em laços e no interesse compartilhado pelos profissionais que, *pessoalmente*, engajam-se no atendimento. Rompe-se o tradicional modelo da díade *usuário/prestador de serviço*, e o cuidar se personaliza. Este foi um importante aprendizado que tivemos nos projetos realizados: o fortalecimento da rede, via formação de vínculos com pacientes e profissionais identificados por seus nomes e identificados, também, com uma proposta assistencial.
- As atitudes negativas que, por preconceito ou por medo, temos em relação ao suicídio, costumam ser o primeiro – e poderoso – obstáculo para a detecção do risco de uma pessoa vir a se matar. Temos, então, que fazer uma espécie de retorno às nuances da relação estabelecida entre profissional e

paciente e nos perguntar: "Qual é a natureza do medo que esse paciente desperta em mim?". Saímos, assim, de uma ideia de prevenção pública, genérica e abstrata, para nos debruçarmos sobre o caráter dramático, ímpar e intersubjetivo da relação que se estabelece entre o clínico e uma pessoa em crise suicida.

Nos cursos de capacitação – nos projetos assistenciais ligados à prevenção em geral –, é preciso, antes de qualquer coisa, "mobilizar mentes e corações" para a problemática do suicídio, que não é do campo da morte, como pode inicialmente parecer, mas dos mistérios da existência. Para tanto, antes de informações e de treinamentos para avaliar e manejar riscos, é preciso examinar as atitudes e a disponibilidade interna que guardamos em relação aos pacientes suicidas atendidos. Não é por acaso que "Atitudes" é o título do capítulo que abre este livro.

A prevenção do suicídio, ainda que não seja tarefa fácil, é possível. Não conseguiremos evitar todos os suicídios. Nenhuma sociedade, em nenhum tempo, conseguiu isso. Não podemos silenciar sobre a magnitude e o impacto do suicídio, que cresce tanto entre os adolescentes em nossa sociedade. Não todas, mas considerável porção de mortes pode ser evitada.

Referências

1. Retterstol N. Suicide: a european perspective. Cambridge: Cambridge University; 1993.

2. Alvarez A. O deus selvagem. São Paulo: Companhia das Letras; 1999.

3. Steinmetz SR. Suicide among primitive peoples. Am Anthropol. 1894;7(1):53-60.

4. Oliveira SV, Oda AMGR. O suicídio de escravos em São Paulo nas últimas duas décadas da escravidão. Hist Ciênc Saúde Manguinhos. 2008;15(2):371-88.

5. Zilboorg G. Differential diagnostic types of suicide. Arch Gen Psychiatry. 1936;35(2):270-91.

6. Durkheim E. O suicídio: estudo sociológico. Porto: Presença; 1996.

7. Platão. Fédon. São Paulo: Edipro; 2011.

8. Werth JL. Rational suicide? Implications for mental health professionals. London: Taylor & Francis; 1996.

9. Challaye F. Pequena história das grandes filosofias. São Paulo: Nacional; 1978.

10. Minois G. História do suicídio. Lisboa: Teorema; 1998.

11. Barbagli M. O suicídio no Ocidente e no Oriente. Petrópolis: Vozes; 2019.

12. Vale LA. E foram deixados para trás: uma reflexão sobre o fenômeno do suicídio. São Paulo: Edições Loyola; 2017.

13. Shakespeare W. Hamlet. Porto Alegre: LPM; 1996.

14. Brown RM. The art of suicide. London: Reaktion Books; 2001.

15. Burton R. A anatomia da melancolia. Curitiba: UFPR; 2011.

16. Goethe JW. Fausto. São Paulo: Martin Claret; 2002.

17. Goethe JW. Os sofrimentos do jovem Werther. São Paulo: Martin Claret; 2009.

18. Pirkis J. Suicide and the media. Psychiatry. 2009;8(7):269-71.

19. Jack B. Goethe's Wherther and its effects. Lancet Psychiatry. 2014;1(1):18-9.

20. Mishara BL, Weisstub DN. The legal status of suicide: a global review. Int J Law Psychiatry. 2016;44:54-74.

21. Buarque C. Construção. Amsterdam: Philips Records; 1971.

22. Bertolote JM. O suicídio e sua prevenção. São Paulo: Unesp; 2012.

23. Santos DD. Centro de Valorização da Vida (CVV): 50 anos ouvindo pessoas. São Paulo: Aliança; 2012.

24. United Nations. Prevention of suicide guidelines for the formulation and implementation of national strategies. New York: UN; 1996.

25. World Health Organization. Prevention of suicide. Geneva: WHO; 1969.

26. World Health Organization. Suicide and attempted suicide. Geneva: WHO; 1974.

27. World Health Organization. Preventing suicide: a global imperative. Geneva: WHO; 2014.

28. World Health Organization. Suicide worldwide in 2019: global health estimates. Geneva: WHO; 2021.

29. World Health Organization. Live life: an implementation guide for suicide prevention in countries. Geneve: WHO; 2021.

30. Brasil. Ministério da Saúde. Portaria nº 1.876/GM, de 14 de agosto de 2006. Institui diretrizes nacionais para prevenção do suicídio, a ser implantadas em todas as unidades federadas, respeitadas as competências das três esferas de gestão. Brasília: MS; 2006.

31. Brasil. Ministério da Saúde. Saúde Brasil 2007: uma análise da situação de saúde. Brasília: MS; 2008.

32. Kovács MJ. Revisão crítica sobre conflitos éticos envolvidos na situação de suicídio. Psicol Teor Prat. 2013;15(3):69-82.

33. Birtchnell J. Psychotherapeutic considerations in the management of the suicidal patient. Am J Psychother. 1983;37(1):24-36.

34. Costello MM, West DJ, Ramirez B. End-of-life decisions: some international comparisons. World Health Popul. 2014;15(2):4-13.

35. Mishara BL. Synthesis of research and evidence on factors affecting the desire of terminally ill or seriously chronically ill persons to hasten death. Omega. 1999;39(1):1-70.

36. Kelly B, Burnett P, Pelusi D, Varghese FT, Robertson M. Doctors and their patients: a context for understanding the wish to hasten death. Psychooncology. 2003;12(4):375-84.

37. Breitbart W, Pessin H, Kolva E. Suicide and desire for hastened death in people with cancer. In: Kissane DW, Maj M, Sartorius N, editors. Depression and cancer. Chichester: Wiley Blackwell; 2011. p. 125-50.

38. Oppenheim NA. Questionnaire design, interviewing and attitude measurement. London: Pinter; 1992.

39. Botega NJ, Mann AH, Blizard R, Wilkinson G. General practitioners and depression: first use of the depression attitude questionnaire (DAQ). Int J Meth Psychiatric Res. 1992;2:169-80.

40. Botega NJ, Silveira GM. General practitioners attitudes towards depression: a study in primary care setting in Brazil. Int J Soc Psychiatry. 1996;42(3):230-7.

41. Botega NJ, Metze K, Marques E, Cruvinel A, Moraes ZV, Augusto L, et al. Attitudes of medical students to necropsy. J Clin Pathol. 1997;50(1):64-6.

42. Hastings J, editor. Encyclopaedia of religion and ethics. New York: Charles Scribner's Sons; 1921.

43. Botega NJ, Reginato DG, Silva SV, Rapeli CB, Cais CF, Mauro ML, et al. Nursing personnel attitudes towards suicide: the development of a measure scale. Rev Bras Psiquiatr. 2005;27(4):315-8.

44. Botega NJ, Silva SV, Reginato DG, Rapeli CB, Cais CF, Mauro ML, et al. Maintained attitudinal changes in nursing personnel after a brief training on suicide prevention. Suicide Life Threat Behav. 2007;37(2):145-53.

45. Botega NJ, Cais CFS. Comportamento suicida. In: Botega NJ, organizador. Prática psiquiátrica no hospital geral: interconsulta e emergência. 4. ed. Porto Alegre: Artmed; 2017. p. 257-78.

46. Koenig HG, Larson DB. Religion and mental health: evidence for an association. Int Rev Psychiatry. 2001;13(2):67-78.

47. Sisask M, Värnik A. Media roles in suicide prevention: a systematic review. Int J Environ Res Public Health. 2012;9(1):123-38.

48. Werlang BG, Asnis N. Perspectiva histórico-religiosa. In: Werlang BG, Botega NJ, organizadores. Comportamento suicida. Porto Alegre: Artmed; 2004. p. 59-74.

49. Mariano R. Análise sociológica do crescimento pentecostal no Brasil [tese]. São Paulo: Universidade de São Paulo; 2001.

50. Pinguet M. A morte voluntária no Japão. Rio de Janeiro: Rocco; 1987.

51. Kanai A. Karoshi (work to death) in Japan. J Bus Ethics. 2009;84:209.

52. Bando DH, Barrozo LV. O suicídio na cidade de São Paulo: uma análise sob a perspectiva da geografia da saúde. São Paulo: Humanitas; 2010.

53. Dalgalarrondo P, Marín-León L, Botega NJ, Barros MBA, Oliveira HB. Religious affiliation and psychiatric morbidity in Brazil: higher rates among evangelicals and spiritists. Int J Soc Psychiatry. 2008;54(6):562-74.

54. Botega NJ, Barros MB, Oliveira HB, Dalgalarrondo P, Marín-León L. Suicidal behavior in the community: prevalence and factors associated with suicidal ideation. Rev Bras Psiquiatr. 2005;27(1):45-53.

55. Soeiro RE, Colombo ES, Ferreira MHF, Guimarães PSA, Botega NJ, Dalgalarrondo P. Religião e transtornos mentais em pacientes internados em um hospital geral universitário. Cad Saúde Pública. 2008;24(4):793-99.

56. Dalgalarrondo P. Religião, psicopatologia & saúde mental. Porto Alegre: Artmed; 2008.

57. Suominen K, Isometsä E, Heilä H, Lönnqvist J, Henriksson M. General hospital suicides: a psychological autopsy study in Finland. Gen Hosp Psychiatry. 2002;24(6):412-6.

58. Suokas J, Lönnqvist J. Work stress negative effects on the attitude of emergency personnel towards patients who attempted suicide. Acta Psychiatr Scand. 1989;79(5):474-80.

59. Herron J, Ticehurst H, Appleby L, Perry A, Cordingley L. Attitudes toward suicide prevention in front-line health staff. Suicide Life Threat Behav. 2001;31(3):342-7.

60. Valente S. Overcoming barriers to suicide risk management. J Psychosoc Nurs Ment Health Serv. 2002;40(7):22-33.

61. Berlim MT, Perizzolo J, Lejderman F, Fleck MP, Joiner TE. Does a brief training on suicide prevention among general hospital personnel impact their baseline attitudes towards suicidal behavior? J Affect Disord. 2007;100(1-3):233-9.

62. Maltsberger JT, Buie DH. Countertransference hate in the treatment of suicidal pateients. Arch Gen Psychiatry. 1974;30(5):625-33.

63. Ferrara P, Destrebecq A, Terzoni S, Poggi AD, Ruta F, Oliverio V, et al. Nursing students' attitudes toward suicide and suicidal patients: italian validation of the suicide behavior attitude questionnaire (SBAQ). Prof Inferm. 2021;74(2):89-94.

64. Valergaki E, Tsagarakis M, Strimbouli-Grimbouli G, Anifantaki E, Tripodianakis I. Attitudes of medical and nursing personnel on suicide. Psychiatriki. 2008;19(3):231-7.

65. Cais CFS, Silveira IU, Stefanello S, Botega NJ. Suicide prevention training for professionals in the public health network in a large Brazilian city. Arch Suicide Res. 2011;15(4):384-9.

66. Santos JC, Simões RM, Erse MP, Façanha JD, Marques LA. Impact of "+Contigo" training on the knowledge and attitudes of health care professionals about suicide. Rev Lat Am Enfermagem. 2014;22(4):679-84.

67. Vedana KGG, Magrini DF, Zanetti ACG, Miasso AI, Borges TL, Santos MA. Attitudes towards suicidal behaviour and associated factors among nursing professionals: a quantitative study. J Psychiatr Ment Health Nurs. 2017;24(9-10):651-9.

68. Ferrara P, Terzoni S, Ruta R, Poggi AD, Destrebecq A, Gambini O, et al. Nursing students' attitudes towards suicide and suicidal patients: a multicentre cross-sectional survey. Nurse Educ Today. 2022;109:105258.

69. Värnik P. Suicide in the world. Int J Environ Res Public Health. 2012;9:760-71.

70. Suicide is declining almost everywhere [Internet]. The Economist. 2018 [acesso em 17 abr. 2022]. Disponível em: https://www.economist.com/international/2018/11/24/suicide--is-declining-almost-everywhere.

71. O'Dea D, Tucker S. The cost of suicide to society. Wellington: Ministry of Health; 2005.

72. Ywata AXC, Cerqueira DRC, Rodrigues RI, Lobão WJA. Custos das mortes por causas externas no Brasil. Rev Bras Biom. 2008;26(3):23-47.

73. Sgobin SMT, Travali ALM, Coelho OR, Botega NJ. Direct and indirect cost of suicide attempts in a general hospital: a cost of illness study. Sao Paulo Med J. 2015;133(3):218-26.

74. GBD 2019 Diseases and Injuries Collaborators. Global burden of 369 diseases and injuries in 204 countries and territories, 1990-2019: a systematic analysis for the Global Burden of Disease Study 2019. Lancet. 2020;396(10258):1204-22.

75. Brasil. Ministério da Saúde. Secretaria de Vigilância em Saúde. Mortalidade por suicídio e notificações de lesões autoprovocadas no Brasil. Boletim epidemiológico. 2021;52(33):1-10.

76. Baldaçara L, Meleiro A, Quevedo J, Vallada H, Silva AG. Epidemiology of suicides in Brazil: a systematic review. Global Psychiatry. 2022;5(1):10-25.

77. Marín-León L, Oliveira HB, Botega NJ. Suicide in Brazil, 2004-2010: the importance of small counties. Rev Panam Salud Publica. 2012;32(5):351-9.

78. Lovisi GM, Santos AS, Legay L, Abelha L, Valencia E. Análise epidemiológica do suicídio no Brasil entre 1980 e 2006. Rev Bras Psiquiatr. 2009;31(Suppl 2):S86-94.

79. Minayo MC, Meneghel SN, Cavalcante FG. Suicídio de homens idosos no Brasil. Cien Saúde Colet. 2012;17(10):2665-74.

80. Minayo MCS, Pinto LW, Assis SG, Cavalcante FG, Mangas RMN. Tendência da mortalidade por suicídio na população brasileira e idosa, 1980-2006. Rev Saúde Pública. 2012;46(2):300-9.

81. Bertolote JM, Botega NJ, Leo D. Inequities in suicide prevention in Brazil. Lancet. 2011;378(9797):1137.

82. Jorquera CZ, Jaen-Varas D, Mari JJ. Homicide and suicide in megacities. In: Okkels N, Kristiansen CB, Munk-Jorgensen P, editors. Mental health and illness worldwide. New York: Springer; 2017. p. 133-51.

83. Franck MC, Monteiro MG, Limberger RP. Mortalidade por suicídio no Rio Grande do Sul: uma análise transversal dos casos de 2017 e 2018. Epidemiol Serv Saude. 2020;29(2):e2019512.

84. Leal OE. Suicídio, honra e masculinidade na cultura gaúcha. Cad Antropologia UFRGS. 1992;6:7-21.

85. Faria NMX, Victora CG, Meneghel SN, Carvalho LA, Falk JW. Suicide rates in the state of Rio Grande do Sul, Brazil: association with socioeconomic, cultural, and agricultural factors. Cad Saúde Pública. 2006;22(12):2611-21.

86. Franck MC, Sgaravatti AM, Scolmeister D, Fassina V, Bettoni CC, Jardim FR, et al. Suicide and associated factors across life span. J Bras Psiquiatria. 2020;69(1):3-12.

87. Trapé AZ, Botega NJ. Inquérito de morbidade auto-referida e exposição a agrotóxicos. In: Etges VE, Ferreira MAF, organizadores. Produção de tabaco: impacto no ecossistema e na saúde humana na região de Santa Cruz do Sul/RS. Santa Cruz do Sul: UNISC; 2006. p. 116-41.

88. Carlini EA, supervisor. II levantamento domiciliar sobre o uso de drogas psicotrópicas no Brasil: estudo envolvendo as 108 maiores cidades do país: 2005. São Paulo: CEBRID; 2006.

89. Barros MB, Botega NJ, Dalgalarrondo P, Marín-León L, Oliveira HB. Prevalence of alcohol abuse and associated factors in a population-based study. Rev Saúde Pública. 2007;41(4):502-9.

90. Brasil. Ministério da Saúde. Secretaria de Vigilância em Saúde. Suicídio: saber agir e prevenir. Boletim Epidemiológico. 2017;48(30):1-15.

91. Jaen-Varas DC, Mari JJ, Asevedo E, Borschmann R, Diniz E, Ziebold C, et al. A 10-year ecological study of the methods of suicide used by Brazilian adolescents. Cad. Saúde Pública. 2020;36(8):e00104619.

92. Nock MK, Borges G, Bromet EJ, Alonso J, Angermeyer M, Beuatrais A. Cross-national prevalence and risk factors for suicidal ideation, plans and attempts. Brit J Psychiatry. 2008;192(2):98-105.

93. Fleischmann A, Bertolote JM, Leo D, Botega N, Phillips M, Sisask M, et al. Characteristics of attempted suicides seen in emergency-care settings of general hospitals in eight low-and middle-income countries. Psychol Med. 2005;35(10):1467-74.

94. Botega NJ, Marín-León L, Oliveira HB, Barros MB, Silva VF, Dalgalarrondo P. Prevalências de ideação, planos e tentativas de suicídio: um inquérito populacional em Campinas SP. Cad Saúde Pública. 2009;25(12):2632-8.

95. Ferreira AD, Sponholz Jr A, Mantovani C, Pazin Filho A, Passos ADC, Botega NJ, et al. Clinical features, psychiatric assessment and longitudinal outcome of suicide attempters admitted to a tertiary emergency hospital. Arch Suicide Res. 2016;20(2):191-204.

96. World Health Organization. Multisite intervention study on suicidal behaviours (SUPRE-MISS). Geneva: WHO; 2002.

97. Bertolote JM, Fleischmann A, Leo D, Bolhari J, Botega N, Silva D, et al. Suicide attempts, plans, and ideation in culturally diverse sites: the WHO SUPRE-MISS community survey. Psychol Med. 2005;35(10):1457-65.

98. Werneck GL, Hasselmann MH. Intoxicações exógenas em hospitais da região metropolitana do Rio de Janeiro. Cad Saúde Colet. 2005;13(3):767-78.

99. Corrêa CL, Zambrone FAD, Cazarin kCC. Intoxicação por "chumbinho": um desafio para o diagnóstico clínico e para o tratamento. Rev Bras Toxicol. 2004;17(2):71-8.

100. Bucaretchi F, Prado CC, Branco MM, Soubhia P, Metta GM, Mello SM, et al. Poisoning by illegal rodenticides containing acetylcholinesterase inhibitors: a prospective case series. Clin Toxicol. 2012;50(1):44-51.

101. Paykel ES, Myers JK, Lindenthal JJ, Tanner J. Suicidal feelings in the general population: a prevalence study. Br J Psychiatry. 1974;124:460-9.

102. Goldney RD, Winefield AH, Tiggermann M. Suicide ideation in a young adult population. Acta Psychiatr Scand. 1989;79(5):481-9.

103. Silva VF, Oliveira HB, Botega NJ, Marín-León L, Barros MBA, Dalgalarrondo P. Fatores associados à ideação suicida na comunidade: um estudo de caso-controle. Cad Saúde Pública. 2006;22(9):1835-43.

104. Botega NJ, Mitsuushi GN, Azevedo RC, Lima DD, Fanger PC, Mauro ML, et al. Depression, alcohol use disorders and nicotine dependence among patients at a general hospital. Rev Bras Psiquiatr. 2010;32(3):250-6.

105. Botega NJ, Azevedo RCS, Mauro MLF, Mitsuushi GN, Fanger PC, Lima DD, et al. Factors associated with suicide ideation among medically and surgically hospitalized patients. Gen Hosp Psychiatry. 2010;32(4):396-400.

106. Ores LC, Quevedo LA, Jansen K, Carvalho AB, Cardoso TA, Souza LDM, et al. Risco de suicídio e comportamentos de risco à saúde em jovens de 18 a 24 anos: um estudo descritivo. Cad Saúde Pública. 2012;28(2):305-12.

107. Botega NJ, Garcia LS. Brazil: the need for violence (including suicide) prevention. World Psychiatry. 2004;3(3):157-8.

108. Reichenheim ME, Souza ER, Moraes CL, Jorge MHPM, Silva CMFP, Minayo MCS. Violence and injuries in Brazil: the effect, progress made, and challenges ahead. Lancet. 2011;377(9781):1962-75.

109. Silverman MM, Berman AL, Sanddal ND, O'Carroll PW, Joiner TE. Rebuilding the Tower of Babel: a revised nomenclature for the study of suicide and suicidal behaviour part 2: suicide-related ideations, communications and behaviours. Suicide Life Threat Behav. 2007;37(3):264-77.

110. Rockett IRH, Smith GS. Suicide misclassification in an international context. Atlanta: CDC; 1995.

111. Gotsens M, Marí-Dell'Olmo M, Rodríguez-Sanz M, Martos D, Espelt A, Pérez G, et al. Validation of the underlying cause of death in medicolegal deaths. Rev Esp Salud Publica. 2011;85(2):163-74.

112. Pritchard C, Hean S. Suicide and undetermined deaths among youths and young adults in Latin America: comparison with 10 major developed countries-a source of hidden suicides? Crisis. 2008;29(3):145-53.

113. Cerqueira D, Ferreira H, Bueno S, coordenadores. Atlas da violência 2021. São Paulo: FBSP; 2021.

114. Instituto Brasileiro de Geografia e Estatística. Estatísticas dos registros civis 2009. Rio de Janeiro: IBGE; 2010.

115. Paes NA, Gouveia JF. Recovery of the main causes of death in the Northeast of Brazil: impact on life expectancy. Rev Saúde Pública. 2010;44(2):301-9.

116. Drumond M, Barrozo MBA. Desigualdades socioespaciais na mortalidade do adulto no município de São Paulo. Rev Bras Epidemiol. 1999;2(1/2):34-49.

117. Kroemer G. Kunahã made: o povo do veneno: sociedade e cultura do povo Zuruahá. Belém: Mensageiro; 1994.

118. Erthal RMC. O suicídio Tikúna no Alto Solimões: uma expressão de conflitos. Cad Saúde Pública. 2001;17(2):299-311.

119. Dal Poz JD. Crônica de uma morte anunciada: do suicídio entre os Sorowá. Rev Antropol. 2000;43(1):89-144.

120. Oliveira CS, Lotufo Neto F. Suicídio entre povos indígenas: um panorama estatístico brasileiro. Rev Psiq Clin. 2003;30(1):4-10.

121. Brasil, Ministério da Saúde. Secretaria de Vigilância em Saúde. Mortalidade por suicídio na população indígena no Brasil, 2015 a 2018. Bol Epidemiol. 2020;51(37):1-12.

122. Souza MLP, Onety RTS. Caracterização da mortalidade por suicídio entre indígenas e não indígenas em Roraima, Brasil, 2009-2013. Epidemiol Serv Saúde. 2017;26(4)887-93.

123. Orellana JD, Balieiro AA, Fonseca FR, Basta PC, Souza MLP. Spatial-temporal trends and risk of suicide in Central Brazil: an ecological study contrasting indigenous and non-indigenous populations. Rev Bras Psiquiatria. 2016;38(3):222-30.

124. Morgado AF. Epidemia de suicídio entre os Guaraní-Kaiwá: indagando suas causas e avançando a hipótese do recuo impossível. Cad Saúde Pública. 1991;7(4):585-98.

125. Souza MLP, Deslandes SF, Garnelo L. Modos de vida e modos de beber de jovens indígenas em um contexto de transformações. Ciênc Saúde Colet. 2010;15(3):709-16.

126. Souza MLP, Orellana JDY. Suicide mortality in Sao Gabriel da Cachoeira: a predominantly indigenous Brazilian municipality. Rev Bras Psiquiatr. 2012;34(1):34-7.

127. Peiter PC, Barcellos C, Iñiguez Rojas LB, Gondim GMM. Espaço geográfico e epidemiologia. In: Santos SM, Barcellos C, organizadores. Abordagens espaciais na saúde pública. Brasília: MS; 2006. p. 11-44.

128. Rehkopf DH, Buka SL. The association between suicide and the socioeconomic characteristics of geographic areas: a sistematic review. Psychol Med. 2006;36(2):145-57.

129. Mann JJ. The serotonergic system in mood disorders and suicidal behaviour. Philos Trans R Soc Lond B Biol Sci. 2013;368(1615):20120537.

130. Turecki G, Brent DA, Gunnell D, O'Connor RC, Oquendo MA, Pirkis J et al. Suicide and suicide risk. Nature Reviews Disease Primers. 2019;5(1):74.

131. Harris EC, Barraclough BM. Suicide as an outcome for mental disorders: a metanalysis. Br J Psychiatry. 1997;170:205-28.

132. Bertolote JM, Fleischmann A. Suicide and psychiatric diagnosis: a worldwide perspective. World Psychiatry. 2002;1(3):181-5.

133. Arsenault-Lapierre G, Kim C, Turecki G. Psychiatric diagnoses in 3275 suicides: a meta-analysis. BMC Psychiatry. 2004;4:37.

134. Bachmann S. Epidemiology of suicide and the psychiatric perspective. Int J Environ Res Public Health. 2018;15(7):1425.

135. Melhem NM, Porta G, Oquendo MA, Zelazny J, Keilp JG, Yengar S, et al. Severity and variability of depression symptoms predicting suicide attempt in high-risk individuals. JAMA Psychiatry. 2019;76(6):603-13.

136. Dadiomov D, Lee K. The effects of ketamine on suicidality across various formulation and study settings. Ment Health Clin. 2019;9(1):48-60.

137. Wilkinson ST, Ballard ED, Bloch MH, Mathew SJ, Murrough JW, Feder A, et al. The effect of a single dose of intravenous ketamine on suicidal ideation: a systemativ review and individual participant data meta-analysis. Am J Psychiatry. 2018;175(2):150-8.

138. Åsberg M, Träskman L, Thorén P. 5-HIAA in the cerebrospinal fluid: a biochemical suicide predictor? Arch Gen Psychiatry. 1976;33(10):1193-7.

139. Berardelli I, Serafini G, Cortese N, Fiaschè F, O'Connor RC, Pompili M. The involvement of hypothalamus-pituitary-adrenal (HPA) axis in suicide risk. Brain Sci. 2020;10(9):653.

140. Mann JJ, Currier D, Stanley B, Oquendo MA, Amsel LV, Ellis SP. Can biological tests assist prediction of suicide in mood disorders? Int J Neuropsychopharmacol. 2006;9(4):465-74.

141. Boulougouris V, Malogiannis I, Lockwood G, Zervas I, Di Giovanni G. Serotonergic modulation of suicidal behaviour: integrating preclinical data with clinical practice and psychotherapy. Exp Brain Res. 2013;230(4):605-24.

142. Schmaal L, van Harmelen AL, Chatzi V, Lippard ETC, Toenders YJ, Averill LA, et al. Imaging suicidal thoughts and behaviors: a comprehensive review of 2 decades of neuroimaging studies. Mol Psychiatry. 2020;25(2):408-27.

143. Damiano RF, Kim JA, Goldman D, Sankar A, Hoexter MQ, Blumberg HP. Neurocircuitaria do suicídio: uma revisão dos estudos de neuroimagem. In: Damiano RF, Luciano AC, Cruz IAG, Tavares H, editores. Compreendendo o suicídio. Barueri: Manole; 2021. p. 194-205.

144. Grabowski T, Frank R, Galaburda AM, Damasio AR. The return of Phineas Gage: clues about the brain from the skull of a famous patient. Science. 1994;264(5162):1102-5.

145. Bechara A, Damasio H, Tranel D, Damasio AR. Deciding advantageously before knowing the advantageous strategy. Science. 1997;275(5304):1293-5.

146. Voracek M, Loibl LM. Genetics of suicide: a systematic review of twin studies. Wien Klin Wochenschr. 2007;119(15-16):463-75.

147. Jimenez-Treviño L, Blasco-Fontecilla H, Braquehais MD, Ceverino-Dominguez A, Baca-Garcia E. Endophenotypes and suicide behaviour. Actas Esp Psiquiatr. 2011;39(1):61-9.

148. Antypa N, Serretti A, Rujescu D. Serotonergic genes and suicide: a systematic review. Eur Neuropsychopharmacol. 2013;23(10):1125-42.

149. Clayden RC, Zaruk A, Meyre D, Thabane L, Samaan Z. The association of attempted suicide with genetic variants in the SLC6A4 and TPH genes depends on the definition of suicidal behavior: a systematic review and meta-analysis. Transl Psychiatry. 2012;2(10):e166.

150. Tsai SJ, Hong CJ, Liou YJ. Recent molecular genetic studies and methodological issues in suicide research. Prog Neuropsychopharmacol Biol Psychiatry. 2011;35(4):809-17.

151. Kalman JL, Yoshida T, Andlauer TFM, Schulte EC, Adorjan K, Alda M, et al. Investigating the phenotypic and genetic associations between personality traits and suicidal behavior across major mental health diagnoses. Eur Arch Psychiatry Clin Neurosci. 2022. Online ahead of print.

152. Labonté B, Turecki G. The epigenetics of suicide: explaining the biological effects of early life environmental adversity. Arch Suicide Res. 2010;14(4):291-310.

153. Labonté B, Suderman M, Maussion G, Lopez JP, Navarro-Sánchez L, Yerko V, et al. Genome-wide methylation changes in the brains of suicide completers. Am J Psychiatry. 2013;170(5):511-20.

154. Guintivano J, Brown T, Newcomer A, Jones M, Cox O, Maher BS, et al. Identification and replication of a combined epigenetic and genetic biomarker predicting suicide and suicidal behaviors. Am J Psychiatry. 2014;171(12):1287-96.

155. Freud S. Luto e melancolia. In: Freud S. Edição standard brasileira das obras psicológicas completas de Sigmund Freud. Rio de Janeiro: Imago; 1987.

156. Hendin H. The psychodynamics of suicide. Int Rev Psychiatry. 1992;4(2):157-67.

157. Cassorla RMS. Estudos sobre suicídio: psicanálise e saúde mental. São Paulo: Blucher; 2021.

158. Garma A. Sadismo y masoquismo en la conducta. Buenos Aires: Nova; 1960.

159. American Psychological Association. Dicionário de psicologia. Porto Alegre: Artmed; 2010.

160. Freud S. Além do princípio do prazer. In: Freud S. Edição standard brasileira das obras psicológicas completas de Sigmund Freud. Rio de Janeiro: Imago; 1987.

161. Menninger K. Man against himself. New York: Harcourt, Brace and World; 1985.

162. Kohut H. La restauración del sí mismo. Barcelona: Paidós; 1980.

163. Mahler M. On human symbiosis and the vicissitudes of individuation. New York: International University; 1968.

164. Asch SS. Suicide, and the hidden executioner. Int Rev Psychoanalysis. 1980;7:51-60.

165. Adam K. Environmental, psychosocial, and psychoanalytic aspects of suicidal behavior. In: Blumenthal SJ, Kupfer DJ, editors. Suicide over the life cicle. Washington: American Psychiatric; 1990. p. 39-96.

166. Cassorla RMS. Psicoterapia de pacientes com risco suicida e aspectos peculiares com adolescentes. Rev ABPAPAL. 1983;5(16):52-6.

167. Cassorla RMS. Comportamentos suicidas na infância e adolescência. J Bras Psiquiatr. 1987;36(3):137-44.

168. Macedo MMK, Werlang BSG, Dockhorn CNBF. Vorstellung: a questão da representabilidade. Psicol Ciênc Prof. 2008;28(1):68-81.

169. Macedo MMK, Werlang BSG. Tentativa de suicídio: o traumático via ato-dor. Psic Teor Pesq. 2007;23(2):185-94.

170. Schneider M. L'aapproche du trauma. Le Bloc-Notes de La Psychanalyse. 1988;8:135-48.

171. Freud S. Esboços para a comunicação preliminar de 1893. In: Freud S. Edição standard brasileira das obras psicológicas completas de Sigmund Freud. Rio de Janeiro: Imago; 1987.

172. Férenczi S. Reflexões sobre o trauma. In: Férenczi S. Obras completas. São Paulo: Martins Fontes; 1992. p. 109-17.

173. Carvalho S. A morte pode esperar? Clínica psicanalítica do suicídio. Salvador: Campo Psicanalítico; 2014.

174. Maia MS. Extremos da alma: dor e trauma na atualidade e clínica psicanalítica. Rio de Janeiro: Garamond; 2003.

175. Laplanche J, Pontalis JB. Vocabulário da psicanálise. São Paulo: Martins Fontes; 2001.

176. McHugh PR, Slavney PR. The perspectives of psychiatry. Baltimore: Johns Hopkins University; 1998.

177. Chiles JA, Strosahl KD. Clinical manual for assessment and treatment of suicidal patients. Washington: American Psychiatric; 2005.

178. Sidman M. Coerção e suas implicações. Campinas: Livro Pleno; 1989.

179. Seligman MEP, Maier SF. Failure to escape traumatic shock. J Exp Psychol. 1967;74(1):1-9.

180. Henderson S. Care-eliciting behavior in man. J Nerv Ment Dis. 1974;159(3):172-81.

181. Saraiva CB. Distúrbios da personalidade histriónicos e impulsivos e os comportamentos suicidários. Psiquiatr Clín. 2001;22(1):119-25.

182. Saraiva CB. Para-suicídio. Coimbra: Quarteto; 1999.

183. Pollock LR, Williams JMG. Problem-solving in suicide attempters. Psychol Med. 2004;34(1):163-7.

184. Keller M, Werlang BSG. Flexibilidade da resolução de problemas em tentadores de suicídio. J Bras Psiquiatr. 2005;54(2):128-36.

185. Neuringer C. Dichotomous evaluations in suicidal individuals. J Consul Psychology. 1961;25:445-9.

186. Freeman A, Reinecke M. Cognitive of suicidal behavior: a manual for treatment. New York: Springer; 1993.

187. McGoldrick M, Gerson R. Genogramas en la evaluación familiar. Buenos Aires: Gedisa; 1987.

188. Henry CS, Stephenson AL, Hanson MF, Hargett W. Adolescent suicide and families: an ecological approach. Fam Ther. 1994;21(1):63-80.

189. Linehan MM, Dexter-Mazza ET. Terapia comportamental dialética para transtorno de personalidade borderline. In: Barlow DB, organizador. Manual clínico dos transtornos psicológicos. 2. ed. Porto Alegre: Artmed; 2009. p. 366-421.

190. Saraiva CB. Estudos sobre o para-suicídio: o que leva os jovens a espreitar a morte. Coimbra: Redhorse; 2006.

191. Beck AT, Weissman A, Lester D, Trexler L. The measurement of pessimism: the hopelessness scale. J Consult Clin Psychol. 1974;42(6):861-5.

192. Wenzel A, Brown GK, Beck AT. Terapia cognitiva-comportamental para pacientes suicidas. Porto Alegre: Artmed; 2010.

193. Shneidman ES. Comprehending suicide: landmarks in 20th-century suicidology. Washington: APA; 2001.

194. Shneidman ES. Suicide as psychache: a clinical approach to self-destructive behavior. Northvale: Jason Aronson; 1993.

195. Hendin H, Haas AP, Maltsberger JT, Koestner B, Szanto K. Problems in psychotherapy with suicidal patients. Am J Psychiatry. 2006;163(1):67-72.

196. Shneidman ES. Some essentials of suicide and some implications for response. In: Roy A, editor. Suicide. Baltimore: Williams and Wilkins; 1986. p. 1-16.

197. Orrù M. Anomie: history and meanings. Boston: Allen and Anwin; 1987.

198. Cavan RS. Suicide. Chicago: University of Chicago; 1928.

199. Giddens A. As idéias de Durkheim. São Paulo: Cultrix; 1981.

200. Nunes ED. O suicídio: reavaliando um clássico da literatura sociológica do século XIX. Cad Saude Publica. 1998;14(1):7-34.

201. Nunes ED. Perspectiva sociológica. In: Werlang BG, Botega NJ, organizadores. Comportamento suicida. Porto Alegre: Artmed; 2004. p. 93-106.

202. Camus A. O mito de Sísifo. Rio de Janeiro: Record; 2004.

203. Homero. Odisséia. São Paulo: Abril Cultural; 1981.

204. Mòscicki EK. Identification of suicide risk factors using epidemiologic studies. Psychiatr Clin North Am. 1997;20(3):499-517.

205. Norman RE, Byambaa M, De R, Butchart A, Scott J, Vos T. The long-term health consequences of child physical abuse, emotional abuse, and neglect: a systematic review and meta-analysis. PLoS Med. 2012;9(11):e1001349.

206. O'Brien BS, Sher L. Child sexual abuse and the pathophysiology of suicide in adolescents and adults. Int J Adolesc Med Health. 2013;25(3):201-5.

207. Devries KM, Mak JY, Child JC, Falder G, Bacchus LJ, Astbury J, et al. Childhood sexual abuse and suicidal behavior: a meta-analysis. Pediatrics. 2014;133(5):e1331-44.

208. Harris EC, Barraclough BM. Suicide as an outcome for medical disorders. Medicine. 1994;73(6):281-96.

209. Botega NJ, Silva JLP, Nomura ML. Gravidez e puerpério. In: Botega NJ, organizador. Prática psiquiátrica no hospital geral: interconsulta e emergência. 4. ed. Porto Alegre: Artmed; 2017. p. 361-71.

210. Paul JP, Catania J, Pollack L, Moskowitz J, Canchola J, Mills T, et al. Suicide attempts among gay and bisexual men: lifetime prevalence and antecedents. Am J Public Health. 2002;92(8):1338-45.

211. Pompili M, Lester D, Forte A, Seretti ME, Erbuto D, Lamis DA, et al. Bisexuality and suicide: a systematic review of the current literature. J Sex Med. 2014;11(8):1903-13.

212. Ramchand R, Schuler MS, Schoenbaum M, Colpe L, Ayer L. Suicidality among sexual minority adults: gender, age, and race/ethnicity differences. Am J Prev Med. 2022;62(2):193-202.

213. Bento B. A reinvenção do corpo: gênero e sexualidade na experiência transsexual. Rio de Janeiro: Garamond; 2006.

214. Âmbar, M. Desconstruindo o tabu: documentário: suicídio, assunto urgente. In: Fukumitsu KO, organizador. Educação para a morte: ética, bioética, mídia e comunicação. São Paulo: Phorte; 2021. p. 135-93.

215. Cicogna JIR, Hillesheim D, Hallal ALLC. Mortalidade por suicídio de adolescentes no Brasil: tendência temporal de crescimento entre 2000 e 2015. J Bras Psiquiatr. 2019;68(1):1-7.

216. Minayo MCS, Cavalcante FG. Suicide in elderly people: a literature review. Rev Saúde Pública. 2010;44(4):750-7.

217. Kaprio J, Koskenvuo M, Rita H. Mortality after bereavement: a prospective study of 95,647 widowed persons. Am J Public Health. 1987;77(3):283-7.

218. Luoma JB, Pearson JL. Suicide and marital status in the United States, 1991-1996: is widowhood a risk factor? Am J Public Health. 2002;92(9):1518-22.

219. Høyer G, Lund E. Suicide among women related to number of children in marriage. Arch Gen Psychiatry. 1993;50(2):134-7.

220. Clark DC, Fawcett J. The relation of parenthood to suicide. Arch Gen Psychiatry. 1994;51(2):160.

221. American Psychiatric Association. Practice guideline for the assessment and treatment of patients with suicidal behaviors. Am J Psychiatry. 2003;160(11):1-60.

222. Neeleman J, Halpern D, Leon D, Lewis G. Tolerance of suicide, religion and suicide rates: an ecological and individual study in 19 Western countries. Psychol Med. 1997;27(5):1165-71.

223. Andrés A. Income inequality, unemployment, and suicide: a panel data analysis of 15 European countries. Appl Econom. 2005;37(4):439-51.

224. Lin, S. Unemployment and suicide: panel data analyses. Soc Sci J. 2006;43(4):727-32.

225. Reeves A, McKee M, Stuckler D. Economic suicides in the great recession in Europe and North America. Br J Psychiatry. 2014;205(3):246-7.

226. Nordt C, Warnke I, Seifritz E, Kawohl W. Modelling suicide and unemployment: a longitudinal analysis covering 63 countries, 2000-11. Lancet Psychiatry. 2015;2(3):239-45.

227. Jaen-Varas DC, Mari JJ, Asevedo E, Borschmann R, Diniz E, Ziebold C, et al. The association between adolescent suicide rates and socioeconomic indicators in Brazil: a 10-year retrospective ecological study. Braz J Psychiatry. 2019;41(5):389-95.

228. Milner A, Spittal MJ, Pirkis J, LaMontagne AD. Suicide by occupation: systematic review and meta-analysis. Br J Psychiatry. 2013;203(6):409-16.

229. Harvey SB, Epstein RM, Glozier N, Petrie K, Strudwick J, Gayed A, et al. Mental illness and suicide among physicians. Lancet. 2021;398(10303):920-30.

230. Dutheil F, Aubert C, Pereira B, Dambrun M, Moustafa F, Mermillod M, et al. Suicide among physicians and health-care workers: a systematic review and meta-analysis. PLoS one. 2019;14(12):e0226361.

231. Duarte D, El-Hagrassy MM, Couto TCE, Gurgel W, Fregni F, Correa H. Male and female physician suicidality: a systematic review and meta-analysis. JAMA Psychiatry. 2020;77(6):587-97.

232. Palhares-Alves HN, Palhares DM, Laranjeira R, Nogueira-Martins LA, Sanchez ZM. Suicide among physicians in the state of São Paulo, Brazil, across one decade. Rev Bras Psiquiatria. 2015;37(2):146-9.

233. Boxer PA, Burnett C, Swanson N. Suicide and occupation: a review of the literature. J Occup Environ Med. 1995;37(4):442-52.

234. Stack S. Occupation and suicide. Soc Sci Q. 2001;82(2):384-96.

235. Meleiro AMAS. Suicídio entre médicos e estudantes de medicina. Rev Assoc Med Bras. 1998;44(2):135-40.

236. Mann JJ, Michel CA, Auerbach RP. Improving suicide prevention through evidence-based strategies: a systematic review. Am J Psychiatry. 2021;178(7):611-24.

237. Agerbo E. High income, employment, postgraduate education and marriage: a suicidal cocktail among psychiatric patients. Arch Gen Psychiatry. 2007;64(12):1377-84.

238. Melle I, Barrett EA. Insight and suicidal behavior in first-episode schizophrenia. Expert Rev Neurother. 2012;12(3):353-9.

239. Lönnqvist J. Major psychiatric disorders in suicide and suicide attempters. In: Wasserman D, Wasserman C, editors. Oxford textbook of suicidology and suicide prevention. Oxford: Oxford University; 2009. p. 276-86.

240. Chesney E, Goodwin GM, Fazel S. Risks of all-cause and suicide mortality in mental disorders: a meta-review. World Psychiatry. 2014;13(2):153-60.

241. Hunt IM, Windfuhr K, Swinson N, Shaw J, Appleby L, Kapur N, et al. Suicide amongst psychiatric inpatients who abscond from ward: a national clinical survey. BMC Psychiatry. 2010;10:14

242. Tishler CL, Reiss NS. Inpatient suicide: preventing a common sentinel event. Gen Hosp Psychiatry. 2009;31(2):103-9.

243. Cheng IC, Hu FC, Tseng MC. Inpatient suicide in a general hospital. Gen Hosp Psychiatry. 2009;31(2):110-5.

244. Kuo WH, Gallo JJ, Tien AY. Incidence of suicide ideation and attempts in adults: the 13-year follow-up of a community sample in Baltimore, Maryland. Psychol Med. 2001;31(7):1181-91.

245. Bostwick JM, Rackley SJ. Completed suicide in medical/surgical patients: who is at risk? Curr Psychiatry Rep. 2007;9(3):242-6.

246. Bertolote JM, Fleischmann A, De Leo D, Phillips MR, Botega NJ, Vijayakumar L, et al. Repetition of suicide attempts: data from emergency care settings in five culturally different low-and middle-income countries participating in the WHO SUPRE-MISS Study. Crisis. 2010;31(4):194-201.

247. Turecki G. Suicidal behavior: is there a genetic predisposition? Bipolar Disord. 2001;3(6):335-49.

248. Brent DA, Mann JJ. Familial pathways to suicidal behavior--understanding and preventing suicide among adolescents. N Engl J Med. 2006;355(26):2719-21.

249. Turecki G. Dissecting the suicide phenotype: the role of impulsive-aggressive behaviours. J Psychiatry Neurosci. 2005;30(6):398-408.

250. Molnar BE, Berkman LF, Buka S. Psychopathology, childhood sexual abuse and other childhood adversities: relative links to subsequent suicidal behaviour in the US. Psychol Med. 2001;31(6):965-77.

251. Anderson PL, Tiro JA, Price AW, Bender MA, Kaslow NJ. Additive impact of childhood emotional, physical, and sexual abuse on suicide attempts among low-income African American women. Suic Life Threat Behav. 2002;32(2):131-8.

252. Plunkett A, O'Toole B, Swanston H, Oates RK, Shrimpton S, Parkinson P. Suicide risk following child sexual abuse. Ambul Pediatr. 2001;1(5):262-6.

253. Dube SR, Anda RF, Felitti VJ, Chapman DP, Williamson DF, Giles WH. Childhood abuse, household dysfunction, and the risk of attempted suicide throughout the life span: findings from the adverse childhood experiences study. JAMA. 2001;286(24):3089-96.

254. Egede LE. Major depression in individuals with chronic medical disorders: prevalence, correlates and association with health resource utilization, lost productivity and functional disability. Gen Hosp Psychiatry. 2007;29(5):409-16.

255. Gaspar KC, Santos Jr A, Azevedo RC, Mauro ML, Botega NJ. Depression in general hospital inpatients: challenges for consultation-liaison psychiatry. Rev Bras Psiquiatr. 2011;33(3):305-7.

256. Yao H, Chen JH, Xu YF. Patients with mental health disorders in the COVID-19 epidemic. Lancet Psychiatry. 2020;7(4):e21.

257. Gunnell D, Appleby L, Arensman E, Hawton K, John A, Kapur N, et al. Suicide risk and prevention during the COVID-19 pandemic. Lancet Psychiatry. 2020;7(6):468-71.

258. Damiano RF, Caruso MJG, Cincoto AV, Rocca CCA, Serafim AP, Bacchi P, et al. Post-COVID-19 psychiatric and cognitive morbidity: preliminary findings from a Brazilian cohort study. Gen Hosp Psychiatry. 2022;75:38-45.

259. Reger MA, Stanley IH, Joiner TE. Suicide mortality and coronavirus disease 2019: a perfect storm? JAMA Psychiatry. 2020;77(11):1093-4.

260. Pirkis J, John A, Shin S, DelPozo-Banos M, Arya V, Analuisa-Aguilar P, et al., Suicide trends in the early months of the COVID-19 pandemic: an interrupted time-series analysis of preliminary data from 21 countries. Lancet Psychiatry. 2021;8(7):579-88.

261. Sinyor M, Knipe D, Borges G, Ueda M, Pirkis J, Phillips MR, et al. Suicide risk and prevention during the COVID-19 pandemic: one year on. Arch Suicide Res. 2021;1-6

262. Kawol W, Nordt C. Covid-19, unemployment and suicide. Lancet. 2020;7(5):389-90.

263. Brooks SK, Webster RK, Smith LE, Woodland L, Wessely S, Greenberg, et al. The psychological impact of quarantine and how to reduce it: rapid review of the evidence. Lancet. 2020;395(10227):912-20.

264. Nock MK, Green JG, Hwang I, McLaughlin KA, Sampson NA, Zaslavsky AM, et al. Prevalence, correlates, and treatment of lifetime suicidal behavior among adolescentes: results from the National Comorbidity Survey Replication Adolescent Supplement. JAMA Psychiatry. 2013;70(3):300-10.

265. Bostwick JM, Rundell JR. Tendências suicidas. In: Rundell JR, Wise MG, orfanizadores. Princípios de psiquiatria de consultoria e ligação. Rio de Janeiro: Guanabara Koogan; 2001. p. 29-38.

266. Suominen K, Isometsa E, Ostamo A, Lonqvist J. Level of suicidal intent predicts overal mortality and suicide after attempted suicide: a 12 year follow-up study. BMC Psychiatry. 2004;4:11.

267. Cais CFS, Stefanello S, Mauro MLF, Freitas GVS, Botega NJ. Factors associated with repeated suicide attempts: preliminary results of the WHO multisite intervention study on suicidal behavior (SUPRE-MISS) from Campinas, Brazil. Crisis. 2009;30(2):73-8.

268. Victor SE, Klonsky ED. Correlates of suicide attempts among self-injurers: a meta-analysis. Clin Psychol Rev. 2014;34(4):282-97.

269. Beghi M, Rosenbaum JF, Cerri C, Cornaggia CM. Risk factors for fatal and nonfatal repetition of suicide attempts: a literature review. Neuropsychiatr Dis Treat. 2013;9:1725-36.

270. Prieto D, Tavares M. Fatores de risco para o suicídio e tentativa de suicídio: incidência, eventos estressantes e transtornos mentais. J Bras Psiquiatr. 2005;54(2):146-54.

271. Vidal CEL, Gontijo ECM, Lima LA. Tentativas de suicídio: fatores prognósticos e estimativa do excesso de mortalidade. Cad Saúde Pública. 2013;29(1):175-87.

272. Owens D, Horrocks J, House A. Fatal and nonfatal repetition of self-harm> systematic review. Br J Psychiatry. 2002;181:193-9.

273. Tejedor MC, Díaz A, Castillón JJ, Pericay JM. Attempted suicide: repetition and survival-findings of a follow-up study. Acta Psychiatr Scand. 1999;100(3):205-11.

274. Lykken DT. What's wrong with psychology anyway? In: Cicchetti D, Grove WM, editors. Thinking clearly about psychology. Minneapolis: University of Minnesota; 1991. p. 3-39.

275. Canetto S, Sakinofsky I. The gender paradox in suicide. Suicide Life Threat Behav. 1998;28(1):1-23.

276. Phillips MR, Li X, Zhang Y. Suicide rates in China, 1995-99. Lancet. 2002;359(9309):835-40.

277. Sha F, Yip PSF, Law YW. Decomposing change in China's suicide rate, 1990-2010: ageing and urbanisation. Inj Prev. 2017;23(1):40-5.

278. Skogman K, Alsen M, Ojehagen A. Sex differences in risk factors for suicide after attempted suicide: a follow-up study of 1052 suicide attempters. Soc Psychiatry Psychiatr Epidemiol. 2004;39(2):113-20.

279. Murphy GE. Why women are less likely than men to commit suicide? Compr Psychiatry. 1998;39(4):165-75.

280. Rutz W, von Knorring L, Pihlgren H, Rihmer Z, Walinder J. Prevention of male suicides: lessons from Gotland study. Lancet. 1995;345(8948):524.

281. Rutz W. The role of primary physicians in preventing suicide: possibilities, short-comings, and the challenge in reaching male suicides. In: Lester D, editor. Suicide prevention: resources for the millennium. Philadelphia: Brunner; 2001. p. 173-88.

282. Canetto S. Women and suicidal behavior.: a cultural analysis. Am J Orthopsychiatry. 2008;78(2):259-66.

283. Oliveira PP. A construção social da masculinidade. Belo Horizonte: UFMG; 2004.

284. Stefanello S, Cais CFS, Mauro MLF, Freitas GVS, Botega NJ. Gender differences in suicide attempts: preliminary results of the multisite intervention study on suicidal behavior (SUPRE-MISS) from Campinas, Brazil. Rev Bras Psiquiatr. 2008;30(2):139-43.

285. Meneghel SN, Gutierrez DMD, Silva RM, Grubits S, Hesler LZ, Ceccon RF. Suicídio de idosos sob a perspectiva de gênero. Ciênc Saúde Coletiva. 2012;17(8):1983-92.

286. Andriolo KR. Gender and the construction of good and bad suicides. Suic Life Threat Behav. 1998;28(1)37-49.

287. Tousignant M, Seshadri S, Raj A. Gender and suicide in India: a multiperspective approach. Suicide Life Threat Behav. 1998;28(1):50-61.

288. Berk M, Dodd S, Henry M. The effect of macroeconomic variables on suicide. Psychol Med. 2006;36(2):181-9.

289. Rapeli CB, Botega NJ. Clinical profiles of serious suicide attempters consecutively admitted to a university-based hospital: a cluster analysis study. Rev Bras Psiquiatr. 2005;27(4):285-9.

290. Botega NJ, Cano FO, Kohn SC, Knoll AI, Bahia WA, Bonardi CM. Tentativa de suicídio e adesão ao tratamento: um estudo descritivo em hospital geral. J Bras Psiquiatr. 1995;44(1):19-25.

291. Werlang BSG, Botega NJ. Avaliação retrospectiva (autópsia psicológica) de casos de suicídio: considerações metodológicas. Psico. 2002;33(1):97-112.

292. Werlang BG, Botega NJ. A semistructured interview for psychological autopsy in suicide cases. Rev Bras Psiquiatr. 2003;25(4):212-9.

293. Werlang BS, Botega NJ. A semistructured interview for psychologycal autopsy: an inter--rater reliability study. Suicide Life Threat Behav. 2003;33(3):326-30.

294. Stone DM, Simon TR, Fowler KA, Kegler SR, Yuan K, Holland KM, et al. Vital signs: trends in state suicide rates: United States, 1999-2016 and circumstances contributing to suicide: 27 States, 2015. MMWR Morb Mortal Wkly Rep. 2018;67(22):617-24.

295. Centers for Disease Control and Prevention. Suicide rates rising across the U.S. Atlanta: CDC; 2018.

296. Ryan EP, Oquendo MA. Suicide risk assessment and prevention: challenges and opportunities. Focus. 2020;18(2):88-99.

297. Lin L, Zhang J. Impulsivity, mental disorder, and suicide in rural China. Arch Suicide Res. 2017;21(1):73-82.

298. Moitra M, Santomauro D, Degenhardt L, Collins PY, Whiteford H, Vos T, Ferrari A. Estimating the risk of suicide associated with mental disorders: A systematic review and meta-regression analysis. J Psychiatr Res. 2021;137:242-49.

299. Cavalcante FG, Minayo MC, Meneghel SN, Silva RM, Gutierrez DM, Conte M, et al. Autópsia psicológica e psicossocial sobre suicídio de idosos: abordagem metodológica. Cien Saude Colet. 2012;17(8):2039-52.

300. Sena-Ferreira N, Pessoa VF, Boechat-Barros R, Figueiredo AEB, Minayo MCS. Fatores de risco relacionados com suicídios em Palmas (TO), Brasil, 2006-2009, investigados por meio de autópsia psicossocial. Cad Saúde Pública. 2014;19(1):115-26.

301. Herrman H, Patel V, Kieling C, Berk M, Buchweitz C, Cuijpers P, et al. Time for united action on depression: a Lancet-World Psychiatric Association Commission. Lancet. 2022;399(10328):957-1022.

302. Botega NJ. A tristeza transforma, a depressão paralisa. São Paulo: Benvirá; 2018.

303. Ferrari AJ, Somerville AJ, Baxter AJ, Norman R, Patten SB, Vos T, et al. Global variation in the prevalence and incidence of major depressive disorder: a systematic review of the epidemiological literature. Psychol Med. 2013;43(3):471-81.

304. Andrade L, Walters EE, Gentil V, Laurenti R. Prevalence of ICD-10 mental disorders in a catchment area in the city of São Paulo, Brazil. Soc Psychiatry Psychiatr Epidemiol. 2002;37(7):316-25.

305. Fawcett J, Scheftner WA, Fogg L, Clark DC, Young MA, Hedeker D, et al. Time-related predictors of suicide in major affective disorder. Am J Psychiatry. 1990;147(9):1189-94.

306. Khan A, Brown WA. Antidepressants versus placebo in major depression: an overview. World Psychiatry. 2015;14(3):294-300.

307. American Psychiatric Association. Diagnostic and statistical manual of mental disorders: DSM-III. 3th ed. Washington: APA; 1980.

308. American Psychiatric Association. Manual diagnóstico e estatístico de transtornos mentais: DSM-5. 5. ed. Porto alegre: Artmed; 2014.

309. Zigmond AS, Snaith RP. The hospital anxiety and depression scale. Acta Psychiatr Scand. 1983;67(6):361-70.

310. Bjelland I, Dahl AA, Haug TT, Neckelmann D. The validity of the hospital anxiety and depression scale: an updated literature review. J Psychosom Res. 2002;52(2):69-77.

311. Botega NJ, Bio MR, Zomignani MA. Transtornos de humor em enfermaria de clínica médica e validação de escala de medida (HAD) de ansiedade e depressão. Rev Saúde Pública. 1995;29(5):355-63.

312. Botega NJ, Pondé M, Silveira DC. Validação da escala hospitalar de ansiedade e depressão (HAD) em pacientes epilépticos ambulatoriais. J Bras Psiquiatr. 1998;47(6):285-9.

313. Grande I, Berk M, Birmaher B, Vieta E. Bipolar disorder. Lancet. 2016;387(10027):1561-72.

314. Yathan LN, Malhi GS. Bipolar disorder. Oxford: Oxford University; 2011.

315. Dome P, Rihmer Z, Gonda X. Suicide risk in bipolar disorder: a brief review. Medicina. 2019;55(8):403.

316. Miller C, Bauer MS. Excess mortality in bipolar disorders. Curr Psychiatry Rep. 2014;16(11):499.

317. Goodwin F, Jamison KR. Doença maníaco-depressiva: transtorno bipolar e depressão recorrente. 2. ed. Porto Alegre: Artmed; 2010.

318. Angst J, Adolfsson R, Benazzi F, Gamma A, Hantouche E, Meyer TD, et al. The HCL-32: towards a self-assessment tool for hypomanic symptoms in outpatients. J Affect Disord. 2005;88(2):217-33.

319. Leão IA, Del Porto JA. Cross validation with the mood disorder questionnaire (MDQ) of an instrument for the detection of hypomania in Brazil: the 32 item hypomania symptom check-list, first Revision (HCI-32-R1). J Affect Disord. 2012;140(3):215-21.

320. Conner KR, Bagge CL, Goldston DB, Ilgen MA. Alcohol and suicidal behavior: what is known and what can be done. Am J Prev Med. 2014;47(3 Suppl 2):S204-8.

321. Carlini-Cotrim B, Gallena JR, Chasin AAM. Ocorrências de suicídio sob efeito de álcool: um estudo na região metropolitana de São Paulo. Rev ABPAPAL. 1998;4(20):146-9.

322. Paula CMC, Ruzzene MAM, Martinis BS. Alcoolemia e mortes de causas violentas. Medicina. 2008;41(1):24-9.

323. Ponce JC, Andreuccetti G, Jesus MGS, Leyton V, Muñoz DR. Álcool em vítimas de suicídio em São Paulo. Rev Psiquiatr Clín. 2008;35(Suppl 1):13-6.

324. Mayfield D, McLeod G. The CAGE questionnaire: validation of a new alcoholism screening instrument. Am J Psychiatry. 1974;131(10):1121-3.

325. Masur J, Monteiro MG. Validation of the "CAGE" alcoholism screening test in a Brazilian psychiatric inpatient hospital setting. Braz J Med Biol Res. 1983;16(3):215-8.

326. Stanley B, Jones J. Risk for suicidal behavior in personality disorders. In: Wasserman D, Wasserman C, editor. Oxford textbook of suicidology and suicide prevention: a global perspective. Oxford: Oxford University; 2009. p. 287-92.

327. Perry JC. Personality disorders, suicide, and self-destructive behavior. In: Jacobs DG, editor. Suicide: understanding and responding. Madison: International University; 1989. p. 157-69.

328. Santos Júnior A, Botega NJ. Levothyroxine, mental confusion and suicide attempt. Sao Paulo Med J. 2009;127(5):317-8.

329. Silva LFAL, Santos Júnior A. Delirium: estado confusional agudo. In: Botega NJ, organizador. Prática psiquiátrica no hospital geral: interconsulta e emergência. 4. ed. Porto Alegre: Artmed; 2017. p. 213-32.

330. Folstein MF, Folstein SE, McHugh PR. Mini-mental state: a practical method for grading the cognitive state of patients for the clinician. J Psychiatr Res. 1975;12(3):189-98.

331. Bertolucci PHF, Brucki SMD, Campacci SR, Juliano Y. O mini-exame do estado mental em uma população geral: impacto da escolaridade. Arq Neuropsiquiatr. 1994;52(1):1-7.

332. Brucki SMD, Nitrini R, Caramelli P, Bertolucci PH, Okamoto IH. Sugestões para o uso do mini-exame do estado mental no Brasil. Arq Neuropsiquiatr. 2003;61(3B):777-81.

333. Haw C, Hawton K, Sutton L, Sinclair J, Deeks J. Schizophrenia and deliberate self-harm: a systematic review of risk factors. Suicide Life Threat Behav. 2005;35(1):50-62.

334. Hawton K, Sutton L, Haw C, Sinclair J, Deeks JJ. Schizophrenia and suicide: systematic review of risk factors. Br J Psychiatry. 2005;187:9-20.

335. Gómez-Durán EL, Martin-Fumadó C, Hurtado-Ruíz G. Clinical and epidemiological aspects of suicide in patients with schizophrenia. Actas Esp Psiquiatr. 2012;40(6):333-45.

336. Botega NJ, Dalgalarrondo P. Avaliação do paciente. In: Botega NJ, organizador. Prática psiquiátrica no hospital geral: interconsulta e emergência. 4. ed. Porto Alegre: Artmed; 2017. p. 115-36.

337. Dalgalarrondo P. Psicopatologia e semiologia dos transtornos mentais. 3. ed. Porto Alegre: Artmed; 2019.

338. Hawton K, Saunders KEA, O'Connor RC. Self-harm and suicide in adolescents. Lancet. 2012;379(9834):2373-82.

339. Golsdstein TR, Bidge JA, Brent DA. Sleep disturbance preceding completed suicide in adolescents. J Consult Clin Psychol. 2008;76(1):84-91.

340. Young M, Fogg L, Scheftner W, Fawcett J, Akiskal H, Maser J. Stable trait components of hopelessness: baseline and sensitivity to depression. J Abnorm Psychology. 1996;105(2):155-65.

341. Dulit RA, Michels, R. Psychodynamics and suicide. In: Jacobs D, editor. Suicide and clinical practice. Washington: American Psychiatric; 1992. p. 43-53.

342. Gould MS, Marrocco FA, Kleinman M, Thomas JG, Mostkoff K, Cote J, et al. Evaluating iatrogenic risk of youth suicide screening programs: a randomized controlled trial. JAMA. 2005;293(13):1635-43.

343. Wintersteen MB. Standardized screening for suicidal adolescents in primary care. Pediatrics. 2010;125(5):938-44.

344. King CA, Foster CE, Rogalski KM. Teen suicide risk: a practitioner guide to screening, assessment and management. New York: Guilford; 2013.

345. Beck AT, Resnik HLP, Lettieri DJ, editors. The prediction of suicide. Bowie: Charles; 1974.

346. Andreotti ET, Ipuchima JR, Cazella SC, Beria P, Bortoncello CF, Silveira RC, et al. Instruments to assess suicide risk: a systematic review. Trends Psychiatry Psychother. 2020;42(3):276-81.

347. Whiting D, Fazel S. How accurate are suicide risk prediction models? Asking the right questions for clinical practice. Evid Based Ment Health. 2019;22(3):125-28.

348. Castillo-Sánchez G, Marques G, Dorronzoro E, Rivera-Romero O, Franco-Martín M, Torre-Díez I. Suicide risk assessment using machine learning and social networks: a scoping review. J Med Syst. 2020;44:205.

349. Bertolote JM, Mello-Santos C, Botega NJ. Detecção do risco de suicídio nos serviços de emergência psiquiátrica. Rev Bras Psiquiatr. 2010;32(Suppl 2):S87-95.

350. Billhe-Brahe U, Egebo UH, Crepet P, De Leo D, Hjelmeland A, Kerkhof A, et al. Social support among European suicide attempters. Int J Psychiatry Med. 1999;29(2):149-63.

351. Gaspari VPP, Botega NJ. Rede de apoio social e tentativa de suicídio. J Bras Psiquiatr. 2002;51(4):233-40.

352. Nock MK, Joiner TE, Gordon KH, Lloyd-Richardson E, Prinstein MJ. Non-suicidal self-injury among adolescents: diagnostic correlates and relation to suicide attempts. Psychiatry Res. 2006;144(1):65-72.

353. Asarnow JR, Porta G, Spirito A, Emslie G, Clarke G, Wagner KD, et al. Suicide attempts and non-suicidal self-injury in the treatment of resistant depression in adolescents. J Am Acad Child Adol Psychiatry. 2011;50(8):772-81.

354. Kutcher S, Chehil S. Manejo do risco de suicídio: um manual para profissionais da saúde. São Paulo: Lundbeck Brasil; 2007.

355. Brasil. Ministério da Saúde. Prevenção do suicídio: manual dirigido a profissionais das equipes de saúde mental. Brasília: MS; 2006.

356. Bozzini AB, Bauer A, Maruyama J, Simões R, Matijasevich A. Factors associated with risk behaviors in adolescence: a systematic review. Braz J Psychiatry. 2021;3(2):210-21.

357. Mantovani C, Migon MN, Alheira FV, Del-Ben CM. Management of the violent or agitated patient. Braz J Psychiatry. 2010;32(Suppl 2):S96-103.

358. Ánila AC, Stella JF, Laurito Júnior JB. Agitação psicomotora. In: Botega NJ, organizador. Prática psiquiátrica no hospital geral: interconsulta e emergência. 4. ed. Porto Alegre: Artmed; 2017. p. 195-212.

359. Cassorla RMS. Reflexões sobre teoria e técnica psicanalítica com pacientes potencialmente suicidas: parte 1. Alter J Estudos Psicodinâmicos. 2000;19(1):169-86.

360. Cassorla RMS. Reflexões sobre teoria e técnica psicanalítica com pacientes potencialmente suicidas: parte 2. Alter J Estudos Psicodinâmicos. 2000;19(2):367-86.

361. Stanley B, Brown GK. Safety planning intervention: a brief intervention to mitigate suicide risk. Cognit Behav Pract. 2012;19(2):256-64.

362. Suicide Prevention Resource Center. Assessing and managing suicide risk: core competencies for mental health professionals. Newton: EDC; 2008.

363. Lineham MM, Armstrong HE, Suarez A, Allmon D, Heard HL. Cognitive-behavioral treatment of chronically parasuicidal borderline patients. Arch Gen Psychiatry. 1991;48(12):1060-4.

364. Brown GK, Have TT, Henrique GR, Xie SX, Hollander JE, Beck AT. Cognitive therapy for the prevention of suicide attempts: a randomized controlled trial. JAMA. 2005;294(5):563-70.

365. Gutheil TG. Liability issues and liability prevention in suicide. In: Jacobs DG, editor. The Harvard Medical School guide to suicide assessment and intervention. San Francisco: Jossey-Bass; 1998. p. 561-78.

366. Hendin H. Psychotherapy and suicide. Am J Psychother. 1981;35(4):469-80.

367. Botega NJ, Pereira MEC, Giglio JS. Crise: abordagem psicodinâmica. In: Botega NJ, organizador. Prática psiquiátrica no hospital geral: interconsulta e emergência. 4. ed. Porto Alegre: Artmed; 2017.

368. Fiorini HJ. Teoria e técnica de psicoterapias. São Paulo: Martins Fontes; 2004.

369. Cordioli AV, Wagner CJP, Cechin EM, Almeida EA. Psicoterapia de apoio. In: Cordioli AV, organizador. Psicoterapias: abordagens atuais. 3. ed. Porto Alegre: Artmed; 2008. p. 188-203.

370. Sifneos PE. Short-term psychotherapy and emotional crisis. Cambridge: Harvard University; 1972.

371. Rogers C. Psicoterapia y relaciones humanas. Madrid: Alfaguara; 1971.

372. Rogers C. Tornar-se pessoa. São Paulo: Martins Fontes; 1961.

373. Botega NJ, Turato ER, Giglio JS, Laurito Jr JB, Jacintho ACA, Santos Jr A. Atendimento de crise no ambulatório de psiquiatria do Hospital de Clínicas da Unicamp. Rev Bras Psicoter. 2011;13(3):63-9.

374. Benjamin A. A entrevista de ajuda. São Paulo: Martins Fontes; 2008.

375. Yalom ID. Os desafios da psicoterapia: reflexões para pacientes e terapeutas. Rio de Janeiro: Ediouro; 2006.

376. Yalom, ID, Leszcz M. Psicoterapia de grupo: teoria e prática. 5. ed. Porto Alegre: Artmed; 2006.

377. Yalom ID. O carrasco do amor e outras estórias sobre psicoterapia. Rio de Janeiro: Ediouro; 2012.

378. Truaux CB, Carkhuff RR. Towards effectice counseling and psychotherapy: training and practice. Chicago: Aldine; 1967.

379. Mishara BL, Chagnon F, Daigle M, Balan B, Raymond S, Marcoux I, et al. Comparing models of helper behavior to actual practice in telephone crisis intervention: a silent monitoring study of calls to the U.S. 1-800-SUICIDE network. Suicide Life Threat Behav. 2007;37(3):291-307.

380. Kernberg OF. Transtornos graves da personalidade: estratégias psicoterapêuticas. Porto Alegre: Artes Médicas; 1995.

381. Berridge KC, Robinson TE, Aldridge JW. Dissecting components of reward: 'liking', 'wanting', and learning. Curr Opin Pharmacol. 2009;9(1):65-73.

382. Botega NJ, Silveira IU, Mauro MLF. Telefonemas na crise: percursos e desafios na prevenção do suicídio. Rio de Janeiro: ABP; 2010.

383. Langer M, Luchina IL. El médico frente al cáncer. In: Schavelzon J, editor. Cáncer: enfoque psicológico. Buenos Aires: Galerna; 1978. p. 129-85.

384. Heimann P. On counter-transference. Int J Psychoanal. 1950;31(1-2):81-4.

385. Bleger J. Temas de psicologia: entrevista e grupos. São Paulo: Martins Fontes; 1980.

386. Maltsberger JT, Goldblat MJ, editors. Essentials papers on suicide. New York: New York University; 1996.

387. Cassorla RMS, organizador. Do suicídio: estudos brasileiros. Campinas: Papirus; 1991.

388. Raimbault G. El psicoanálisis y las fronteras de la medicina. Barcelona: Ariel; 1985.

389. Nogueira-Martins LA. Saúde mental dos profissionais da saúde. In: Botega NJ, organizador. Prática psiquiátrica no hospital geral: interconsulta e emergência. 4. ed. Porto Alegre: Artmed; 2017. p. 71-85.

390. Kupfer DJ. Long-term treatment of depression. J Clin Psychiatry. 2001;52(5 Suppl):28-34.

391. Kennedy SH, Lam RW, McIntyre RS, Tourjman SV, Bhat V, Blier P, et al. Canadian Network for Mood and Anxiety Treatments (CANMAT) 2016 clinical guidelines for the management of adults with major depressive disorder. Can J Psychiatry. 2016;61(9):524-60.

392. Gaynes BN, Rush AJ, Trivedi MH, Wisniewski SR, Spencer D, Fava M. The STAR*D study: treating depression in the real world. Cleve Clin J Med. 2008;75(1):57-66.

393. Yatham LN, Kennedy SH, Parikh SV, Schaffer A, Beaulieu S, Alda M, et al. Canadian Network for Mood and Anxiety Treatments (CANMAT) and International Society for Bipolar Disorders (ISBD) collaborative update of CANMAT guidelines for the management of patients with bipolar disorder: update 2013. Bipolar Disord. 2013;15(1):1-44.

394. Grunze H, Vieta E, Goodwin GM, Bowden C, Licht RW, Azorin JM, et al. The World Federation of Societies of Biological Psychiatry (WFSBP) guidelines for the biological treatment of bipolar disorders: acute and long-term treatment of mixed states in bipolar disorder. World J Biol Psychiatry. 2018;19(1):2-58.

395. National Institute for Health and Care Exellence. Bipolar disorder: assesment and management. London: NICE; 2017.

396. Cipriani A, Pretty H, Hawton K, Geddes JR. Lithium in the prevention of suicidal behavior and all-cause mortality in patients with mood disorders: a systematic review of randomized trials. Am J Psychiatry. 2005;162(10):1805-19.

397. Baldessarini RJ, Tondo L, Davis P, Pompili M, Goodwin FK, Hennen J. Decreased risk of suicides and attempts during long-term lithium treatment: a meta-analytic review. Bipolar Disord. 2006;8(5 Pt 2):625-39.

398. Kendall T, Morriss R, Mayo-Wilson E, Meyer TD, Jones SH, Oud M, et al. NICE guidance on psychological treatments for bipolar disorder. Lancet Psychiatry. 2016;3(4):317-20.

399. Ursano RJ, Epstein RS, Lazar SG. Behavioral response to illness. In: Wise MG, Rundell JR, editors. Textbook of consultation-liaison psychiatry. Washington: American Psychiatric; 2002. p. 107-25.

400. McCrae RR, Costa PT. Personality in adulthood. New York: Guilford; 1990.

401. Freud S. Sobre o narcisismo: uma introdução. In: Freud S. Edição standard brasileira das obras psicológicas completas de Sigmund Freud. Rio de Janeiro: Imago; 1974.

402. Freud A. O ego e os mecanismos de defesa. São Paulo: Civilização Brasileiro; 1977.

403. Tournabuoni L. O misticismo do sofrimento ainda me irrita. Folha de São Paulo. 1993;B:1 col. 2.

404. Botega NJ. O paciente diante da doença e da hospitalização. In: Botega NJ, organizador. Prática psiquiátrica no hospital geral: interconsulta e emergência. 4. ed. Porto Alegre: Artmed; 2017. p. 45-58.

405. Klein M. Os progressos da psicanálise. Rio de Janeiro: Zahar; 1952.

406. Lazarus RS. Patterns of adjustment. New York: McGraw-Hill; 1976.

407. Santos JQ. Adesão a tratamentos médicos. Psiquiatr Prat Med. 2000;33(1):14-6.

408. Weinmann J. An outline of psychology as applied medicine. Bristol: John Wright; 1987.

409. Kovács MJ. Morte e desenvolvimento humano. São Paulo: Casa do Psicólogo; 1992.

410. Fukumitsu KO, Kovács MJ. Especificidades sobre processo de luto frente ao suicídio. Rev Psico. 2016;47(1):3-12.

411. Fukumitsu KO. Sobreviventes enlutados por suicídio: cuidados e intervenções. São Paulo: Summus; 2019.

412. Owens C, Owen G, Belam J, Lloyd K, Rapport F, Donovan J, et al. Recognising and responding to suicidal crisis within family and social networks: qualitative study. BMJ. 2011;343:d5801.

413. Freitas A, Scardueli FCV, Nogueira JHVG, Lima MOB. Impacto familiar do suicídio. In: Damiano RF, Luciano AC, Cruz IDG, Tavares H, organizadores. Compreendendo o suicídio. Barueri: Manole; 2021. p. 116-20.

414. Jordan JR. Is suicide bereavement different? A reassessment of the literature. Suicide Life Threat Behav. 2001;31(1):91-102.

415. World Health Organization. Preventing suicide: how to start a survivors group. Geneva: WHO; 2008.

416. Goldstein LS, Buongiorno PA. Psychotherapists as suicide survivors. Am J Psychother. 1984;38(3):392-8.

417. Scavacini K. E agora? Um livro para crianças lidando com o luto por suicídio. São Paulo: All Print; 2014.

418. Fukumitsu KO. Suicídio e luto: histórias de filhos sobreviventes. São Paulo: Digital; 2013.

419. Bromberg MH. A psicoterapia em situações de perdas e luto. São Paulo: Livro Pleno; 2000.

420. Franco MHP. O luto no século XXI: uma compreensão abrangente do fenômeno. São Paulo: Summus; 2021.

421. Clark SE, Goldney RD. Grief reactions and recovery in a support group for people bereaved by suicide. Crisis. 1995;16(1):27-33.

422. Cerel J, Jordan JR, Duberstein PR. The impact of suicide on the family. Crisis. 2008;29(1):38-44.

423. Jordan JR, McMenamy J. Interventions for suicide survivors: a review of the literature. Suicide Life Threat Behav. 2004;34(4):337-49.

424. Scavacini K, organizadora. Histórias de sobreviventes do suicídio. São Paulo: Vita Alere e Benjamin; 2016.

425. Scavacini K, organizadora. Histórias de sobreviventes do suicídio. São Paulo: Vita Alere; 2019.

426. Grad OT. Suicide: how to survive as a survivor? Crisis. 1996;17(3):136-42.

427. Brown HN. The impact of suicide on therapists in training. Compr Psychiatry. 1987;28(2):101-12.

428. Maltsberger JT. The implications of patient suicide for the surviving psychoterapist. In: Jacobs DG, editor. Suicide and clinical practice. Washington: American Psychiatric; 1992. p. 169-82.

429. American Association of Suicidology. Suicide postvention guidelines: suggestions for dealing with the aftermath of suicide in the schools. Washington: AAS; 1998.

430. Litman RE. When patients commit suicide. Am J Psychother. 1965;19(4):570-6.

431. Rojo Rodes J. Aspectos legales de la interconsulta psiquiátrica. In: Rojo Rodes JE, Cirera Costa E, editores. Interconsulta psiquiátrica. Barcelona: Biblio STM; 1997. p. 599-616.

432. Kfouri Neto M. Responsabilidade civil do médico. São Paulo: Revista dos Tribunais; 1994.

433. Brasil. Lei nº 3.071, de 1º de janeiro de 1916. Código Civil dos Estados Unidos do Brasil. Brasília: Presidência da República; 1916.

434. Simon RI, Shuman DW. Therapeutic risk management of clinical-legal dilemmas: should it be a core competency? J Am Acad Psychiatr Law. 2009;37(2):155-61.

435. Brasil. Lei nº 10.406, de 10 de janeiro de 2002. Institui o Código Civil. Brasília: Presidência da República; 2002.

436. Brasil. Constituição da República Federativa do Brasil de 1988. Brasília: Presidência da República; 1988.

437. Brasil. Lei nº 8.078, de 11 de setembro de 1990. Dispõe sobre a proteção do consumidor e dá outras providências. Brasília: Presidência da República; 1990.

438. Pereira LA. A medicina e os médicos no novo Código Civil. J CFM. 2003;17(141):18.

439. Souza NTC. Os médicos e o novo Código Civil. J CFM. 2003;17(141):16-7.

440. Segre M, Cohen C. Bioética. São Paulo: EdUSP; 1995.

441. Conselho Regional de Medicina do Estado de São Paulo. Prontuário e segredo médico. São Paulo: Arquivos do Conselho Regional; 1991.

442. Brasil. Decreto-Lei nº 2.848, de 7 de dezembro de 1940. Código Penal. Brasília: Presidência da República; 1940.

443. Brasil. Lei nº 10.216, de 6 de abril de 2001. Dispõe sobre a proteção e os direitos das pessoas portadoras de transtornos mentais e redireciona o modelo assistencial em saúde mental. Brasília: Presidência da República; 2001.

444. Brasil. Ministério da Saúde. Portaria nº 2.391/GM/MS, de 26 de dezembro de 2002. Regulamenta o controle das internações psiquiátricas involuntárias (IPI) e voluntárias (IPV) de acordo com o disposto na Lei 10.216, de 6 de abril de 2002, e os procedimentos de notificação da Comunicação das IPI e IPV ao Ministério Público pelos estabelecimentos de saúde, integrantes ou não do SUS. Brasília: MS; 2002.

445. Glickman LS. Psychiatric consultation in the general hospital. New York: Marcel Dekker; 1980.

446. Gaskin CJ, Elsom SJ, Happel B. Interventions for reducing the use of seclusion in psychiatric facilities. Br J Psychiatry. 2007;191:298-303.

447. Garcia C. Sobre viver: como ajudar jovens e adolescentes a sair do caminho do suicídio. São Paulo: Benvirá; 2018.

448. Lupariello F, Curti SM, Coppo E, Racalbuto SS, Di Vella G. Self-harm risk among adolescents and the phenomenon of "blue whale challenge": case series and review of literature. J Forensic Sci. 2019;64(2):638-42.

449. World Health Organization. WHO definition of palliative care. Geneva: WHO; 2017.

450. Weisman AD. On dying and denying: a psychiatric study of terminality. New York: Behavioral Publications; 1972.

451. World Medical Association. Human rights and professional responsabilities of physicians in documents of international organizations. Kiev: WPA; 1996.

452. Conselho Federal de Medicina. Resolução CFM nº 1.805, de 28 de novembro de 2006. Na fase terminal de enfermidades graves e incuráveis é permitido ao médico limitar ou suspender procedimentos e tratamentos que prolonguem a vida do doente, garantindo-lhe os cuidados necessários para aliviar os sintomas que levam ao sofrimento, na perspectiva de uma assistência integral, respeitada a vontade do paciente ou de seu representante legal. Brasília: CFM; 2006.

453. França GV. Comentários ao código de ética médica. 7. ed. Rio de Janeiro: Guanabara Koogan; 2019.

454. Breitbart W, Rosenfeld B, Gibson C, Kramer M, Li Y, Tomarken A, et al. Impact of treatment for depression on desire for hastened death in patients with advanced AIDS. Psychosomatics. 2010;51(2):98-105.

455. Sá MFF. Direito de morrer: eutanásia, suicídio assistido. Belo Horizonte: Del Rey; 2000.

456. McCormack R, Fléchais R. The role of psychiatrists and mental disorder in assisted dying practices around the world: a review of the legislation and official reports. Psychosomatics. 2012;53(4):319-26.

457. Taborda JGV, Mecler K, Fridman S, Moraes T. Avaliação da capacidade civil e perícias correlatas. In: Taborda JGV, Chalub M, Abdalla-Filho E, organizadores. Psiquiatria forense. Porto Alegre: Artmed; 2004. p. 177-90.

458. Thienpont L, Verhofstadt M, Loon T, Distelmans W, Audenaert K, Deyn PP. Euthanasia requests, procedures and outcomes for 100 Belgians patients suffering from psychiatric disorders: a retrospective, descriptive study. BMJ Open. 2015;5(7):e007454.

459. Kious BM, Battin MP. Physician Aid-in-dying and suicide prevention in psychiatry: a moral crisis? Am J Bioeth. 2019;19(10):29-39.

460. Miller FG, Appelbaum PS. Physician-assisted death fr psychiatric patients: misguided public policy. New Engl J Med. 2018;378(10):883-5.

461. França GV. Comentários ao código de ética médica. Rio de Janeiro: Guanabara Koogan; 1999.

462. Bittar CA. Responsabilidade civil médica, odontológica e hospitalar. São Paulo: Saraiva; 1991.

463. Gutheil TG, Bursztajn H, Brodsky A. The multidimensional assessment of dangerousness: competence assessment in patient care and liability prevention. Bull Am Acad Psychiatry Law. 1986;14(2):123-9.

464. Gutheil TG. Suicide and suit: liability after self-destruction. In: Jacobs D, editor. Suicide and clinical practice. Washington: American Psychiatric; 1992. p. 147-68.

465. Teixeira EH, Barros DM. Perícia em direito cível. In: Barros DM, Teixeira EH, organizadores. Manual de perícias psiquiátricas. Porto Alegre: Artmed; 2015. p. 37-67.

466. Mrazek PJ, Raggerty RJ. Reducing risks from mental disorders: frontiers for preventive intervention research. Washington: National Academy; 1994.

467. Gordon R. An operational classification of disease prevention. Public Health Rep. 1983;98(2):107-9.

468. Oyama H, Fujita M, Goto M, Shibuya H, Sakashita T. Outcomes of community-based screening for depression and suicide prevention among japanese elders. Gerontologist. 2006;46(6):821-6.

469. Freitas GV, Botega NJ. Prevalence of depression, anxiety and suicide ideation in pregnant adolescents. Rev Assoc Med Bras. 2002;48(3):245-9.

470. Freitas GV, Cais CF, Stefanello S, Botega NJ. Psychosocial conditions and suicidal behavior in pregnant teenagers: a case-control study in Brazil. Eur Child Adolesc Psychiatry. 2008;17(6):336-42.

471. Stefanello S, Marín-Léon L, Fernandes PT, Li LM, Botega NJ. Psychiatric comorbidity and suicidal behavior in epilepsy: a community-based case-control study. Epilepsia. 2010;51(7):1120-5.

472. Fanger PC, Azevedo RC, Mauro ML, Lima DD, Gaspar KC, Silva VF, et al. Depression and suicidal behavior of cancer inpatients: prevalence and associated factors. Rev Assoc Med Bras. 2010;56(2):173-8.

473. Lima DD, Azevedo RCS, Gaspar KC, Silva VF, Mauro MLF, Botega NJ. Tentativa de suicídio entre pacientes com uso nocivo de bebidas alcoólicas internados em hospital geral. J Bras Psiquiatr. 2010;59(3):167-72.

474. World Health Organization. Figures and facts about suicide. Geneva: WHO; 1999.

475. World Health Organization. Comprehensive mental health action plan 2013-2020. Geneva: WHO; 2013.

476. Anderson M, Jenkins R. The role of the state and legislation in suicide prevention. In: Wasserman D, Wasserman C, editors. Oxford textbook of suicidology and suicide prevention: a global perspective. Oxford: Oxford University; 2009. p. 374-9.

477. Zalsman G, Hawton K, Wasserman D, Heeringen K, Arensman E, Sarchiapone M, et al. Suicide prevention strategies revisited: 10-year systematic review. Lancet Psychiatry. 2016;3(7):646-59.

478. Gunnell D, Knipe D, Chang SS, Pearson M, Konradsen F, Lee WJ, et al. Prevention of suicide with regulations aimed at restricting access to highly hazardous pesticides: a systematic review of the international evidence. Lancet Glob Health. 2017;5(10):e1026-37.

479. Mew EJ, Padmanathan P, Konradsen F, Eddleston M, Chang SS, Phillips MR, et al. The global burden of fatal self-poisoning with pesticides 2006-15: systematic review. J Affect Dis. 2017;219:93-104.

480. Knipe DW, Chang SS, Dawson A, Eddleston M, Konradsen F, Metcalfe C, et al. Suicide prevention through means restriction: impact of the 2008-2011 pesticide restrictions on suicide in Sri Lanka. PLoS One. 2017;12(3):e0172893.

481. Briggs JT, Tabarrok A. Firearms and suicides in US states. Int Rev Law Econom. 2014;37:180-8.

482. Anglemyer A, Horvath T, Rutherford G. The accessibility of firearms and risk for suicide and homicide victimization among household members: a systematic review and meta-analysis. Ann Intern Med. 2014;160(2):101-10.

483. Cox GR, Owens C, Robinson J, Nicholas A, Lockley A, Williamson M, et al. Interventions to reduce suicides at suicide hotspots: a systematic review. BMC Public Health. 2013;13:214.

484. Hawton K, Bergen H, Simkin S, Arensman E, Corcoran P, Cooper J, et al. Impact of different pack sizes of paracetamol in the United Kingdom and Ireland on intentional overdoses: a comparative study. BMC Public Health. 2011;11:460.

485. Gould M, Jamieson P, Romer D. Media contagion and suicide among the young. Am Behav Scient. 2003;46(9):1269-84.

486. Stack S. Media coverage as a risk factor in suicide. J Epidemiol Community Health. 2003;57(4):238-40.

487. Niederkrotenthaler T, Voracek M, Herberth A, Till B, Strauss M, Etzersdorfer E, et al. Role of media reports in completed and prevented suicide: Werther v. Papageno effects. Br J Psychiatry. 2010;197(3):234-43.

488. Niederkrotenthaler T, Stack S, Till B, Sinyor M, Pirkis J, Garcia D, et al. Association of increased youth suicides in the United States with the Release of 13 Reasons Why. JAMA Psychiatry. 2019;76(9):933-40.

489. Bridge JA, Greenhouse JB, Ruch D, Stevens J, Ackerman J, Sheftall AH, et al. Association between the release of Netflix's 13 Reasons Why and suicide rates in the United States: an interrupted time series analysis. J Am Acad Child Adolesc Psychiatry. 2020;59(2):236-43.

490. Manir M. Vidas interrompidas: uma reflexão sobre a abordagem jornalística do suicídio à luz das recomendações da OMS. In: Fukumitsu KO, organizador. Educação para a morte: ética, bioética, mídia e comunicação. São Paulo: Phorte; 2021. p. 111-31.

491. Associação Brasileira de Psiquiatria. Comportamento suicida: conhecer para prevenir: dirigido a profissionais de imprensa. São Paulo: ABP; 2009.

492. Etchichury CRF. Tragédia silenciosa. Zero Hora. 2008 maio 25.

493. Trigueiro A. Viver é a melhor opção: a prevenção do suicídio no Brasil e no mundo. São Bernardo do Campo: Correio Fraterno; 2015.

494. Wasserman D, Hoven CW, Wasserman C, Wall M, Eisenberg R, Hadlaczky G et al. School-based suicide prevention programmes: the SEYLE cluster-randomised, controlled trial. Lancet. 2015;385(9977):1536-44.

495. Doupnik SK, Rudd B, Schmutte T, Worsley D, Bowden CF, McCarthy E, et al. Association of suicide prevention interventions with subsequente suicide attempts, linkage to follow-up care, and depression symptoms for acute care settings: a systematic review and meta-analysis. JAMA Psychiatry. 2020;77(10):1021-30.

496. Silva APC, Henriques MR, Rothes IA, Zortea T, Santos JC, Cuijpers P. Effects of psychosocial interventions among people cared for in emergency departments after a suicide attempt: a systematic review protocol. Syst Rev. 2021;10:68.

497. Luoma JB, Martin CE, Pearson JL. Contact with mental health and primary care providers before suicide: a review of the evidence. Am J Psychiatry. 2002;159(6):909-16.

498. Santos JC, Façanha J, Gonçalves MA, Erse MP, Cordeiro R, Simões R. Guia orientador de boas práticas para a prevenção de sintomatologia depressiva e comportamentos da esfera suicidária. Lisboa: Ordem dos Enfermeiros; 2012.

499. Santos HA. Atendimento a ocorrências com tentativa de suicídio: negociação e controle de distúrbios do comportamento [dissertação]. São Paulo: Polícia Militar do Estado de São Paulo; 2013.

500. Miranda D, organizador. Por que policiais se matam? Diagnóstico e prevenção do comportamento suicida na polícia militar do Estado do Rio de Janeiro. Rio de Janeiro: Mórula; 2016.

501. Munhoz DM. Abordagem técnica a tentativas de suicídio. São Paulo: Authentic Fire; 2018.

502. Reis GS. Suicídio de policiais militares no Estado De São Paulo [trabalho de conclusão de curso]. São Paulo: Instituto de Ensino e Pesquisa; 2020.

503. Polícia Militar do Estado de São Paulo. Prevenção às manifestações suicidas: orientações aos policiais militares. São Paulo: PMESP; 2021.

504. Rodrigues C. Suicídio policial: compreender para prevenir. Curitiba: CRV; 2020.

505. Waiselfisz JJ. Mapa da violência 2011: os jovens do Brasil. São Paulo: Instituto Sangari; 2011.

506. Waiselfisz JJ. Mapa da violência 2008: os jovens da América Latina. São Paulo: Instituto Sangari; 2008.

507. Waiselfisz JJ. Mapa da violência 2012: os novos padrões da violência homicida no Brasil. São Paulo: Instituto Sangari; 2012.

508. Cerqueira D, Lima RS, Bueno S, Valencia LI, Hanashiro O, Machado PHG, et al. Atlas da violência 2017. Rio de Janeiro: IPEA; 2017.

509. Cassorla RM. O que é suicídio. São Paulo: Brasiliense; 1983.

510. Vomero MF. Suicídio: por que as pessoas se matam [Internet]? SuperInteressante. 2018 [acesso em 17 abr. 2022]. Disponível em: https://super.abril.com.br/comportamento/por-que-uma-pessoa-se-mata/.

511. Werlang B, Botega NJ, organizadores. Comportamento suicida. Porto Alegre: Artmed; 2004.

512. Corrêa H, Barrero SP. Suicídio: uma morte evitável. Rio de Janeiro: Atheneu; 2006.

513. Meleiro AMAS, Teng CT, Wang YP. Suicídio: estudos fundamentais. São Paulo: Segmento Farma; 2004.

514. Dapieve A. Morreu na contramão: o suicídio como notícia. Rio de Janeiro: Zahar; 2007.

515. Fontenelle P. Suicídio: o futuro interrompido, guia para sobreviventes. São Paulo: Geração; 2008.

516. Brasil. Ministério da Saúde. Portaria nº 1.271, de 6 de junho de 2014. Define a lista nacional de notificação compulsória de doenças, agravos e eventos de saúde pública nos serviços de saúde públicos e privados em todo o território nacional, nos termos do anexo, e dá outras providências. Brasília: MS; 2014.

517. Brasil. Lei nº 13.819, de 26 de abril de 2019. Institui a Política Nacional de Prevenção da Automutilação e do Suicídio, a ser implementada pela União, em cooperação com os Estados, o Distrito Federal e os Municípios; e altera a Lei nº 9.656, de 3 de junho de 1998. Brasília: Presidência da República; 2019.

518. Botega NJ. Suicídio: saindo da sombra, em direção a um plano nacional de prevenção. Rev Bras Psiquiatr. 2007;29(1):7-8

519. Botega NJ. Tragédia silenciosa. Folha de São Paulo. 2010:3.

520. Corrêa H. Combater o tabu para evitar o suicídio. Folha de São. 2013.

521. Estellita-Lins CE. Trocando seis por meia dúzia: suicídio como emergência do Rio de Janeiro. Rio de Janeiro: Mauad X; 2012.

522. Fleischmann A, Bertolote JM, Wasserman D, De Leo D, Bolhari J, Botega NJ, et al. Effectiveness of brief intervention and contact for suicide attempters: a randomized controlled trial in five countries. Bull World Health Organ. 2008;86(9):703-9.

Índice

As letras *f*, *q* e *t* indicam, respectivamente, figuras, quadros e tabelas.

A

Abandono, 106-107, 221-223
    de tratamento ambulatorial, 106-107
Abusos, 95
Acesso a meios letais, 92
Acompanhamento de pessoas em risco, 284
Adolescente(s), 166-170, 186, 283-284
    apoio a, 283-284
    plano de segurança para, 186q
    risco de suicídio entre, 166-170
Agitação, 251-252
Agressividade, 149
Álcool, transtornos decorrentes do uso de, 126-128
    diagnóstico, 127-128
Ansiedade, 133, 149
    confusional, 220
    depressiva, 220
    persecutória, 220
    transtornos de, 133
Antiguidade greco-romana, 7-9
Aparência e postura, 134
Armas de fogo, 278
Aspectos legais, 257-270
    eutanásia, 262-266
    internação involuntária, 261-262
    má prática, 266-270
    morte digna, 262-266
    relação contratual, 259
    risco agudo *versus* risco crônico, 259-260
    sigilo, 260-261
    suicídio assistido, 262-266
Atenção, 134
Atitudes, 5-30
    antiguidade greco-romana, 7-9
    área da saúde pública, 16-18
    Europa, Idade Média, 9-12
    e ação, 18-23
    povos primitivos, 5-7
    século XVII, 12-14
    tempos modernos, 14-15
Ato-dor, 64-66
Autonomia, 217-218
Avaliação, 143-171
    estado mental atual, 148-151
        ansiedade, inquietude e insônia, 149
        desesperança, 150
        impulsividade e agressividade, 149
        psychache e constrição cognitiva, 148-149
        regra dos Ds, 150-151
        vergonha e vingança, 150
    fatores de risco e de proteção, 158-163
        falsas melhoras, 163
        internação psiquiátrica, 163
        risco crônico de suicídio, 161-162
        risco em quadros instáveis, 162-163
        tentativa de suicídio pregressa, 160-161
        transtornos mentais, 159-160
    formulação do risco de suicídio, 163-165
    registro, 165

intencionalidade suicida, 151-158
    ideação suicida egodistônica, 154
    ideação suicida egossintônica, 154
    ideias passivas de morte, 154
    intenção suicida inconsciente, 155
    ocultação da intenção suicida, 155
    plano suicida, 155-156
    poder letal, 156-158
    roteiro, 171
    sistematização da, 144-146

B

Bíblia, suicídio, 10
Biologia molecular, 57-60
Brasil, suicídio, 37-42
Budismo, 26-27

C

Calma confiante, 214-215
Camus, 75-79
Câncer, tendência suicida em pacientes com, 236
Castigo, 10
Choque, 248
Coeficientes de mortalidade por suicídio, 32-37
Constrição cognitiva, 148-149
Contratransferência, 218-221
Controle, 217-218
Coronavírus, 95-97
Crenças errôneas, 21q
Crise psíquica, 190-192. *Ver também* Psicoterapia de crise
Cuidar, capacidade de, 213-226
    calma confiante, 214-215
    contratransferência, 218-221
    controle ou autonomia, 217-218
    empatia, 214
    espontaneidade, 214
    limites, 215
    manipulação, 216-217
    narcisismo, armadilhas do, 223-224
    paralisação, 215
    raiva, desprezo e abandono, 221-223

    responsabilização pela vida do paciente, 215-216
Culpa, 248-250
Cultura, 91

D

Delirium, 130-132
Depressão, 112-123, 229-236
    de longa duração, 234-236
    diagnóstico, 113-123
    orientação aos familiares, 229-231
    tratamento medicamentoso, 231-234
Desamparo, 251
Desejo, 62-63
    de matar, 62
    de morrer, 62-63
    de ser morto, 62
Desesperança, 150
Desprezo, 221-223
Diálogo, proposta de, 205-209
Dissuasão, 10
Doenças físicas, 95
Durkheim, 71-75

E

Economia e desigualdade social, 91
Edwin Shneidman, 69-71
Efeito Werther, 281q
Empatia, 214
Enfermagem e comportamento suicida, 28-30
Entendimentos, 55-79
    Camus, 75-79
    Durkheim, 71-75
    Edwin Shneidman, 69-71
    teorias biológicas, 55-60
        função serotoninérgica, 56-57
        genética e biologia molecular, 57-60
    teorias psicológicas, 60-69
        cognitivo-comportamental, 66-69
        psicodinâmica, 60-66
Envenenamento por pesticidas, 277-278
Escala Hospitalar de Ansiedade e Depressão (HAD), 138-139
Escuta, 200-201, 202q

Espiritismo, 27
Espiritualidade, 208
Espontaneidade, 214
Esquizofrenia, 132-133
Estabilidade, 227-245
   depressão, 229-236
      orientação aos familiares, 229-231
      depressão de longa duração, 234-236
      tratamento medicamentoso, 231-234
   personalidade, mecanismos de defesa e *coping*, 239-245
      adesão, 243-245
      mecanismos psicológicos de defesa, 240-243
   transtorno bipolar, 237-239
Estabilizadores de humor, 238q
estado mental, 148-151
   ansiedade, inquietude e insônia, 149
   desesperança, 150
   impulsividade e agressividade, 149
   psychache e constrição cognitiva, 148-149
   regra dos Ds, 150-151
   vergonha e vingança, 150
Estatísticas de suicídio, um olhar crítico, 46-49
Estudo Multicêntrico de Intervenção no Comportamento Suicida, 290-295
   pessoa-chave no pronto-socorro, 294
   telefonemas periódicos, 294
Etnia, 89
Eutanásia, 262-266
Europa, Idade Média, 9-12
Exorcismo, 10

F

Falsas melhoras, 163
Família, 95, 180-183, 201
   esclarecimento e apoio à, 180-183
Fatores de risco e de proteção ao suicídio, 158-163
   falsas melhoras, 163
   internação psiquiátrica, 163
   risco crônico de suicídio, 161-162
   risco em quadros instáveis, 162-163

   tentativa de suicídio pregressa, 160-161
   transtornos mentais, 159-160
   Formulação do risco de suicídio, 163-165

G

Genética, 57-60
Gênero, 86, 88, 101-104

H

Hinduísmo, 25-26
Hospitais, 94
   gerais, 94
   psiquiátricos, 94

I

Idade, 88
Ideação suicida, 44-45, 97-98, 154
   egodistônica, 154
   egossintônica, 154
   ideias passivas de morte, 154
Individuação, 63-64
Inquietude, 149
Insônia, 149
Inteligência, 136
Intencionalidade suicida, 151-158
   ideação suicida egodistônica, 154
   ideação suicida egossintônica, 154
   ideias passivas de morte, 154
   intenção suicida inconsciente, 155
   ocultação da intenção suicida, 155
   plano suicida, 155-156
   poder letal, 156-158
Internação, 163, 175-180, 261-262
   domiciliar, 177-180
   involuntária, 261-262
   psiquiátrica, 163, 175-177
Intervenção verbal em dois tempos, 183q
Islamismo, 25

J

Judaísmo, 24
Juízo da realidade, 135

L

Limitação de acesso a meios letais, 277
Limites, 215
Linguagem, 135

M

Magnitude, 31-54
   ideação suicida, 44-45
   suicídio no Brasil, 37-42
      diversidade regional, 38-40
      variações por sexo, idade e meio letal, 40-42
   tentativas de suicídio, 42-44
Manipulação, 216-217
Mapa do suicídio em SP, 52-54
Meios letais, limitação de acesso a, 277
Memória, 134-135
Miniexame do Estado Mental (Mini-Mental), 140-141
Mito de Sísifo, 75-79
Morte digna, 262-266

N

Narcisismo, 223-224
Necropsia psicológica, 110q, 112f
Nível de consciência, 134

O

Ocultação da intenção suicida, 155
Olhar crítico sobre estatísticas de suicídio, 46-49
Orientação, 134, 229-231
   aos familiares, 229-231

P

Paciente, segurança do, 174-180
   internação domiciliar, 177-180
   internação psiquiátrica, 175-177
   no pronto-socorro, 174-175
   quebra de confidencialidade, 177
Pandemia de coronavírus, 95-97
Paradoxo do gênero, 101-103
Pensamento, 135
Personalidade, 128-130, 136-137, 239-245
   e mecanismos de defesa e *coping*, 239-245
   adesão, 243-245
   mecanismos psicológicos de defesa, 240-243
   transtornos de, 128-130
Pessoas em risco, 284
   acompanhamento de, 284
   identificação precoce de, 284
Pesticidas, envenenamento por, 277-278
plano, 155-156, 184-185, 186
   de segurança para adolescentes, 184-185, 186q
   suicida, 155-156
Poder letal, 156-158
Pós-suicídio, 247-256
   agitação, 251-252
   choque, 248
   culpa, 248-250
   desamparo, 251
   impacto nos profissionais, 255-256
   papel do profissional de saúde, 252-254
   posvenção, 254-255
   raiva, 250-251
   tragédia silenciosa, 252
Povos, 5-7, 50-51
   indígenas, suicídio, 50-51
   primitivos, 5-7
Precipitação de alturas, 278-280
Prevenção, 271-296
   e saúde pública, 276-289
      acompanhamento de pessoas em risco, 284
      apoio a adolescentes, 283-284
      armas de fogo, 278
      envenenamento por pesticidas, 277-278
      identificação precoce de pessoas em risco, 284
      limitação de acesso a meios letais, 277
      no Brasil, 285, 286-289
      precipitação de alturas, 278-280
      reportagens cuidadosas, 280-283
      treinamento de profissionais, 284-285, 286q
      entraves na porta de entrada, 295-296

indicada, 276
seguimento sistemático nas tentativas, 289-294
   Estudo Multicêntrico de Intervenção no Comportamento Suicida, 290-295
   seletiva, 272-, 273-274q
   universal, 272, 273q
Profissões, 91-92
Profissionais, 255-256, 252-254, 284-285, 286
   impacto do suicídio nos, 255-256
   papel no pós-suicídio, 252-254
   treinamento em prevenção de suicídio, 284-285, 286q
Pronto-socorro, 174-175
Protestantismo, 24, 25
   histórico, 24
   pentecostal e neopentecostal, 25
Providências iniciais, 173-188
   esclarecimento e apoio aos familiares, 180-183
      reunião, 181-183
   monitoração e colaboração, 184-188
      plano de segurança, 184-185, 186q
      reavaliação rotineira do risco de suicídio, 185, 187
   segurança do paciente, 174-180
      internação domiciliar, 177-180
      internação psiquiátrica, 175-177
      no pronto-socorro, 174-175
      quebra de confidencialidade, 177
Psicoeducação, 208-209
Psicomotricidade, 136
Psicoterapia de crise, 189-209
   crise psíquica, 190-192
   manejo inicial da crise, 192-194
      dar continência, 192-193
      gerenciamento prático, 194
   princípios, 199-205
      disponibilidade de agenda, 200
      disponibilidade interna, 200
      encaminhamento para psicoterapia de longo prazo, 205
      enfrentamento de crises passadas, 203-204
      escuta atenta, paciente e sem julgamentos, 200-201, 202q
      moratória e objetivos escalonados, 204
      problema e soluções alternativas, 203
      resumo do que foi compreendido, 203
      reunião com familiares, 201
      tolerância à ambivalência, 201
   proposta de diálogo, 205-209
      efeito do suicídio sobre os outros, 206
      espiritualidade e religiosidade, 208
      exploração de alternativas, 207
      mudança de foco, 207-208
      psicoeducação, 208-209
      significado simbólico, 206
   referencial teórico, 195-199
Psychache, 148-149

Q

Quadros instáveis, risco em, 162-163
Quebra de confidencialidade, 177

R

Raiva, 221-223, 250-251
Reavaliação rotineira do risco de suicídio, 185, 187
Registro, 165
Regra dos Ds, 150-151
Relação contratual, 259
Religiosidade, 89-91, 208
Reportagens cuidadosas, 280-283
Riscos, 81-107, 166-170
   ideias de suicídio, 97-98
   sociodemográficos, 86-93
      acesso a meios letais, 92
      cultura, 91
      diferentes contextos, diferentes riscos, 92-93
      economia e desigualdade social, 91
      entre adolescentes, 166-170
      etnia, 89
      gênero, 86, 88
      idade, 88
      profissões, 91-92
      religiosidade, 89-91
      sexo, 86, 87q
      situação conjugal, 88-89
   tentativas de suicídio, 98-100

transtornos mentais e suicídio, 93-94
  em pacientes hospitalizados, 94
Roteiro para avaliação do risco de suicídio, 171

S

São Paulo, mapa do suicídio, 52-54
Saúde pública, 16-18, 276-289
  e prevenção do suicídio, 276-289
    acompanhamento de pessoas em risco, 284
    apoio a adolescentes, 283-284
    armas de fogo, 278
    envenenamento por pesticidas, 277-278
    identificação precoce de pessoas em risco, 284
    limitação de acesso a meios letais, 277
    no Brasil, 285, 286-289
    precipitação de alturas, 278-280
    reportagens cuidadosas, 280-283
    treinamento de profissionais, 284-285, 286q
Século XVII, 12-14
Seguimento sistemático nas tentativas de suicídio, 289-294
Segurança do paciente, 174-180
  internação domiciliar, 177-180
  internação psiquiátrica, 175-177
  no pronto-socorro, 174-175
  quebra de confidencialidade, 177
Sensopercepção, 135
Sexo, 86, 87q
Sigilo, 260-261
Simbiose e individuação, 63-64
Situação conjugal, 88-89
Suicídio assistido, 262-266

T

13 Reasons Why, 281q
Tentativas de suicídio, 42-44, 98-100
  no HC UNICAMP, 104-107
    abandono do tratamento ambulatorial, 106-107
    diferenças de gênero, 104
    subgrupo de repetidores, 104-105

Teorias biológicas, 55-60
  função serotoninérgica, 56-57
  genética e biologia molecular, 57-60
Teorias psicológicas, 60-69
  cognitivo-comportamental, 66-69
  psicodinâmica, 60-66
Transtornos mentais, 93-94, 109-141, 159-160
  delirium, 130-132
  depressão, 112-123
    diagnóstico, 113-123
  em pacientes hospitalizados, 94
    hospitais gerais, 94
    hospitais psiquiátricos, 94
  esquizofrenia, 132-133
  exame do estado mental, 133-141
    Escala Hospitalar de Ansiedade e Depressão (HAD), 138-139
    Miniexame do Estado Mental (Mini-Mental), 140-141
  transtorno bipolar, 123-126, 237-239
    diagnóstico, 124-126
  transtornos da personalidade, 128-130
  transtornos de ansiedade, 133
  transtornos decorrentes do uso de álcool, 126-128
    diagnóstico, 127-128
Tratamento ambulatorial, 106-107

U

UNICAMP, 104-107
Uso de álcool, transtornos decorrentes do, 126-128

V

Vergonha, 150
Vida afetiva, 136
Vingança, 150
Volição, 136

X

Xintoísmo, 26